Dr. med. Hans-Christoph Scheiner / Ana Scheiner

Mobilfunk
die verkaufte Gesundheit

Michaels Verlag

Danksagung

Wenn wir dieses Buch Verlag und Öffentlichkeit übergeben, dann möchten wir uns bei den vielen prächtigen Menschen, die uns mit positivem Einfluss kreativ gestaltend und beratend zu Seite standen, herzlich bedanken. Zunächst bei den couragierten Mitbürgern und Mitbürgerinnen und bei den Bürgerinitiativen! Wir durften sie mit vielen, vielen Vorträgen, auch auf Kundgebungen und Demonstrationen in ihrem unermüdlichen Kampf für Bürgerrechte und die Gesundheit ihrer Familien und Kinder gegen eine die Menschen nicht achtende Technik und gegen politisch taube Ohren begleiten! Für sie ist dieses Buch geschrieben.

Bedanken möchten wir uns bei den mutigen Wissenschaftlern, die zum Teil trotz widrigster Umstände diesen Kampf um die Grundrechte der Menschen auf Leben und körperliche Unversehrtheit wissenschaftlich erst ermöglichten. Darum unser Dank, unsere Bewunderung und unseren Respekt für all jene Forscher, die sich häufig trotz Anfeindungen auf die Seite der Wahrheit und der Bürger stellten.

Danken möchten wir aber auch unseren hilfreichen Freunden, darunter unseren Sekretärinnen Ursula und Anne für ihre Schreibarbeiten, Paul für seine umfassende Erstellung der Bilder und Ulrich, Gerold und Siegfried für die vielen, vielen inspirierenden Gespräche und technische Korrekturen.

Ein ganz großes von Herzen kommendes Dankeschön aber geht an den Verlag, so an die engagierte nimmermüde Petra für ihren großen Einsatz und die kundige graphische Gestaltung; an das Lektorat; und nicht zuletzt an Ulrich Heerd für seinen verlegerischen Mut, sich trotz Opfer und Widerstände dieses (wie auch so manchen anderen) so brennenden Themas angenommen zu haben.

Unser Dank geht aber auch an unsere Leserschaft und damit in die Zukunft! Nur wer dies Buch liest, kann ja Absicht und Ziel von Autoren und Verlag verwirklichen, der Gesundheit des Lesers, seiner Familie, seiner Freunde, ja letztlich aller Mitmenschen einen Dienst zu erweisen.

Und daher, lieber Leser und liebe Leserin, geht unser ganz herzlicher und ganz spezieller Dank auch: An Sie!

Ihre
Hans-Christoph und Ana Scheiner

GLIEDERUNG:

Widmung und Nachruf

Für den Umwelt-Physiker und mobilfunk-kritischen Pionier Prof. Dr. Neil Cherry, Neuseeland.

Neil Cherry ist am 24. Mai 2003 im Alter von 57 Jahren an den Folgen einer „Amyotrophen Lateralsklerose", die bei voller geistiger Klarheit innerhalb von vier Jahren zur kompletten Lähmung aller Muskeln führte, gestorben. Ein großer friedlicher Krieger für die Rechte und die Gesundheit der Menschen ist von uns gegangen! Wie kaum ein zweiter Forscher war er sich seiner globalen Verantwortung für die Schöpfung bewusst. Wie kaum ein anderer erlangte er internationale Anerkennung! War Neil Cherry in seiner Heimat Träger höchster neuseeländischer und britischer Orden für seinen unermüdlichen Kampf zur Reinerhaltung von Luft, Wasser und Erde durch erneuerbare Energien und sein in jungen Jahren für Neuseeland erkämpftes erfolgreiches Anti-Atomprogramm, so erlangte er weltweite Anerkennung für seine Forschung als Bio-Meteorologe, der die Einflüsse ultraschwacher natürlicher Strahlung im extremen Niedrigfrequenz-Bereich auf unseren Organismus untersuchte. Vor allem beschäftigten ihn die so genannten „Schumann-Resonanzen", ihr Einfluss auf unsere Gehirnwellen und das Zusammenspiel von Sonneneruptionen und deren Auswirkung auf Gesundheitskrisen. Insbesondere sein mutiger unbeirrbarer Kampf gegen die extrem hohe Grenzwertsetzung durch die Mobilfunklobby, die WHO sowie die staatlichen Instanzen, dokumentiert in einzigartigen literarischen Übersichtsarbeiten, machten ihn zum unverzichtbaren Helfer aller Mobilfunkkritiker weltweit! So ist seine „ICNIRP-Richtlinienkritik" ein pionierhaftes, doch auch juristisch relevantes Wissenschaftsdokument.

Uns, Ana und Hans, war es vergönnt seine Freundschaft zu gewinnen und mit ihm anlässlich unseres Besuches in Neuseeland acht Wochen vor seinem Tod über die letzten Dinge zu sprechen. Dabei lernten wir seine Liebe zum Detail, zum Dasein auch im Kleinen, sein trotz fast vollständiger Lähmung stets positives Denken zu bewundern: sei dies, wie er sich jeden Morgen vom Rollstuhl aus an der Betrachtung der Blumen seines kleinen Vorgartens erfreuen konnte, sei es die klaglose Freundlichkeit zu allen, sei es die Hingabe, mit der er bis zum Schluss an seinen wissenschaftlichen Veröffentlichungen arbeitete. Neil Cherry hatte die Weisheit des Lebens im Augenblick erlangt!

Lieber Neil, wir danken Dir von Herzen für Dein Lebenswerk. Die Segenswünsche der Menschen auf der ganzen Welt, denen Du so selbstlos geholfen hast, werden Dich auch auf der anderen Seite des Daseins erreichen!

1. Vom Verkauf der Gesundheit und den 100 Milliarden Gründen dazu...

Unsere Gesellschaft ist in eine moralische Krise geraten. Basiert unser abendländisches Denken auf den Fundamenten christlich-humanistischer Weltsicht und dem wissenschaftlichen Denken rationaler Erkenntnis, welche uns die Aufklärung brachte, so ist im politischen Alltag davon wenig zu spüren. Zwar verspricht Artikel 2 des Grundgesetzes körperliche „Unversehrtheit" und tönt die Bayerische Verfassung: „Das süßeste Gut eines Volkes sind gesunde Kinder". Doch die Realität sieht anders aus.

Denn ob Mobilfunk, Gentechnologie, Atomkraft oder Pharmamarkt: wenn es bei den so genannten „Hochtechnologien" um die Gesundheit der Bürger geht, scheint der Staat von Spaltungsirresein befallen! Denn während seit Einführung des Mobilfunks die Krebshäufigkeit weltweit dramatisch steigt, Gehirntumoren nach dem Krebsspezialisten Prof. Davidson etwa in Westaustralien zwischen 50% bei Männern und über 60% bei Frauen (Maes); während die Menschen in unmittelbarer Nähe von Mobilfunkantennen plötzlich zwischen 50- bis 70% an Schlaflosigkeit, Müdigkeit und Kopfschmerzen leiden (Prof. R. Santini, 2001, 2002); Herz-Kreislauf-Krankheiten epidemieartige Formen annehmen (Prof. Kundi, Hutter und Mooshammer 2002) und Hochdruck, Herzinfarkt und Schlaganfall in immer jüngere Altersgruppen vorrücken – unsere Politiker verschließen die Augen!

Selbst wenn sich vielerorts bösartige Erkrankungen rund um Mobilfunkantennen häufen, etwa Gehirntumore in auffälliger „Cluster"(Haufen)-bildung in Vollersode/Niedersachsen (E. Kutz, 1996) mit dem mehr als zehnfachen gegenüber deutschen und europäischen Durchschnittswerten; oder in Zeerwolde/Holland (Dr. Nijboer 1997), wo rund um einen Rundfunk-Sendepark ein ähnlicher Hirntumor-Cluster beobachtet wurde – unsere Politiker bleiben stumm!

Selbst wenn, wie etwa in Valladolid/Nordspanien (2001) in kürzester Zeit vier Leukämie- und Blutkrebsfälle bei Schülern und elf weitere Krebsfälle in unmittelbarer Nachbarschaft nach Inbetriebnahme von Mobil- und Funksendeanlagen mit sage und schreibe 36 Antennen auftreten und sich die Leukämierate in der Schule auf 4 Fälle zu 470 Kindern (=0,85%) statt wie im statistischen Mittel auf 4 Fälle zu 100.000 Kindern unter 14 Jahren (=0,00004%) beläuft, was einer Steigerungsrate auf das 2.125-fache entspricht – die von uns gewählten Politiker nehmen all dies nicht zur Kenntnis!

Auch wenn im Internet fast täglich von neuen leidvollen Beobachtungen berichtet wird, wie etwa in Gößweinstein, wo von etwa 75 Krebsfällen rund um die Burg berichtet wird („Kurier"-Report 09. August 2002) nachdem der Turm, der „Burgfried", nebst Radio- und Fernsehsendern zusätzlich mit Mobilfunk aufgerüstet wurde: die politischen Entscheidungsträger verhalten sich wie jene drei berühmten Affen, die sich im Anblick der Gefahr Augen, Ohren und Mund verschließen, ganz nach dem Motto: Wir sehen nichts! Wir hören nichts! Wir sagen nichts! Und, möchte man hinzufügen: Wir lesen auch nichts! Denn sie bestrafen den Bürger mit millionenfach zu hohen Grenzwerten für ihre eigene, künstlich aufrechterhaltene Ignoranz!

Selbst wenn man Politikern die wissenschaftlichen Arbeiten persönlich in die Hand drückt: sie bleiben ihrer Leseschwäche treu und erklären später in der Presse, sie hielten „Elektrosmog nicht für eine akute Gefahr"! So etwa ließ sich der ehemalige bayerische Verbraucherschutzminister Sinner (CSU) im August 2003 vernehmen, nachdem wir, die Autoren, ihm ein knappes Jahr zuvor beim „Tag der offenen Tür" der Staatskanzlei in München die Wissenschaftsbelege mit detaillierter Auflistung einschlägig wissenschaftlicher Literatur mit der Bitte um Kenntnisnahme und Lektüre anlässlich eines kurzen Gespräches übergeben hatten.

Das Gleiche war beispielsweise auch beim Münchner Umweltreferenten Lorenz (die Grünen) der Fall: trotz zusätzlicher intensiver Informationsübermittlung durch das Münchner „Mobilfunk-Hearing" 2002 erklärte er sich 2003 in der Presse dahingehend, Feldstärken unterhalb der Grenzwerte „wären nach dem derzeitigen Kenntnisstand gesundheitlich unbedenklich"! Er hätte es besser wissen müssen.

Ob landwirtschaftliche Betriebe und Viehbestände in der Nähe von Mobilfunkanlagen wegen drastisch gesunkener Milchleistung ihre Rentabilität verlieren, Rinder- oder Schweinezüchter ihre Höfe schließen müssen, weil die Missgeburtenrate dramatisch steigt (siehe dazu z.B. Bauer Altenweger in Schnaitsee/Oberbayern) und kaum noch ein gesundes Kalb oder Ferkel das Licht der Welt erblickt und bei Geflügelzüchtern kaum noch normale Küken schlüpfen: Politiker verweigern die Visite vor Ort. „Ich kann doch nicht in jeden Kuhstall gehen", so ein für Umweltfragen zuständiger bayerischer CSU-Landtagsabgeordneter beim Landtags-Mobilfunk-Hearing am 07. Dezember 2000 in einem kurzen persönlichen Gespräch mit uns – erst die Rinder, dann die Kinder – möchte man da fragen. Doch die Politiker verschließen die Augen und leugnen das Fiasko!

Wo immer im Lande Mensch und Tier erkrankt: die Gesundheitsproblematik durch den hochfrequenten Elektrosmog wird von Politik und der Mobilfunklobby totgeschwiegen.

Schon heute messen Physiker in Deutschland ein elektromagnetisches Feuerwerk wie kaum in einem anderen Land. Denn der Elektrosmog wird uns beschert in nieder- wie in hochfrequenter Form durch Tausende von Kilometern an Hochspannungstrassen und Überleitungen von Bahn und Straßenbahnen, durch Radarstationen, durch Funk von Taxi, Polizei und Rettung, flächendeckend durch Mobilfunk sowie zigtausenden von Amateurfunkern sowie Satelliten, welche jeden Fleck der Erde aus dem Weltall bestrahlen. Experten wie Prof. Käs (ehemals Bundeswehrhochschule München/Neubiberg) wiesen darauf hin, dass sich biologische Wirkungen verschiedener Hochfrequenzen – wie Radio, TV, Richtfunk, die diversen Mobilfunknetze – in ihrer biologischen Wirkung nicht nur addieren, sondern im Organismus überadditiv zur Geltung kommen, der Körper gleichsam allergisch reagiert, wobei dann 2+2 unterschiedliche Belastungseinheiten dann nicht ihrer 4 ergeben, sondern z.B. 9! Und doch, wenngleich unsere Zivilisation längst unüberschaubar in einer Strahlenmüll- und Abraumhalde zu versinken droht: der Elektrosmog, man glaubt zu träumen, soll noch weiterhin gesteigert werden.

Waren Fernsehen und Rundfunk bisher ungepulst und „analog", werden diese zur Erhöhung ihrer technischen Brillanz jetzt „digitalisiert" (getaktet), auch wenn die biologische Aggressivität „zerhackter" digitaler Technik hinlänglich belegt ist (Postow und Swicord 1996; ECOLOG 2000).

Polizei: zum Schutz des Bürgers rüstet sie ein eigenes Funknetz auf, das „Tetra-System", digital natürlich und getaktet (Hyland, 2004).

Bahn: Schienenweichen werden künftig nur noch per Funk umgestellt.

Bahnfahrt: auch auf Reisen kommt der mobile Mensch nicht mehr zur Ruhe bzw. nicht mehr ohne Handy- und Internet-Anschluss aus. Wer mit dem ICE fährt, wird permanent bestrahlt. Denn im ICE-Wagon sind „Funkrepeater", auch fährt das DECT-System mit.

Computer: Kabel zwischen Tastatur, Maus und PC sind „out". Die kabellosen „Blue Tooth" und „Wireless-Lan" strahlend digital, na klar, sind „in".

Zudem als ehrgeiziges neues Projekt des strahlenden globalen Überwachungsstaates: damit die Mautgebühr für LKWs sowie die Kfz-Steuer so effizient und strahlungsreich wie möglich abgelesen werden kann, wird hochfrequent und digital per Satellit und Sendemast jeder LKW auf Autobahnen und Bundesstraßen erfasst, ab 2008 ist evtl. der gleiche Horror auch für jeden PKW mit eigener Funkantenne vorgesehen: was schert sich schon ein „Offizieller" um das allgemeine Gesundheitsrisiko!

„Ist es gleich Wahnsinn, hat es doch Methode" (Hamlet, Shakespeare).

Zudem: millionenfach funkende Leitstellen und demnächst strahlende Verkehrsschilder an den Straßen sollen den Verkehr steuern.

Selbst Heizkörper senden durch Minisender den Verbrauch zur Abrechnungsstelle. Und damit das totale Elektrosmoginferno bald erreicht wird, gibt es noch die HF-Wegfahrsperre bei den Einkaufswagen. Und dann als Steigerung des staatlich protegierten Strahlenexzesses „UMTS", dessen Technologie uns eine Antennenanlage im Abstand von 200 bis 300 Metern verspricht und deren biologische Verträglichkeit einer 2003 im niederländischen Regierungsauftrag erschienen TNO-Studie zufolge noch fataler ist als beim ohnehin schon so gefahrenträchtigen GSM-Mobilfunk. Doch Politiker und Lobby ließen, berauscht von den Profitprognosen, den Schampus perlen und die Korken knallen und feierten – hoch die Tassen – die 100 Milliarden DM-Versteigerung. Wurde da auch gleich des Bürgers Gesundheit mitversteigert und die staatliche „Scheuklappenpolitik" in Sachen Hochfrequenzen festgeschrieben?

Wenn Vertreter der Mobilfunklobby öffentlich erklären, ein Wirtschaftsunternehmen könne „keine Moral haben" (so laut Internetbericht der Telekomsprecher Dr. Bökelmann auf einer Bürgerversammlung in Lohra, Februar 2001), dann ist dies katastrophal genug. Wenn jedoch Politiker die Gesundheit des Bürgers fahrlässig aufs Spiel setzen, dem als Volkssouverän sie doch – so wahr ihnen Gott helfe – zu dienen geschworen haben, ist der

Skandal perfekt. Wurden so vom Kanzleramt unter Bundeskanzler G. Schröder von höchster Stelle Erwägungen einer Grenzwertsenkung gestoppt und der weitere Ausbau des Mobilfunks zur Chefsache erklärt, fragt etwa ein ARD-Bericht im August 2003.

Oder der bayerische Staatsminister Erwin Huber (CSU); am 15. Oktober 2002 ließ er sich auf der Technologiemesse „Systems" zu dem Ausspruch hinreisen: „wir werden alles tun was Gott uns erlaubt und auch manches was er verbietet, um diese Innovation voranzubringen"! Fragt sich, welches der in Frage kommenden zehn Gebote der Herr Minister denn zu überschreiten gedenkt. Du sollst nicht stehlen; nicht lügen; nicht töten? Wer wollte ihm das in die Schuhe schieben? Doch könnte er sich vielleicht präzisieren?

Und leider fügt sich auch eine Aussage eines anderen bayerischen Ministers in dieses Bild. Kaum war die Bayerisch-Hessische Rinderstudie im Herbst 2000, zur Hälfte gezahlt vom Staat, zur Hälfte von der Mobilfunk-Industrie, mit eindeutigen Ergebnissen verhaltensgestörter Rinder unter Mobilfunkeinfluss, einer erschreckenden Tot- und Missgeburtenquote und der Nachweis massiver genetischer Defekte in den Blutzellen der bestrahlten Tiere beendet worden, kaum hatten sich Wissenschaftler der Tierärztlichen Fakultät München und Gießen mit den Politikern und Betreibern im Bayerischen Umweltministerium auf den Kernsatz geeinigt, es dürfe keine Entwarnung geben, trat der bayerische Umweltminister Schnappauf vor die Presse und erklärte: „im Ergebnis haben die Forscher keinen Zusammenhang festgestellt zwischen der Strahlung, die von Mobilfunkantennenanlagen ausgeht und einem verändertem Verhalten und der Gesundheit von Rindern..."!

Worauf ihm heftig von dem beteiligten Wissenschaftler Dr. med. vet. Christoph Wenzel widersprochen wurde: „die Interpretation ist falsch! Es steht im Prinzip genau das Gegenteil in unserem Bericht" (BR3 am 11. Januar 2001 im „Notizbuch", Redakteurin Frau Nortrud Semmler). Auch wenn der Satz „zuerst die Rinder, dann die Kinder" mittlerweile sprichwörtlich ist, auch wenn jetzt politische Schritte wie drastische Grenzwertsenkung, Baustopp für UMTS, Verbot der schnurlosen Heimtelefone, etc. zu fordern wäre, auch wenn der eigene moralische Bankrott der Staatsakteure höchst selbst eingestanden wird: alles bleibt, als wäre nichts geschehen. Ist dies, fragt man sich, ein ehernes politisches Gesetz, selbst jetzt, wo die gentoxisch-erbgutzerstörende Kraft des Mobilfunks europaweit im Rahmen der „REFLEX-Studie" in zwölf Labors gleichzeitig und „doppelblind" an menschlichen Blutzellen unwiderlegbar nachgewiesen wurde (Prof. Adlkofer 2003)

Moralvergessen aber wie die Politik ist auch die von Staat und Lobby anerkannte, tonangebende und offizielle Wissenschaft: so schleuderte Prof. Bernhard vom Bundesamt für Strahlenschutz, persönlicher Berater des ehemaligen Umweltministers Trittin, anlässlich einer Tagung der Wirtschaftsunion (1998) im Münchner Nobelhotel „Vier Jahreszeiten" die schrecklichen Worte in den Saal: „epidemiologische Studien dürften nicht die Grundlage politischen Handelns sein". Worauf er sich unsere Frage gefallen lassen musste, ob alle diese Gehirntumorpatienten und Leukämiekinder umsonst gelitten haben sollten und umsonst gestorben sind? Ein Wissenschaftsbegriff aber, der nicht einmal Krebs- und Krankheitshäufungen in Form epidemiologischer Studien akzeptiert, geht kalt und blind über Leichen! Über Kinderleichen! Denn die Kinder sind die ersten Opfer!

Dieses Buch möchte daher Bürgerinnen und Bürgern die entsprechende Kompetenz und Argumentationshilfe an die Hand geben, sich zu wehren. Es möchte Politiker wachrütteln, diesem öffentlichen Blindekuhspielen, dieser, unseres Erachtens, Beihilfe zur fahrlässigen Körperverletzung und Tötung durch Mobilfunk und sonstige Hochfrequenzen ein Ende zu bereiten. Denn egal, ob wir Täter oder Opfer sind, anklagende Bürgerinitiative, leugnende Mobilfunkbetreiber oder sich ahnungslos stellende Politiker: die Gesundheitsfolgen betreffen uns alle! Die ersten Opfer dieser Technologie sind unsere Kinder! Nur mit ihnen wird unsere Zukunft gewonnen, oder sie wird im Strudel zunehmender Erkrankungen untergehen! Denn wenn die stets dünner werdende Basis unserer Bevölkerungspyramide, die längst einem Bevölkerungsbaum gleicht, am Stamme abgeschnitten und für einen kurzlebigen High-Tech-Rausch verheizt wird; wenn die „Blüte unseres Volkes" veralzheimert, Behindertenheime überquellen, jetzt Jugendliche in 5 bis 15 Jahren debil auf Krücken, in Rollstühlen und mit nervendegenerativen, psychiatrischen und anderweitigen Krankheiten auf uns zukommen und als Krüppel, geistig Behinderte und Psychopathen durch die Straßen irren, dann gehen in Deutschland und Europa, ja weltweit die Lichter aus. Dann enthüllt sich in diesem jede Moral über Bord werfendem High-Tech-Fieber endgültig eine Fratze des Bösen. Dann ist unsere High-Tech-Zivilisation, sich im hämisch überlegenen Lächeln der Mobilfunkmanager widerspiegelnd, endgültig mit ihrem Latein am Ende und hat unübersehbar versagt.

Dieses Horror-Szenario eines „Genozid auf Raten" gilt es abzumildern, ihn völlig abzuwenden scheint es schon zu spät. Selbst Säuglinge werden bereits den digitalen Hochfrequenz(HF)-Segnungen des Babyphons ausgesetzt. Schon Kleinstkindern wird das „Kinder-Handy" ans Ohr gedrückt. Denn Kinder und Jugendliche als 60% Marktanteil kann eine von ethischen Skrupeln nicht geplagte Elektrobranche unmöglich übergehen, selbst wenn ihnen die Versicherungskonzerne wie die Allianz wegen des unkalkulierbaren Gesundheitsrisikos der Bürger durch elektromagnetische Felder den Versicherungsschutz verweigern.

Wir aber können uns wehren! Gemeinsam werden wir Erfolg haben! Denn es geht um unser aller Gesundheit und um unsere Kinder! Für ihre Überlebenschance lohnt es sich, „mit allem was uns Gott erlaubt" (s.o.) zu kämpfen wie die Löwen! In diesem Sinne wünschen wir Ihnen eine kritisch-nachdenkliche, politisch weitertreibende, in jedem Falle aber heilsame Lektüre.

Ihr Autorenpaar Dr. med. Hans-Christoph und Ana Scheiner

2. Von GSM bis UMTS: die aktuelle Mobilfunkepidemie

Verdeckt oder offen, als Rundumstrahler oder in Form von Sektorantennen: der Mobilfunk ist allgegenwärtig. Die Bestrahlung des Bürgers im 24-Stundentakt ist total und soll noch weiter ausgebaut werden. Bestanden Mitte 2003 in Deutschland bereits an die 55.000 Masten bzw. Sendestandorte, teilweise mehrfach mit Antennen bestückt (Wagner, Telekom, 11. November 2003 Tagung der Evangelischen Kirche Tutzing), so ist die Anzahl der digitalen Mobilfunkantennen innerhalb der nächsten Jahre zumindest auf dem Weg der Verdoppelung. Geht für die Betreiber alles nach Plan, sollen es an die 120.000 werden! UMTS (Universal Mobil Telecommunication System) macht es nötig. Durch Sendestationen würden zirka alle 200 bis 300 Meter (Bürgerwelle e.V.) Bewohner von Ballungsgebieten dann rund um die Uhr für das mobile Telefon bestrahlt.

Dabei ist die Mobilfunkflut bereits jetzt zuviel und übermächtig. Bereits im Jahr 2001 waren 200 Millionen Handys alleine in Europa im Umlauf. Weltweit wurden im Jahr 2001 (Hingst, Handyfieber 2001) 700 Millionen Handys geschätzt, und schon im Jahr 2000 von der WHO 1,6 Milliarden Mobiltelefone weltweit (Huber und andere, 2002) vorausgesagt. Im zweiten Quartal 2003 wurden laut Marktforschungsinstitut IDC über 118 Millionen Mobiltelefone verkauft (siehe http://www.ihk-newsletter.de), derzeit sind schätzungsweise mehr als 1,3 Milliarden Handys weltweit im Einsatz. Und das mit Tricks: Handys werden für 1 € verschleudert oder verschenkt, damit möglichst alle, vor allem Kinder und Jugendliche als lukrativstes Marktsegment, möglichst viel und hemmungslos telefonieren. Der Trick ist nebenbei nicht neu und „abgekupfert" vom ersten Rockefeller, Begründer seiner Dynastie: denn er „verschenkte" ebenfalls großzügigst Öllampen, damit alle sein Öl kauften und schuf so sein Imperium von „Standard-Oil" (Exxon = Esso), dem heute u.a. auch Chemie- und Pharma-Konzerne, Banken und Medien gehören. So wird es gemacht!

Keine Frage, das Netz wird dichter. Die Schlinge um den Hals des Bürgers zieht sich zusammen. Universelle Spielzeuge wie die in Einführung begriffene UMTS-Technik haben ihren Preis. Denn der „UMTS-User" braucht die neuesten Börsendaten, will mobil mit seiner Bank kommunizieren, um im Anschluss mobil Shopping zu gehen. Doch was heißt hier „gehen"? Du meine Güte: er „sitzt" Shopping. Denn der Rummel der Konsumwelt taucht jetzt auf dem Display, dem Bildschirm seines Handys auf. Der ganze Bazar der Wünsche und Begehrlichkeiten kommt jetzt optisch mit Fernsehbeiträgen, Videos per Tastenklick und hochfrequent als „Electromagnetics" zu ihm angeflogen: Als hilfreiche Geister? Oder als „Besetzer"? Und die hilfreichen Geister, verwandeln sie sich zu High-Tech-Plagen, die auf ihrem Techno-Trip kaum noch zu stoppen sind? Gleichen wir bereits „Goethes Zauberlehrling" und werden die von uns gerufenen Geister nicht mehr los, da sie uns überfluten mit ihrem gesundheitsschädigendem Mix von ausufernd digitalem Elektrosmog? Zwar waren die alten kabelgebundenen Telefonnetze technisch perfekt, gesundheitsneutral und lebensfördernd ausgebaut. Doch im Bedürfnis technischer Selbstbestätigung und pubertärer Macht ruft die Mobilfunkindustrie wie weiland Goethes Zauberlehrling Geister, die ihm zur Steigerung des Komforts „ein Bad bereiten sollen", uns aber absolut verzichtbar das Funktelefon bescheren, welches „Telefonieren im Spazieren" möglich macht

> „Hat der alte Hexenmeister / Sich doch einmal weggegeben /
> Und nun sollen seine Geister / Auch nach meinem Willen leben
> Seine Wort und Werke / Merkt ich und den Brauch /
> Und mit Geistesstärke / Tu ich Wunder auch!"

Unser „Zauberlehrling" freilich ersäuft beinahe in den herbeigeholten Wassern, weil er die „hilfreichen" Geister zwar zu rufen, nicht aber zu stoppen in der Lage war. Teilen wir sein Schicksal? Und wann tritt endlich unsere Vernunft als rettender Engel und alles wieder ordnender „Meister" auf den Plan? Offensichtlich müssen wir darauf noch warten.

2a. Die TNO-Studie aus den Niederlanden

Als wäre der GSM-Mobilfunk nicht belastend genug, UMTS verspricht die Steigerung. Eine niederländische Studie im Regierungsauftrag wurde durch das TNO-Institut/Den Haag unter der Leitung von Prof. Dr. Zwamborn durchgeführt.
- (TNO-Report Zwamborn und andere 2003: „Effects of global communication system radiofrequency fields on well being and cognitive functions of human subjects with and without subjective complaints")

Dabei wurden 72 Personen in mehreren Versuchsreihen einer kurzfristigen Bestrahlung mittels GSM-Funk von 0,9 GHz und 1,8 GHz sowie UMTS-Funk von 2,1 GHz ausgesetzt. Die Expositionszeiten betrugen 45 Minuten, 90 Minuten und 135 Minuten, gearbeitet wurde im Doppelblindverfahren, d.h., weder der Untersucher noch der Proband wussten, ob die Antenne strahlte oder nicht. Die Ergebnisse wurden mittels Fragebogen bei zwei Gruppen von jeweils 36 Personen ermittelt. Die Feldstärke betrug 1V/m, was einer Leistungsflussdichte von zirka 265 nW/cm^2 entspricht, einer Strahlung, die im Hauptstrahl einer 15 Watt-Mobilfunkantenne noch in etwa 150 Metern erreicht wird (Abb. 2). Interessanterweise zeigte sich sowohl bei der elektrosensiblen, als auch bei der nicht elektrosensiblen Gruppe unter UMTS-Bestrahlung eine signifikante Zunahme von Störungen der „kognitiven Fähigkeiten" als da wären Reaktionszeitverlangsamung, deutlich verminderte optische Erkennungs-, Aufmerksamkeits- und Gedächtnisleistung und anderes mehr. Des weiteren wurden Symptome vegetativer Befindlichkeit bzw. „Störungen des Wohlbefindens" untersucht, die nach der WHO-Definition als wesentlicher Teil von „Gesundheit" zu gelten haben. Gefragt wurden die Probanden über das Auftreten von Schwindel, Müdigkeit und Energiemangel, Nervosität, Beklemmungsgefühl in Kopf und Körper, beschleunigtem Puls und Herzklopfen, Kopfschmerzen, Ruhelosigkeit und Schreckhaftigkeit, Brust-schmerzen und Atemschwierigkeit, gefühlsmäßige Veränderungen wie Schuld- bzw. Ärgergefühl, Aggression und Gereiztheit. Weitere vegetative Symptome waren Denkblockaden, unablässige Gedankenwiederholungen, Konzentrationsstörungen und Aufmerksamkeitsdefizite. Interessanterweise wurden bereits nach der oben angegebenen Kurzexposition auf UMTS-Strah-lung erhebliche vegetative Befindlichkeitsstörungen statistisch signifikant festgestellt, wobei die hypersensitive Gruppe mehr zusätzliche körperliche und vegetativ-psychische Symptome aufwies. Dies überraschte die von einer Null-Hypothese ausgehenden Forscher insofern, als bei der elektrosensiblen und der nicht elektrosensiblen Gruppe nach kurzen Expositionen (45 Minu-ten, 90 Minuten, 135 Minuten) durch GSM-Funk mit 900 und 1.800 MHz vege-tative Beschwerden und Störungen des Wohlgefühls nicht feststellbar wa-ren; freilich ein Ergebnis, das epidemiologischen Erhebungen einer erschre-ckenden Erkrankungszunahme durch Langzeitexposition rund um GSM-Sendemasten in keiner Weise widerspricht, sondern als Hinweis für das of-fenbar noch aggressivere Potential von UMTS spricht.

Interessant war, dass die nichtelektrosensible „dickfelligere" Gruppe auf UMTS-Bestrahlung kognitive Störungen, also geistige Leistungsminderung, wie signifikante Verlangsamung der Reaktionszeit, Gedächtnisminderung, Störungen der optischen Aufnahme- und Unterscheidungsfähigkeit zeigte. Die hypersensitive Gruppe dagegen reagierte bei UMTS nur mit gestörter visueller Aufnahmefähigkeit, in puncto Reaktionszeit und Gedächtnis aber weniger gestört, was wohl durch das Vermeidungsverhalten gegenüber HF-Belastung verständlich wird. Bei der GSM-Exposition dagegen war eine sig-nifikante Reaktionszeitverlängerung und Störungen beim Ausfiltern irrele-vanter Informationen feststellbar.

Abb. 1: TNO-Studie, Überblick über statistisch signifikante Änderungen. Die Expo-sition beträgt 1 Volt/Meter, was einer Leistungsflussdichte von doch respektablen

	Gruppe A (elektrosensibel)			Gruppe B (nicht elektrosensibel)		
	GSM 900	GSM 1800	UMTS	GSM 900	GSM 1800	UMTS
Well Being						
Sumscore	-	-	X	-	-	X
Anxiety	-	-	X	-	-	-
Somatic	-	-	X	-	-	-
Inadequacy	-	-	X	-	-	X
Cognitive Test						
Reaction time	X	-	-	-	-	X
Memory Comparison	-	-	-	-	X	X
Visual Selective	-	-	X	-	-	X
Dual tasking	-	-	-	-	X	-
Filtering irrelevant information	X	-	-	-	-	-

Wir sehen: der UMTS – analoge – digitale Strahlenmix von 2,1 Gigahertz ruft bereits bei kurzer Exposition erhebliche kognitive (geistige) Leistungsdefizite wie Reaktionszeitverlangsamung, Gedächtnisstörungen, visuelles Auflösungsvermögen, ferner aber auch Störungen des Wohlbefindens auf körperlicher, vegetativer und seelischer Ebene sowohl bei Sensitiven als auch bei Nichtsensitiven hervor. Leider nicht registriert wurden vegetative Magen-Darm-Symptome wie Übelkeit und Erbrechen. Verschiedentlich ist aber gerade davon in unmittelbarer Nähe von UMTS-Antennen die Rede - eine Technologie, die Übelkeit bereitet und „zum Kotzen" ist, mit deren Akzeptanz bei der Bevölkerung somit schwerlich zu rechnen ist. Meldungen aus Dänemark lassen gerade nach Veröffentlichung über die TNO-Studie durch die Presse eine mehr als turbulente Einführungs- oder die damit gar zusammenfallende Beendigungsphase erwarten! Denn in Japan erscheint die UMTS-Technik den Medien zufolge heute bereits überholt und sogar aus Mobilfunksicht verzichtbar: mit dem GSM-Funk ließen sich vielfältig gleiche Leistungen erbringen, die als UMTS-spezifisch angepriesen wurden, so die japanischen Mobilfunkbetreiber.

Abb. 2: Mobilfunksendeantennen, offenkundig oder verdeckt:
Offen: Sektorantennen auf den Dächern, Richtfunk, UMTS.
Verdeckt: Antenne in einer Litfasssäule. Antennen werden jedoch auch in Kaminverblendungen und Baumatrappen versteckt.

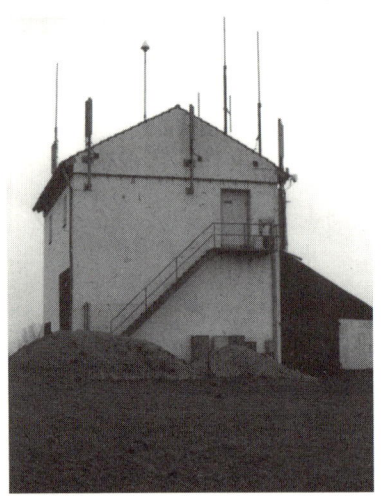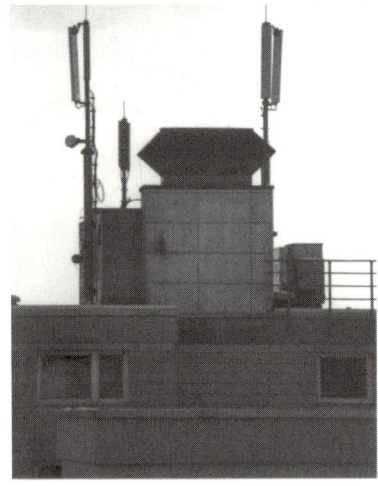

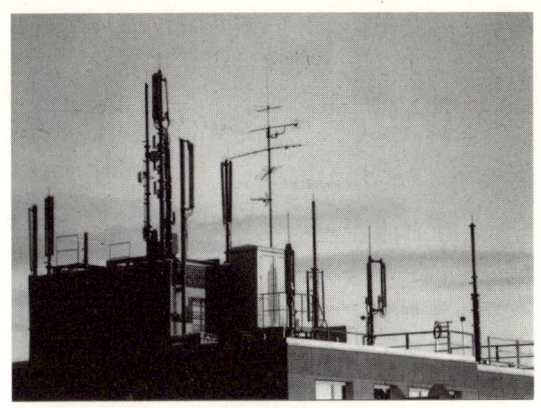

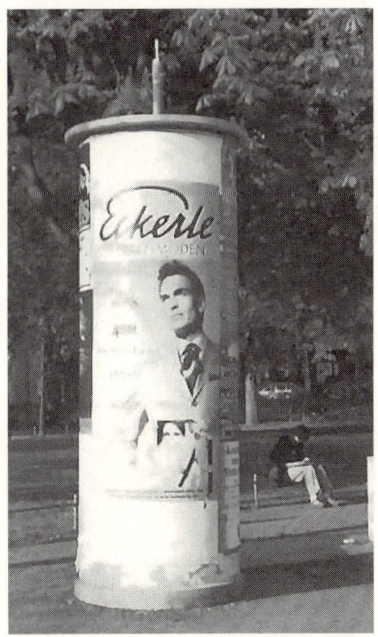

Doch halt: vorab ist zu untersuchen, um was für „Geister", hilfreich oder überflutend, es sich bei Elektro-Magnetischen Frequenzen (EMF) im Allgemeinen und bei Handy- oder Mikrostrahlen im wesentlichen handelt. Aus welcher Familie kommen sie? Sind sie generell gefährlich oder harmlos? Und: sind die biologischen Erkenntnisse, die wir bei den verschiedenen Hochfrequenzen (HF), wie Radio- und Fernsehwellen gewannen, auch auf ihre Geschwister, die Handy- und UMTS-Frequenzen übertragbar?

3. Gruppenbild mit Handy:
die Familie der Hochfrequenzen

Abb. 3

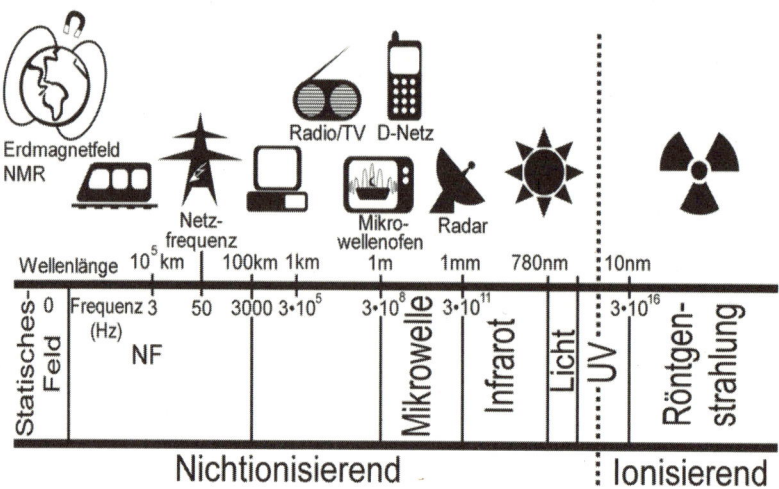

Ob Niederfrequenzen wie Bahnstrom mit 16,7 Hz, Hausstrom mit 50 Hz, Radiowellen mit Langwellen (LW, 30 kHz, k = kilo = Tausend), Mittelwelle (MW, 300 kHz), Kurzwelle (KW, 3MHz, M = Mega = Millionen), Ultrakurzwelle (UKW, 30 MHz) oder der Radar (30 GHz, G = Giga = Milliarden): elektromagnetische Wechselfelder breiten sich um die Quelle herum im Raume aus. Bei niedrigen Frequenzen bleibt das Feld eher an seinen Entstehungsort gekoppelt, gleich einem Hund an der Leine. Erst bei hohen Frequenzen gewinnt das elektromagnetische Feld vermehrt die Fähigkeit, sich frei im Raum auszubreiten (Kundi 2003). Dabei haben die elektromagnetischen Wechselfelder, die ja in höchsten Frequenzen als Licht das Leben auf unserer Erde erst ermöglichen, zwei Eigenschaften, die sich ständig gegenseitig genial bedingen, einander gleichsam stets erneut den Ball zuwerfend: elektrisches und magnetisches Feld erzeugen sich ständig gegenseitig und sind nicht mehr an die Ladungsverschiebungen einer ursprünglichen Stromquelle gebunden. Dieses so von seinem Entstehungsort befreite elektromagnetische Feld (EMF) erobert sich den Raum und zwar mit Lichtgeschwindigkeit.
Doch unabhängig, ob unsere EMF („Elektro-Magnetische-Frequenz") als Niederfrequenz (NF) „an der Leine läuft" oder als Hochfrequenz (HF) auf Weltraumreisen geht: ihre Geschwindigkeit, zumindest bei den zunächst hier zu besprechenden Quer- oder „Transversalwellen" beträgt 300.000 km/sec.

Es ist somit leicht einsehbar, dass eine Welle mit 1 Hertz, also mit einer einmaligen Polaritätsschwankung von einer positiven zu einer negativen Ladung pro Sekunde eine Wellenlänge von 300.000 Kilometern beinhaltet. Eine Welle mit 2 Hertz hat die halbe Wellenlänge von 300.000 Kilometern, also 150.000 Kilometer. Bei 1.000 Hertz sind es immerhin noch 300 Kilometer und bei 30.000 Hertz (30 kHz) hat sich eine Wellenlänge von 10 Kilometern erschaffen. Man spricht ab 30 kHz von Hochfrequenzen (HF).

Im HF-Spektrum kann man grob zwei Bereiche unterteilen: die Radiowellen von 30.000 Hz (30 kHz) bis 300 Millionen Hz (300 MHz, Mega = Million) und die Mikrowellen von 300 Millionen Hz bis 300 Milliarden Hz (300 GHz, Giga = Milliarden). Natürlich lassen sich noch weitere Unterteilungen vornehmen (s.o.), etwa beim Rundfunk in Langwelle, Mittelwelle, Kurzwelle und Ultrakurzwelle.

Bei höheren Frequenzen spricht man ab 3×10^{15} Hz und einer Wellenlänge ab 100 nm (n = Nano = Milliardstel) von „ionisierender Strahlung", da ab dieser Frequenz bei ausreichender Energie des Feldes Wasser „ionisiert", also in seiner elektrischen Ladung geändert werden kann.
Lange Zeit wurden hochfrequente elektromagnetische Felder (EMF) für gesundheitlich unbedenklich gehalten. Erst als in der Zeit des 2. Weltkrieges zunächst aus Gründen der Propaganda leistungsstarke Rundfunksender gebaut wurden und 1940 durch die Erfindung des „Magnetrons" durch *Randall* und *Boot* das Radar entwickelt wurde, erkannte man die Gefahren gesundheitlicher Beeinträchtigung für das Wartungspersonal.
Während Ende der 40er Jahre des 20. Jahrhunderts die gesundheitlichen Auswirkungen vermehrt in den ehemaligen Ostblockstaaten untersucht wurden, fokussierte sich der Westen, allen voran die USA, auf die technische Nutzung. Da hochfrequente Felder hoher Intensität Wärme erzeugen, wurde der ursprünglich in Deutschland erfundene und wegen Gesundheitsschädlichkeit wieder verworfene Mikrowellenherd 1952 in den USA auf den Markt gebracht.

Dass zu hohe Wärmebelastung in Form von Verbrennungen, inneren Blutungen, Gewebsuntergang oder gar mit Todesfolgen als „gesundheitliche Schäden" einzustufen ist, war klar. Man erkannte, dass die kristalline Linse des Auges aufgrund mangelnder eigener Blutversorgung und fehlender Wärmeregulation in Form einer Ausflockung seiner Eiweißsubstanzen als „grauer Star" (Katarakt) besonders rasch durch die entstehende Hitze bei Mikrowellen geschädigt werden konnte, wobei die Schädigung ausblieb, wenn die Erwärmung durch ein Wasserbad von gleichbleibender Temperatur abgeführt werden konnte. Kurz: der thermische Effekt der EMF war unstrittig. Umstritten war jedoch von Anfang an, ob auch niedrige nichterwärmende „athermische" Strahlenmengen gesundheitliche Schäden hervorrufen könnten.

3a. Geschichtliche Vorbemerkung zum Mobilfunk

Wie dem höchst lesenswerten Buch „Mobilfunk, ein Freilandversuch am Menschen" der Journalisten Thomas Grassberger und Franz Kotteder zu entnehmen ist, begann die Deutsche Reichsbahn im Jahre 1918 mit ersten Testreihen, um das Telefonieren im Zug zu ermöglichen. Ab 1926 konnten Bahnfahrer der 1. Klasse bereits aus dem Zug heraus mobil telefonieren. Seine Marktfähigkeit hatte das erste Mobilfunknetz, das „A-Netz", aber erst im Jahre 1958 erreicht, der „mobile" Telefonapparat wog damals nicht weniger als 16 Kilogramm. Ab 1972 war das analoge „B-Netz" bis 1994 in Betrieb. Technisch ausgereift jedoch erwies sich erst das 1985 eingeführte, hauptsächlich als Autotelefon verwendete „C-Netz" (460 MHz), dieses ging 2001 vom Netz. Noch heute ganz überwiegend in den USA in Gebrauch, wird das analoge Netz heute weltweit durch die digitale Technik abgelöst. Und war die analoge Technik auch alles andere als harmlos: mit dem digitalen Mobilfunk, seinen scharfen Impulsspitzen und seinem „Trommelfeuer aufs Gehirn" wurde eine Technik geschaffen, die über besondere gesundheitliche Brisanz verfügt.

3b. Die Bürgerwelle e.V.

Als hätte es mit Verantwortlichkeit bei dem geschichtlichen Umstand, dass Mobilfunk seinen Anfang ganz entscheidend mit in Deutschland nahm, zu tun: die 1997 gegründete „Bürgerwelle e.V., Dachverband der Bürger und Initiativen zum Schutz vor Elektrosmog" ist in mehrfacher Hinsicht weltweit einzigartig: arbeitend im ganzen deutschsprachigen Raum (Deutschland, Österreich, Schweiz, Luxemburg) wird ihre Homepage durchschnittlich von 20.000 Besuchern pro Monat kontaktiert. Sie betreut somit nicht nur über 1.500 bei ihr eingetragene Bürgerinitiativen (BI), sondern versorgt mit ihren Informationen letztlich alle, in ganz Deutschland werden mittlerweile 15.000 BI's geschätzt. Anfragen kommen dabei von Betroffenen auch weltweit und international, die Texte sind in Englisch verfügbar. Und: „Besuche" kommen auch von Netzbetreibern. Seit 1997 konnten mittels der informativen Hilfe der Bürgerwelle e.V. mehrere Tausend Masten verhindert werden, sogar bestehende Masten mussten wegen gesetzlicher Unzulässigkeit oder qualifizierter Information von Bürgern und Kommunen, z.B. an Grundstücksbesitzer, abgebaut werden.

3c. Orientierungshilfe: was ist „analog" und „digital"?

Die analoge Technik arbeitet mit Variationen und Kombinationen von Sinuswellen, wie sie z.B. beim Rundfunk und Fernsehen heute noch üblich ist und
bei den jetzt historischen A-, B- und C-Netzen Verwendung fand. Bildlich
kann man sich vorstellen, dass die niederfrequent schwingenden Nach-
richtenwellen gleichsam auf der hochfrequenten Trägerwelle reitet und ihre
Amplituden moduliert, man spricht von „Amplituden-Modulation". In Radio-
oder Fernsehgeräten wird diese Modulation dann „herausgefiltert" und in
akustische bzw. optische Signale umgesetzt.

Abb. 4

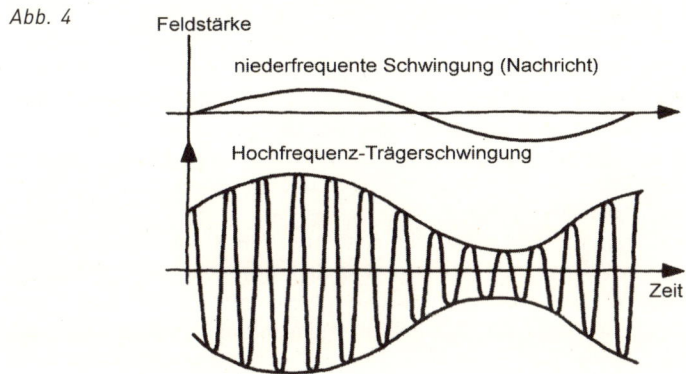

Feldstärke

niederfrequente Schwingung (Nachricht)

Hochfrequenz-Trägerschwingung

Zeit

(mit freundlicher Genenmigung der Burgerwelle e.v.)

Die digitale niederfrequent gepulste Technologie, wie sie beim GSM-Funk
(**G**lobal **S**ystem for **M**obile Communication) von D- und E-Netz in Gebrauch
ist, arbeitet nach dem so genannten TDMA-Verfahren (**T**ime **D**ivision **M**ultiple
Access), was soviel wie „Vielfachzugriff durch Zeitaufteilung" bedeutet. Sowohl die Sendeantennen als auch die Handys (nebenbei auch die Schnurlostelefone nach dem DECT-Standard) arbeiten dabei nicht wie die analoge
Technik mit einem zeitlich kontinuierlichen Frequenzband; vielmehr wird in
der Basisstation das Hochfrequenzband pulsierend „zerhackt" und mit einer
Frequenz zwischen 216,6 Hz und 8 x 216,6 = 1.733 Hz ausgestrahlt. Grund:
eine Sendestation kann acht Handys gleichzeitig bedienen. Technisch bril-
lant und biologisch fatal, weil bei der „Digitalisierung" biologische Frequenzen Verwendung finden, werden vom Handy 216,6 und von der Basisstation je
nach Auslastung 216,6 (ein Teilnehmer) bis 1.733 (acht Teilnehmer) kleine
Impulspakete pro Sekunde ausgestrahlt. Die Trägerwelle wird dabei in acht
sprachübertragende Zeitschlitze von 0,577 Millisekunden unterteilt, wobei
jeder achte Impuls für einen bestimmten Teilnehmer gedacht ist. Man kann
sich das sehr leicht vorstellen, dass die erste Scheibe, der erste Zeitschlitz
für den Teilnehmer A vorgesehen ist, der zweite für den Teilnehmer B, der
dritte für den Teilnehmer C, usw. bis der neunte Zeitschlitz erreicht ist, der

wiederum für den Teilnehmer A die nächste Sprachinformation bringt. Für diese acht gleichzeitigen Teilnehmer wird die Sprachinformation in ineinander geschachtelten HF-Paketen immer schön der Reihe nach digital aufmoduliert und dadurch acht Gespräche für acht Teilnehmer gleichzeitig gesendet. Jeder Teilnehmer bekommt somit den achten Teil des 1.733 Mal unterteilten Frequenzbandes. Pro Sekunde wird sein Gespräch durch 216,6 HF-Signale von jeweils einer halben Millisekunde (0,577 msec), auf welche die Sprachinformation dann in digitaler Form „aufgesattelt" wird, übertragen. Zwischen den einzelnen HF-Signalen liegt ein zeitlicher Zwischenraum von 7 x 0,577 msec = 4,039 msec. Das Ohr kann freilich diese rasche Impulsfolge nicht mehr auflösen, sodass ein scheinbar kontinuierlicher Sprachfluss für den Handynutzer resultiert.

Der digitale Mobilfunk: zweifellos technisch perfekt! Eine erstaunliche Ingenieurleistung! Nur hatte man leider die Rechnung ohne den Wirt, nämlich die Biologie gemacht. Dass die Mobilfunklobby ihre Technik so mit Klauen und Zähnen verteidigt ist zwar nicht ethisch, doch vom Motiv her nachvollziehbar: sein Spielzeug lässt man sich nicht einfach nehmen. Es klappt doch wunderbar. Lieber schließt man da die Augen und gibt Gas, auch wenn man dabei blankes Leben überrollt!

Was bei der digitalen Technik noch hinzukommt: niederfrequente Schwingungen lösen im Körper zum Teil lawinenartige Steuerungsprozesse aus. Manche können wir als Schreck und Panikreaktion sogar bewusst erleben und das optisch wie akustisch: durch Feuerwehr, durch Polizei und Rettung in Form von Blaulicht und Martinshorn. Oder Stroboskoplampen: bei einigen Discobesuchern riefen sie vegetative Symptome bis zur Bewusstlosigkeit hervor. Wir müssen daher untersuchen, ob neben den bekannten Hochfrequenzproblemen zusätzlich die „digitale Problematik" negativ zu Buche schlägt.

Abb.5

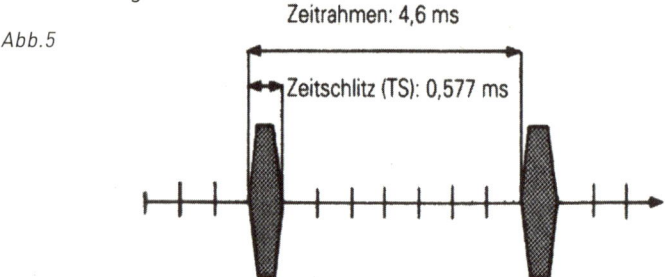

Zeitrahmen: 4,6 ms

Zeitschlitz (TS): 0,577 ms

(mit freundlicher Genehmigung der Bürgerwelle e.V.)

Als wäre all dies nicht brisant genug: zusätzlich besteht beim handyüblichen „GSM-Funk" noch eine Untertaktung von 8,34 Hz, sprich: die 216,6- bis 1.733-malige Unterbrechung des HF-Bandes von 0,9 GHz (D-Netz) und 1,8 GHz (E-Netz) findet eine zusätzliche 8,34-malige Unterbrechung pro Sekunde, sooft ist sie geringfügig länger, sie „hinkt" gleichsam im Takt von 8,34/Sekunde nach. Man nennt dies eine „getaktete niederfrequente" oder „ELF-Aufmodulation" (ELF = Extreme Low Frequency).

Diese „Untertaktung" kommt nebenbei dadurch zustande, dass die 217 „Zeitschlitze" mit den Sprachimpulsen in 8,34 Untereinheiten pro Sekunde in „Frames", in Rahmen oder Pakete mit jeweils 26 Sprachimpulsen bzw. „Zeitschlitzen" verpackt sind. Diese Pakete sind durch minimale zeitliche Differenz voneinander getrennt Natürlich lässt sich dieser Verpackungsmodus und damit die ELF-Taktung mit 8,34 Hz. ändern – mit allen später beschriebenen Konsequenzen (siehe Kapitel 18).

3d. Die Longitudinalwellen

Die Physik wäre doch so schön gäbe es, wie uns die Schule häufig weismachen möchte, nur die „Transversalwellen". Doch nein, auch die elektromagnetischen Wellen haben ihren Joker, ihre „schwarzen Schafe", die sich völlig anders verhalten. Und das sind die „Longitudinalwellen", auch „Skalarwellen" oder „Wirbel genannt. (Meyl) Und weil sie sich so völlig anders verhalten, konnte sie auch nur ein Querkopf unter den Physikern entdecken: es war kein anderer als der geniale Nikola Tesla. Dabei schwingt die longitudinale Tesla-Welle nicht wie die Hertz'sche Welle sinusförmig und senkrecht zur Ausbreitungsachse, sondern in Ausbreitungsrichtung, ähnlich etwa einem sich dehnenden und zusammenziehenden Gummiband. Diese Wellenform nimmt in ihrer Intensität nicht mit dem Quadrat der Entfernung ab; sie ist schneller als Lichtgeschwindigkeit, „tunnelt" ungehindert durch Materie, also auch den Körper und entlädt ungebremst ihre Zerstörungskraft im Gewebe, etwa einem Organ oder im ungeborenen Kind einer schwangeren Frau. Der Abstand der Entfernung von der Strahlenquelle eines Handys oder einer Basisstation verringert also nicht das Ausmaß der Schädigung, „sondern nur die Wahrscheinlichkeit getroffen zu werden." (Prof. Meyl)
Nach Prof. Meyl (St. Georgen) besteht bei jeder Aussendung von EMF ein zwar kleiner, aber mathematisch zwingend zu berechnender Anteil dieser besonders „harten" Wellenform. Nach Meyl ist zu vermuten, dass bei der Taktung des gepulsten digitalen Handy- oder Radarsignals ein größerer Anteil longitudinaler Strahlung entsteht als bei der „analogen" ungepulsten Technik. Zudem kann sich eine transversale Sinuswelle beim Auftreffen auf eine Antenne, wie etwa in Form einer elektrisch leitenden Körperregion, auch in eine harte Longitudinalwelle verwandeln. Zudem kann man mit Messgeräten nicht unterscheiden, ob eine „eingefangene" Welle als transversale oder als longitudinale Welle unterwegs war. Auch die Gravitationswelle wäre eine Longitudinalwelle. Weiteres „longitudinales" Kennzeichen: Tesla zeigte hierzu schon vor 100 Jahren in technischen Aspekten die praktisch verlustfreie Ausbreitung dieser EMF bei resonanzgeeigneten Empfängern. Diese Erkenntnisse werden insbesondere im militärischen Bereich genutzt (Vortrag von Prof. Meyl beim Bundesverband gegen Elektrosmog, Symposium Frankfurt, 1998). Ist das die Ursache, weshalb diese ultraharte Strahlenart als mögliche Schädigungsquelle von Staats- und Mobilfunkseite so konsequent totgeschwiegen wird?

4.Defekte Blut-Hirn-Schranke (BHS) oder: Handyjugend von heute – Psycho- und Nervenkrüppel von morgen?

Ausgehend von einer Veröffentlichung in der Schwedischen Tageszeitung „Svenska Dagbladet" ging es im Herbst 1999 wie ein Trommelwirbel durch die Presse, dass der handyübliche Mobilfunk in der Lage wäre, die Blut-Hirn-Schranke zu öffnen! International höchst renommierte Professoren der schwedischen Universität Lund, der Neurochirurg Leif Salford, der medizinische Strahlenphysiker Bertil Persson und der Neuropathologe Arne Brun traten mit den Ergebnissen ihrer bereits 1988 begonnenen, mehr als zehnjährigen Forschung an mehr als 1.600 Labortieren – es waren weiße Ratten – mit Ergebnissen an die Öffentlichkeit, die dem gesunden Menschenverstand das Gruseln lehren: Die Gehirnschnitte der Versuchstiere, sonst von makellosem Weiß, waren nach gepulster digitaler (wie GSM) und ungepulster analoger Bestrahlung mit 0,915 GHz (in etwa der Frequenz des D-Netzes entsprechend) in bis zu 50% der Fälle übersät mit dunklen Flecken und eindeutig geschädigt, und dies schon nach kurzen Expositionszeiten von 20 Minuten bis 2 Stunden mit außerordentlich niedrigen Strahlenintensitäten, deren „Spezifische Absorptionsrate" (SAR) einer „Leistungsflussdichte" von 480 nW/cm^2 entsprach (Salford).

Abb. 6:

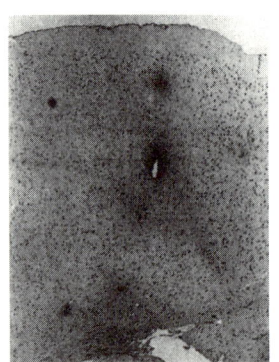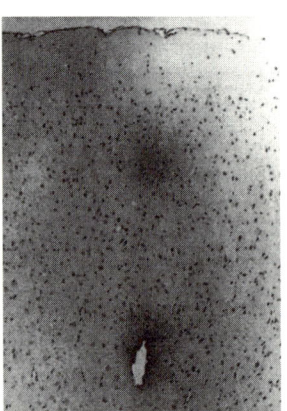

(mit freundlicher Genehmigung der Autoren)

- Persson B., Salford L. and Brun A. 1997: „Blood-Brain-Barrier permeability in rats exposed to electromagnetic fields used in wireless communication". (Lund University Sweden)
Da es sich jedoch um eine „Ganzkörper-SAR" handelte, die „Gehirn-SAR" aber plausiblerweise maximal mit 1/10 dieses Wertes einzuschätzen ist und zudem mit keinen niedrigeren Strahlendosen geforscht wurde, ist bei derart deutlichen Ergebnissen anzunehmen, dass auch weit niedrigere Leistungs-

flussdichten, vielleicht schon 50 nW/cm², zumindest aber Werte ab 100 nW/cm² aufwärts zu diesen Gehirnstörungen führen (vergleiche hierzu Maes, 1999). Derartige Intensitäten aber werden durch jede Mobilfunkantenne mit etwa 15 Watt Eingangsleistung, multipliziert mit einem Antennengewinn von z.B. 56 (siehe Abb. 7) in mehr als 100 Metern Entfernung von der Antenne im Hauptstrahl erreicht. Ein Handy schafft diese Leistungsflussdichte immerhin noch in 10 Metern Entfernung vom Handynutzer und bei einem DECT-Mobil-Heimtelefon werden diese Intensitäten noch einige Meter von seiner Basisstation erreicht!

Abb. 7: Strahlenbelastung in Hauptstrahlrichtung in Abhängigkeit zur Entfernung einer Sektorantenne mit 56-fachem Antennengewinn und Eingangsleistung an der Antenne (Werte bei freier Sicht auf den Sender)

Entfernung	50	100	200	400	800	1.600
8 Watt	1.427	357	89	22	6	1,4
15 Watt	2.675	668	167	42	11	2,6

Entfernung in Meter, Leistungsflussdichte in nW/cm² (gerundet)
(Mit freundlicher Genehmigung der Bürgerwelle e.V.)

Die Ergebnisse der schwedischen Forscher waren in der Tat alarmierend: die Blut-Hirn-Schranke (BHS), lebensnotwendige Schutzbarriere des aus fetthaltigen („fettlöslichen") Substanzen aufgebauten Zentralnervensystems gegen wasserlösliche Substanzen, Giftstoffe und Stoffwechselschlacken im Blut, war aufgebrochen und das Nervengewebe durch das Einwandern großer Eiweißmoleküle, der „Albumine" deutlich geschädigt. Albumine aber dienen vor allem dazu, das Wasser in unseren Gefäßen festzuhalten, ihr Mangel bei Hunger ruft die Hungerödeme hervor. Sogar diese großen Moleküle im Blut waren durch die defekte BHS ins Gehirn eingewandert, hatten selbstredend auch Wassermoleküle mit sich gezogen und zu vielfältigen punktförmigen Gewebsaufquellungen geführt. Das aber verursacht nicht nur erhöhten Hirndruck und mögliche irreversible Hirnschädigung: Mikroskopische Bilder dieser „Miniödeme" zeigen unmissverständlich ins Gehirn eingewanderte Proteine können Autoimmunerkrankungen wie z.B. Multiple Sklerose auslösen. Und freilich ist zu erwarten, „dass nicht nur Eiweiße sondern auch andere Moleküle nach der Öffnung der BHS ins Gehirn eindringen, was mit nicht abschätzbaren Folgen eine Kette von Krankheiten verursacht", so Salford und Kollegen („Svenska Dagbladet", 15.09.1999).
Hier also war man im Tierversuch einer elementaren Gesundheitsschädigung durch den Mobilfunk auf die Spur gekommen. Und es war den Forschern klar: was hier modellhaft am Säugetiergehirn von Nagern nach kurzer geringfügiger Strahlenbelastung auftrat, war auch am Säugetiergehirn des Menschen zu erwarten. Zudem: abgestorbene, nicht erneuerbare Hirnzellen sind unstrittig Ausgangspunkt schwerer neurologischer Erkrankungen wie MS, Morbus Parkinson (die „Zitterkrankheit"), vorzeitigem Altern, der Alzheimer-Krankheit und der „senilen Demenz" (Verblödung). Hatte sich

über der handyverfallenen Weltbevölkerung die Büchse der Pandora ausgeleert?

Nun bedarf es keiner langen Erläuterungen, dass unser Gehirn als unser „Allerheiligstes" und unsere Schaltzentrale besonderer Schutzvorrichtungen bedarf. Eine davon besteht in der Fetthaltigkeit und Wasserunlöslichkeit seiner Bausteine. Denn während unser übriger Organismus zumeist aus wasserlöslichen Eiweißstoffen und Verbindungen besteht, sind Hirn und Nervensystem aus fetthaltigen Substanzen aufgebaut. Grund: die langen Nervenfasern werden von fetthaltigen „Myelinscheiden" als „Biokabel" umhüllt, damit die feinen elektrischen Impulse isoliert ablaufen und nicht, wie in der Muskulatur, als Globalentladung auf andere Nervenfasern überspringen. Um nun dieses „Allerheiligstes" vor einem Wassereinbruch durch Stoffwechselschlacken, Zellgifte, Eiweißstoffe, Umweltchemikalien und anderen im Blut gelösten Stoffen zu schützen, hat sich die Natur eines weiteren Kunstgriffs bedient: durch den Aufbau der Blut-Hirn-Schranke (BHS).

Und dazu gleich ein geschichtlicher Rückblick: Vor 100 Jahren entdeckte der Nobelpreisträger Paul Ehrlich (1854-1915) die Einzigartigkeit der Blutgefäße unseres Gehirns: er spritze Labortieren organische Farbstoffe in die Venen. Während sich alle Organe innerhalb weniger Minuten anfärbten, behielt das Gehirn auch noch nach Stunden seine blasse Farbe. Der Grund war eine Barriere im Gefäßsystem, die Ehrlich „Blut-Hirn-Schranke" („BHS") nannte. Freilich: erst Jahrzehnte später konnte man mit Hilfe des Elektronenmikroskops ihren Aufbau nachvollziehen. Hauptbestandteil sind dabei Innenwandzellen der Blutgefäße unseres Gehirns und seiner ultrafeinen Kapillaren, so genannten „Endothelzellen", welche die Gefäße wie eine Tapete von innen her auskleiden. Gerade im Kapillarnetz sind die Endothelzellen besonders eng miteinander verbunden. Und auch hier hat die Natur für doppelte Sicherheit gesorgt: auch von außen werden die Gefäße durch Bindegewebszellen des Nervensystems, die „Astrozyten", durch „Sternzellen" abgedichtet.

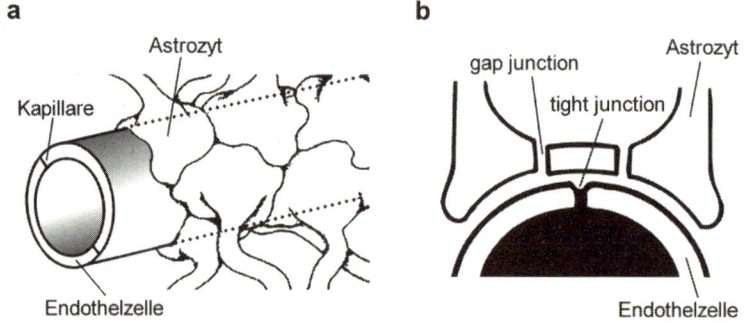

Abb. 8: Aufbau der Blut-Hirn-Schranke

Während die Endothelzellen durch dichte Verbindungsstellen „tight junctions" verbunden sind, weisen die Astrozyten größere Lückenverbindungen „gap junctions" auf. Denn als weitere Besonderheit besteht eine „selektive Halbdurchlässigkeit" („Semipermeabilität") der BHS. Denn unser Gehirn muss versorgt werden: mit Nährstoffen wie Glukose, Aminosäuren, Mineralien und selbstverständlich auch mit Sauerstoff. Und dann soll auch das vitaminartige Melatonin, unsere hormonelle Vielzweckwaffe in puncto Schlaf, Stress-, Infekt- und Krebsresistenz und gleichzeitige Reparatureinheit für die Gene sowie andere Substanzen die BHS in Richtung Hirn passieren. Wasserlöslichen Substanzen aber, wie Proteinen, Schlacken, Ökogiften, Medikamenten, aber auch wasserlöslichen Vitaminen wie C und dem B-Komplex wird der Durchtritt verwehrt.

Zum anderen ist die BHS natürlich keine Einbahnstraße: CO_2, Stoffwechselabbauprodukte und anderes müssen aus dem Gehirn entfernt werden, ebenfalls nur möglich weil die BHS als selektive halbdurchlässige Barriere ihre Drainage ins Blutgefäßsystem gewährleistet.

Wir sehen: die Endothelzellen üben mit ihren kleineren „tight junctions" und die Astrozyten als Neurogliazellen mit ihren größeren „gap junctions" lebenswichtige Funktionen aus, mit fatalen Folgen, wenn sie gestört werden. Dann quillt nämlich punktuell das Nervengewebe durch Einwandern des großen Eiweißmoleküls Albumin auf und es zieht gebundenes Wasser im Gefolge mit sich. Die vielfältigen herdförmigen „Mikroödeme" verursachen nicht nur erhöhten Hirndruck mit Symptomen wie Übelkeit, Kopfschmerz, Schwindel, Sehstörungen und anderem. Bei der gleichzeitigen schlechteren Versorgung der von den Ödemen eingeschlossenen Hirnzellen mit Nährstoffen und mit Sauerstoff werden die eingeschlossenen Gehirnzellen regelrecht zu Tode gequetscht und treten mikroskopisch mit ihren Zelltrümmern als dunkle abgetötete Neurone, als „dark neurons", als nicht regenerierbare Gehirnzellen in Erscheinung.

Nun ist die Öffnung der Blut-Hirn-Schranke kein alleiniges „Privileg" der Hochfrequenzen. Auch bei extremen Hochdruckkrisen (Sokrab und andere, 1988), bei epileptischen Anfällen (Mihaly und andere, 1984), bei Röntgenbestrahlung (Nair und Roth, 1964), bei Magnetfeldresonanzdiagnostik („Kernspin") (Shivers und andere, 1987, Prato und andere, 1990), bei extremen Hungerkrisen, bei bakteriellen oder viralen Meningitiden und Enzephalitiden (Poeck), bei Intoxikationen mit fettlöslichen Chemikalien wie Lösungsmittel (z.B. Aceton und andere mehr, Problem bei Klebern oder bei der „Schnüffelsucht") tritt die Öffnung der BHS pathologisch in Erscheinung und selbstredend auch bei Drogen und beim Alkohol.

Bei Hochfrequenzen aber zeigt sich eine neue Dimension dieser Störung. Und sie war keineswegs unbekannt: bereits in den 60er Jahren wurden vielfältige Beobachtungen bei Radargeschädigten beschrieben. Ebenso wurde Sinn und Unsinn der Mikrowellenöfen diskutiert. Albert veröffentliche schon 1977 und 1978 seine mikroskopischen und elektronenmikroskopischen Untersuchungen über Veränderungen der BHS von Hamstern und Ratten nach athermischer Mikrowellenbestrahlung (2,45 GHz). Ebenfalls im Jahre 1977 publizierten Oscar und Hawkins ihre Forschungen über die Veränderungen der BHS von Ratten nach Mikrowellenbestrahlung. Sie wiesen mit radioaktiv markierten, wasserlöslichen Zuckerarten (C_{14}) wie Mannitol, Inulin, Dextran nach, dass die Öffnung der BHS im athermischen Bereich sich nur in bestimmten „Expositionsfenstern" ereignet, in denen offenbar die BHS in Resonanz gerät und aufgebrochen wird.

Bevor die schwedischen Forscher im Jahre 1988 mit ihren Serienuntersuchungen an mehr als 1.600 Versuchstieren begannen, lag über das Aufbrechen der BHS unter HF also umfangreichstes Erkenntnismaterial vor (siehe Lin und Lin, 1980, 1982 und 1987, Neilly und Lin, 1986, und andere). Die vielfache Behauptung der Mobilfunklobby, es handele sich bei der Lund-Studie um ein „vereinzeltes, nicht reproduzierbares Ergebnis", geht demnach an der Wahrheit meilenweit vorbei. Die Öffnung der BHS ließ sich auch in neuerer Zeit sowohl „in vitro", also im Reagenzglas an Zellkulturen (siehe unten) durch Prof. Schirmacher (Univ. Münster 1999/2000) als auch z.B. durch die französische Forschergruppe um Aubineau, Töre u.a. (2002/2003) um nur einige Beispiele zu nennen, eindeutig reproduzieren. Um nochmals auf die Ergebnisse der Lund-Studie zurückzukommen, so brachte sie bei einem unfangreichen Kollektiv von 630 Versuchstieren eine Reihe höchst wichtiger Basis- und Detailinformationen zum Vorschein. Befassen wir uns daher zunächst damit.

4a. Material und Methode der Lund-Studie

Geforscht wurde an insgesamt 630 weißen „Fischer 344-Ratten" beiderlei Geschlechts. Gearbeitet wurde mit der dem D-Netz entsprechenden Frequenz von 950 MHz (0,95 GH½) und zwar sowohl ungepulst „analog" (in der Arbeit als „continuous wave" cw vermerkt), als auch gepulst „digital" mit den Modulationsfrequenzen (Unterbrechungen/sec) von 4 Hz, 8,3 Hz, 16 Hz (liegen im Hirnwellenbereich), 50 Hz und 217 Hz (Handyfrequenz). Bestrahlt wurden 20 bis 120 Minuten pro Tag in belüfteten Holzboxen, so genannten „Transverse electromagnetic transmission line cells" (TEM-Zellen), jeweils vier bis sechs Tiere mit zwei bis vier Kontrolltieren im Doppelblindverfahren, d.h. die Forscher wussten nicht, welche TEM-Zelle „auf Sendung war". Entweder sofort nach der Bestrahlung bzw. zwei Stunden danach wurden die Tiere getötet.

Als Intensitätsmessung der EMF-Exposition wurde die „Spezifische Absorptionsrate" (SAR) mit den Einheiten Watt/Kilogramm (W/kg), also Energieleistung/Körpergewicht gewählt. Dabei wird teilweise zwischen „Ganzkörper-SAR" und „Gehirn-SAR" unterschieden. Da sich die Tiere in den Zellen frei bewegen konnten, wurde natürlich die „Ganzkörper-SAR" gemessen, wobei die „Gehirn-SAR" als Teilkörper-SAR sicherlich um eine Zehnerpotenz niedriger einzuschätzen ist. Das würde aber beinhalten, dass die Öffnung der BHS bei gepulster HF bereits ab 50 bis 100 nW/cm^2 aufwärts abläuft.

Abb. 9:

Ergebnisse einer gepulsten Exposition mit sehr geringer Ganzkörper-SAR von 0,0004 W/kg bis 0,008 W/kg. Die Gehirn-SAR liegt nach eigener Abschätzung um eine Zehnerpotenz niedriger, wodurch man in den Bereich von um die 100 nW/cm² kommt (SAR-Abschätzung siehe Salford, 2003).

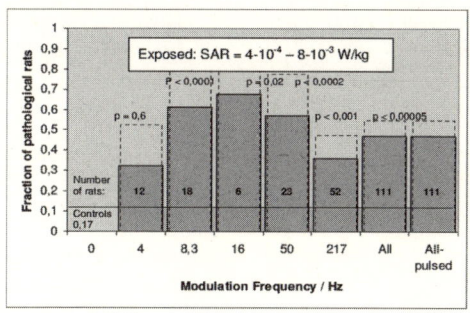

Durchlässigkeit der Blut-Hirn-Schranke für Albumin bei Ratten unter Mikrowellen-Exposition mit 915 MHz und verschiedenen Modulationsfrequenzen bei SAR-Werten von 4 × 10⁻⁴ – 8 × 10⁻³ W/kg. Die nicht bestrahlten 372 Kontrolltiere zeigten im Durchschnitt ein pathologisches BHS-Leck von 0,17 ± 0,02 (17% ± 2%)
(mit freundlicher Genehmigung der Autoren)

Wörtlich aus der Studie: „Obwohl die SAR-Werte sehr niedrig sind, zeigt diese Gruppe den höchsten Anteil an pathologischen Ergebnissen der ganzen Untersuchung, wobei hohe bis maximale Ergebnisse bei 8,3 Hz, 16 Hz und 50 Hz sowie deutliche Ergebnisse bei 217 Hz liegen (die nichtbestrahlte Kontrollgruppe mit 17% pathologischer Hinweise ist abzuziehen)."

Bemerkenswert ist das deutliche Ergebnis bei der niederfrequenten Taktung von 8,3 Hz, die man neben der 217 Hz-Taktung beim GSM-Mobilfunk findet. Das HF-Band zeigt also 8,3 mal pro Sekunde zusätzliche Einschnitte, d.h. die Taktung von 217 Hz „hinkt" 8,34 Hz mal pro Sekunde nach. 8,34 Hz ist jedoch eine zutiefst psychische Frequenz. Wie später auszuführen, fällt sie voll in die Trance- und Traumfrequenz unseres Unterbewusstseins, den so genannten „Alpha-Bereich" unserer Gehirnwellen (s.u.). Offenbar besteht hier ein „Frequenzfenster", in welchem das Säugetiergehirn besonders verletzlich reagiert – und zwar besonders bei niedrigen Strahlenwerten.

Dass 16 Hz ebenfalls eine „Psychofrequenz" etwas oberhalb des entspannenden „Alpha-Bereiches" und gleichzeitig die Frequenz des Bahnstromes darstellt, ist bekannt. Und weiter: mit 50 Hz läuft unser Wechselstrom. Sie alle stellen nach der „Lund-Studie" äußerst sensible Frequenzen dar, die unser Gehirn erheblichst schädigen können.

Abb. 10:

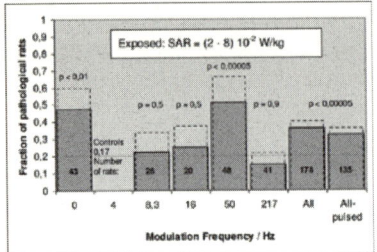

Abb. 11:

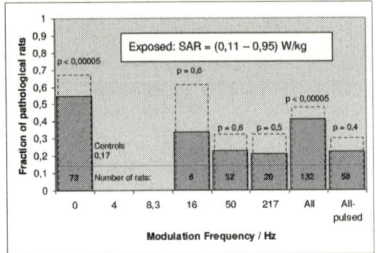

Durchlässigkeit der Blut-Hirn-Schranke für Albumin bei Ratten unter Mikrowellen-Exposition mit 915 MHz und verschiedenen Modulationsfrequenzen bei SAR-Werten von 2 bis 8 x 10^{-2} W/kg. Die nicht bestrahlten 372 Kontrolltiere zeigten im Durchschnitt ein pathologisches BHS-Leck von 0,17 ± 0,02 (17% ± 2%).

(mit freundlicher Genehmigung der Autoren)

Durchlässigkeit der Blut-Hirn-Schranke für Albumin bei Ratten unter Mikrowellen-Exposition mit 915 MHz und verschiedenen Modulationsfrequenzen bei SAR-Werten von 0,11 bis 0,95 W/kg. Die nicht bestrahlten 372 Kontrolltiere zeigten im Durchschnitt ein pathologisches BHS-Leck von 0,17 ± 0,02 (17% ± 2%).

Abb. 10, 11. und 12 zeigen die Untersuchungsergebnisse bei steigender Strahlendosis. Dabei fällt auf, dass die gepulste Hochfrequenz bei niedriger Intensität, bei vorsichtiger Schätzung etwa 100 nW/cm², vor allem im Bereich der niedrigen ELF-Modulation (ELF = Extreme low Frequency) die größte pathologische Wirkung in den Rattenhirnen hervorruft und die Lund-Studie offenbar ein biologisches Frequenz- und Intensitätsfenster gefunden hat, dem größte praktische Bedeutung zukommt. Finden sich doch 100 nW/cm² („plus-minus") noch in 10 Metern Entfernung von einem Handynutzer (Maes), im Abstand von mehreren Metern rund um die Basisstation eines DECT-Heim-Telefons (DECT = „Digital Enhanced Cordless Telefone", im Deutschen „Digital verstärktes Schnurlos-Telefon) (Maes: „Übersät mit dunklen Flecken", 1999) und bei einer 15 Watt-Antenne immer noch in 250 Metern Entfernung im Hauptstrahl. Aufgrund des offenkundigen Fenstereffektes bei niedriger Strahlendosis für gepulste Strahlung schließt sich dieses Fenster bei

Abb. 12:

Durchlässigkeit der Blut-Hirn-Schranke für Albumin bei Ratten unter Mikrowellen-Exposition mit 915 MHz und verschiedenen Modulationsfrequenzen bei SAR-Werten von 1,7 bis 8,3 W/kg. Die nicht bestrahlten 372 Kontrolltiere zeigten im Durchschnitt ein pathologisches BHS-Leck von 0,17 ± 0,02 (17% ± 2%)

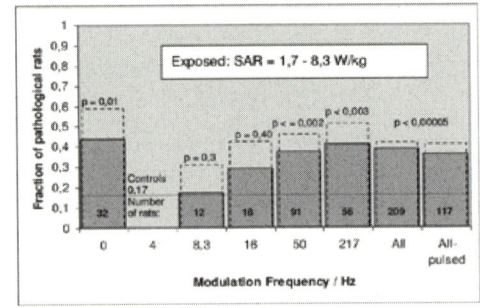

(mit freundlicher Genehmigung der Autoren)

zunehmender Intensität, der Prozentsatz der pathologischen Gehirn-
veränderungen geht trotz immer noch bestehender Signifikanz zurück – um
sich dafür bei höherer Intensität wieder um so zuverlässiger aufzuschließen.
Eine erneute Lund-Studie aus dem Jahr 2003 (Salford und andere, s. u.)
erbrachte bei Exposition durch GSM-Funk mit 24.000 nW/cm², 240.000 nW/
cm² und 2.400.000 nW/cm² ein Aufbrechen der Blut-Hirn-Schranke in jeweils
100% der bestrahlten Versuchstiere. Die entsprechenden Ganzkörper-SAR-
Werte werden mit 2 mW/kg, 20 mW/kg und 200 mW/kg angegeben.

4b. Die Lund-Studie - ein Pressepaukenschlag und seine Gegenreaktion

Diese Gegenreaktion ließ nicht lange auf sich warten. Zu sehr war auch die
Mobilfunklobby alarmiert. Eine „Null-Studie" musste her, schleunigst und
mit aller Macht. Prompt kam sie, aus Japan und im Jahr 2000. Es ist die
Studie von Tsurita und anderen der Universität Tokio und des japanischen
Ministeriums für Post und Telekommunikation. Kurz skizziert schlägt die
japanische Studie dabei folgenden Weg ein: geforscht wird vor allem mit
Modulationsfrequenzen und mit Intensitäten, in denen, der Lund-Studie zufolge, aufgrund des „Fenstereffektes" sowieso nichts zu erwarten war. Da
man die gepulste „TDMA-Technik des japanischen Mobilfunks beforschte,
wählte man nicht die schwachen SARs von 0,4 mW/kg aufwärts bis 8 mW/kg,
in welchen Salford und Kollegen bei den verschiedensten Modulationsfrequenzen ein deutliches Aufbrechen der Blut-Hirn-Schranke beschrieben
hatte, sondern wählte 2 W/kg, also 2.000 mW/kg, verglich von der Intensität
also „Äpfel mit Birnen".

Weil man der Meinung war, dass „für die zu ziehenden Schlüsse" ein kleines
Kollektiv an Labortieren ausreichen würde, wählte man nur 36 Tiere. Die
Lund-Studie hatte ihre Ergebnisse an 630 Labortieren, also wesentlich aus-
sagekräftiger, gewonnen.

Um auf Nummer sicher zu gehen, wurde auch nicht das ganze Gehirn auf
Albumininseln und Mikroödeme untersucht, sondern nur das Kleinhirn. Und
was die zu Tode gequetschten Gehirnzellen betraf, so beschränkte man sich
auf eine einzige Spezies im Kleinhirn, auf die motorischen „Purkinje-Zellen".
Trotzdem wurde zum Abschluss Entwarnung gegeben und der Lund-Studie
altklug und unzutreffender Weise „methodische Mängel" in die Schuhe ge-
schoben. Mit dieser „frisierten" Studie geht seither die Mobilfunklobby hausieren. Dass durch diesen Wissenschaftsbetrug noch mehr Menschen erkranken oder sterben, das geht an diesen Herren spurlos vorbei. Für sie gilt
das umgekehrte Bibelwort: „denn sie wissen, was sie tun"!

4c. Die Öffnung der BHS im „Reagenzglasversuch"

Eine vielbeachtete Studie über die Blut-Hirn-Schranke und ihr Verhalten unter Hochfrequenzeinfluss führte Prof. Schirmacher von der Universität Münster und Kollegen der Fachhochschule Köln sowie des Instituts für Mobil- und Satellitenfunk im Jahr 2000 durch. Zur Untersuchung der BHS wählten sie jedoch nicht den Tierversuch, sondern Zellkulturen mit spezialisierten Endothelzellen von Blutkapillaren des Gehirns sowie von Nerven-Gewebszellen, den Astrozyten. Diese Zellen ließen sich zu einer durchgängigen Barriere mit den für Gehirngefäße typischen „festen Verbindungen" (tight junctions) (s.o.) züchten. Und wirklich wiesen diese speziellen Zellkulturen alle Eigenschaften einer vitalen Blut-Hirn-Schranke auf, etwa für den wasserlöslichen Zucker Saccharose, für den in der BHS kein natürliches Transportsystem besteht. Im Versuch wurde Saccharose daher von der künstlichen BHS zunächst abgehalten, im Lauf der Zeit war jedoch eine kontinuierliche Abnahme dieser Abdichtung festzustellen. Die bestrahlten BHS-Kulturen zeigten nach viertägiger Dauerbestrahlung mit 1,8 GHz (E-Netz) und einer Pulsung von 217 Hz mit „athermischen" 300 mW/kg bereits am zweiten Tag eine Zunahme der Durchlässigkeit gegenüber nichtbestrahlten Zellkulturen um 50% und am vierten Tag um 100%. Das Aufbrechen der BHS hatte sich also auch im „Reagenzglas" (in vitro) voll bestätigt.

4d. Lund-Studie Nummer 2: das BHS-Teenager-Risiko oder: „veralzheimert unsere Jugend"?

Um gerade das Gesundheitsrisiko für die hochexponierte Jugend gezielt abzuklären, starteten die schwedischen Forscher eine erneute Versuchsreihe, diesmal aber ausschließlich mit sehr jungen, nur drei bis sechs Monate alten Versuchstieren, sozusagen mit „Teenager-Ratten". Um zusätzlich die Situation von Jugendlichen abzuzeichnen, die handytelefonierend und SMS-versendend in Gruppen zusammenstehen und sich gegenseitig während des Kommunikationsaufbaus in der Summe Expositionen von teilweise mehr als 1 Million nW/cm² aussetzen, waren die Strahlenwerte diesmal deutlich höher. Während acht Ratten als Kontrollgruppe keinerlei Bestrahlung erhielten, wurden acht Tiere mit 24.000 nW/cm², erneut acht Tiere mit 2.400.000 nW/cm² und eine dritte Gruppe mit acht Tieren mit 240.000 nW/cm² nur einmalig für nur zwei Stunden mit 915 MHz (D-Netz) bestrahlt. 50 Tage später wurden sie unter Anästhesie mittels Perfusionsfixation mit vierprozentigem Formaldehyd getötet. Die ins Gehirn eingewanderten Albumine zeichneten sich als bräunliche Flecken auf den in Paraffin eingebetteten weißen Gehirnschnitten ab. Die Ergebnisse waren noch niederschmetternder als früher! Hatte man da die Tiere zwei Stunden nach Exposition mit deutlich niedrigeren Strahlenwerten getötet und bei rund 40% ein Aufbrechen der Blut-Hirn-Schranke festgestellt, so war dies jetzt bei allen exponierten Tieren feststellbar. Und dies acht Wochen nach der Bestrahlung. Hatte sich durch den Reiz der hirnfremden eingeschleusten Albumine und durch die Mikroödeme durch einen „Circulus vitiosus" die BHS zum zweiten Mal geöffnet? Und lagert sich einmal eingewandertes Albumin für immer in den Gehirnen ab?

Denn die Gehirne aller bestrahlten Tiere zeigten den alarmierenden Befund von abgestorbenen „dunklen Neuronen", durch Zellkernbruchstücke intensiv gefärbt. Insbesondere Gehirnrinde, Hippocampus und Basalganglien wiesen diesen Zelltod auf. Überschlägig waren nicht weniger als 2% aller Neurone abgestorben. In einigen Gehirnregionen dominierten sie geradezu das mikroskopische Bild. Zwei Stunden Handystrahlen und rund 2% aller Gehirnzellen krank oder abgestorben: es bedarf nicht viel Phantasie um zu erkennen, dass auf uns eine Katastrophe wartet!

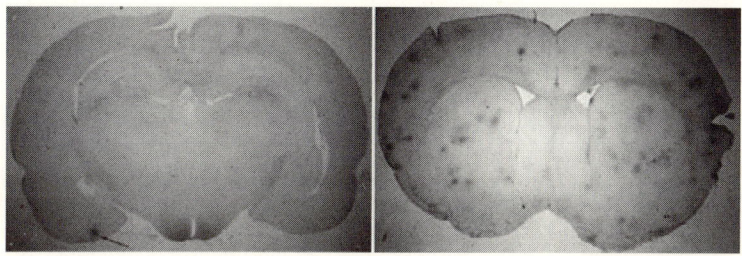

Abb. 13: Gehirnschnitt links: nicht exponiertes Gehirn, nur wenige Albuminflecken. Gehirnschnitt rechts: exponiertes Gehirn mit vielfältigen Albuminflecken. (Überlassung der Abbildung mit freundlicher Genehmigung der Autoren)

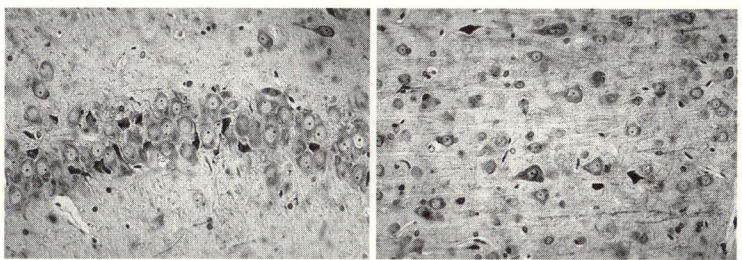

Abb. 14: Die mikroskopische Vergrößerung zeigt innerhalb der ödematösen (aufgequollenen) Albuminflecken „dunkle Neurone", die nichts anderes als abgestorbene Gehirnzellen darstellen, die sich nicht mehr erneuern können.
Entspricht dies Bild einem vergleichsweisen Blick in die Gehirne unserer Jugendlichen?

Wenn bei vorsichtigster Schätzung nur 1% der Handynutzer und HF-Exponierten nach zehn- bis zwanzigjähriger „Mobilfunkkarriere" an einem neurodegenerativen Leiden (MS, Alzheimer, vorzeitiger Demenz, Morbus Parkinson) erkranken, einer Lebenskarriere, die bereits in der Wiege mit dem Babyphon, über die millionenfach verwandten DECT-Telefone bis zum Dauer-Handygebrauch der Kids ab dem 12. Lebensjahr führt, den Mobilfunkmasten vor der Haustür nicht zu vergessen: es wären bereits 500.000, deren Leben durch die mobile Hoch-Technologie zerstört und „immobilisiert" würde.

Aus jeder Erwerbstätigkeit als Steuerzahler herausgefallen, wären diese dann noch jungen Menschen als Pflegefälle mehr als kostenintensiv. Auf den „gesunden" Rest der Solidargemeinschaft kämen bei geschätzten 25.000 bis 50.000 Euro pro Alzheimerfall pro Jahr bei nur 1% erkrankter derzeit intensiver Handynutzer - das wären in Deutschland 500.000 - astronomische 25 Milliarden Euro zusätzlicher Gesundheitskosten. Bei 2% wären es 50 Milliarden Euro, bei 4% 100 Milliarden Euro pro Jahr. Es wären heute junge Menschen, die dann im Berufsleben als Erwerbstätige steuerzahlend, familiengründend, staats- und gesellschaftstragend fehlen, weil sie durch Mobilfunk frühzeitig zu „Nerven-Wracks" geschossen wurden. Nun übersteigen heute schon die jährlichen „Gesundheitskosten" mit 300 Milliarden Euro den Bundeshaushalt um 50 Milliarden Euro. Diese Kosten könnten auf 500 Milliarden Euro (auf eine Billion DM) wachsen. Schon jetzt gerät der Staat ins Schlingern.

Wenn sich durch Volkserkrankungen epidemischen Ausmaßes aber die Steuereinnahmen reduzieren, weil neben den erwerbsunfähigen Kranken viele Gesunde unproduktiv als Pflegepersonal gebunden würden, dann steht bei der angespannten Lage der Sozialkassen und der dramatischen Staatsverschuldung von mehr als 750 Milliarden Euro (jeder vierte Euro wird durch den Zinsdienst aufgezehrt) der finanzielle Zusammenbruch unseres Staates bevor.

Irren dann verwahrloste „Alzheimers" durch die Gassen? Werden sie dann hunderttausendfach in Lagern „weggeschlossen", dort ihrem vom Staat erhofften frühen Ende entgegendämmernd? Wie sieht es dann mit Artikel 2 des Grundgesetzes aus: „die Würde des Menschen ist unantastbar"? Wird dann aus finanzieller Not der Ruf nach einem „rascherem humanem Sterben" und nach Euthanasie wieder laut? Wer soll dies Leiden, diese Kosten denn auffangen? Die Mobilfunkindustrie bestimmt nicht. Denn die, man staune, ist nicht in der Haftung. So hat es die Lobby mit „Vater Staat" geregelt, einem Staate, der dem antiken archaischen Gott Saturn gleich - seine eigenen Kinder frisst!

5. Man hätte nachdenklich werden müssen: Einkoppelung von HF-Signalen in technische Systeme - Handys als wenig charmanter Flugbegleiter

„Und jetzt klappen Sie Ihre Rückenlehnen senkrecht, ziehen Sie ihren Sicherheitsgurt fest und stellen Sie das Rauchen ein. Kontrollieren Sie ferner, ob Ihr Handy ausgeschaltet ist. Wir möchten Sie darauf hinweisen, dass der Gebrauch von Mobiltelefonen und elektronischen Geräten während des ganzen Fluges strikt untersagt ist ..."

So in etwa ist die Ansage der Stewardess vor jedwedem Flug bei so ziemlich jeder Airline der Welt zu vernehmen. Und das zu Recht. Es mehren sich Berichte, wonach Mobilfunk in Flugzeugen weit gefährlicher ist, als Passagiere anzunehmen wagen: Hochfrequenzen können sich in die Bordelektronik einkoppeln und sogar Flugzeugabstürze auslösen, so offenbar geschehen bei einem thailändischen Airbus im Dezember 1998 (SZ vom 19. Februar 1999), alle 100 Insassen fanden den Tod. Sei es, dass nach Erkenntnissen der amerikanischen Luftfahrtbehörde durch Handysignale die fatale Möglichkeit der Schubumkehr der Triebwerke zu befürchten ist und die Maschine plötzlich wie ein Stein vom Himmel fällt – so ebenfalls mit großer Wahrscheinlichkeit geschehen bei einem Flugzeugunglück in Südamerika (Rainer A. H. von zur Mühlen, 1996, VZM Bonn); sei es, dass durch Handynutzung während des Fluges an Bord einer Lufthansamaschine fälschlich Alarm wegen „Feuer im Frachtraum" ausgelöst und eine Notlandung auf dem Flughafen Warschau vorbereitet wurde (BILD, 06. September 1997); oder aber: durch Handysignale während des Landeanflugs blockiert der Autopilot, wie etwa bei einer MD-80 der Alitalia beim Landeanflug auf Turin, wobei es nur der Geistesgegenwart des Piloten zu verdanken war, dass dieser auf Handbetrieb umstellte und dadurch eine Katastrophe in letzter Sekunde verhinderte (21. November 1996, Meldung von Rainer A. H. von zur Mühlen, VZM Bonn). Exakt dies rettete im Herbst 2000 dem deutschen Bundesaußenminister Fischer das Leben, als es durch Handygebrauch an Bord zu dieser Störung kam und nur das nochmalige Durchstarten den Beinaheabsturz verhinderte (BILD, 20. September 2000).

Mit dem tragischen Absturz des Privatflugzeugs von John F. Kennedy Junior (38 Jahre), Sohn des ermordeten US-Präsidenten, ging das Einkoppeln von Handysignalen in die Bordelektronik in die Geschichte ein: er stürzte 1999 mit seiner Piper „Saratoga" in den Atlantik. Jetzt ermittelte das US-Magazin „National enquirerer", dass das Handy von Ehefrau Carolyn die Unglücksursache war. 4 ½ Minuten vor dem Desaster rief sie mit ihrem Handy einen Freund an. Es war dunkel und nebelig, Kennedy war auf den Autopiloten angewiesen. Durch die Störwellen versagte das Gerät, die Maschine ging in Sturzflug und ließ sich nicht mehr hochreißen. Bekannt war: John F. hatte seiner Frau das Handy im Cockpit strikt untersagt (TZ München, 09.07.2004).

5a. Terrorwarnung: Handys an Bord – Waffen in der Hand von Selbstmordattentätern?

Selbstverständlich irreal: doch stellen Sie sich vor, die Passagiere von Airlines dürften Handgranaten mit sich führen und die freundliche Stimme der Stewardess bittet, diese während des Fluges doch gesichert zu lassen und sie nicht zu zünden. Utopie? Nicht ganz, wenn man bedenkt, dass ein einziges Handy an Bord als potentielle Strahlenwaffe für alle Flugzeuginsassen zu einer tödlichen Bedrohung werden kann. Vielleicht hat einer der rund 100 Passagiere das Abschalten seines Handys schlicht vergessen, oder es hat sich durch Verstauen des Handgepäcks durch Druck von außen durch einen dummen Zufall eingeschaltet. Oder ein Selbstmordattentäter hat es ganz bewusst darauf angelegt. Und weil dies heute offensichtlich möglich ist, ist unser Handgranatenvergleich in keiner Weise überzogen. Mann kann sich über den saloppen Umgang mit Handys an Bord durch unseren überwachungswütigen Staat nur wundern. Zwar wird selbst eine Nagelschere als potentielle Waffe definiert und unserem Fahrgast abgenommen, Handys aber nicht. Und doch sollten gerade sie beim Einchecken konsequent eingesammelt und in einem Hochsicherheitsbehälter mit permanenter Strahlenüberprüfung an einen Platz im Laderaum gebracht werden, wo für die Flugelektronik kein Schaden angerichtet werden kann. Die derzeitige Praxis kann nur als extrem fahrlässig bezeichnet werden. Im Jahr 2002 haben wir es persönlich erlebt, dass sogar diese unzureichende Stewardessansage in einer ausländischen Airline beim Flug nach Deutschland unterblieb und nur nach unserer Beschwerde beim Bordpersonal nachgeholt wurde.

Dazu gleich eine traurige Geschichte: Im Januar 2004 stürzte kurz nach dem Start vom ägyptischen Ort Scharm el Scheik eine Chartermaschine mit 130 französischen Urlaubern und dem achtköpfigen ägyptischen Bordpersonal ins Meer. Keiner der knapp 140 Menschen überlebte. Wir waren just zu dieser Zeit an diesem Ort im Urlaub, hatten noch einige Teilnehmer der französischen Reisegruppe beim Frühstück erlebt und sahen vom Hotelfenster auf dem Meer die Schiffe der Suchmannschaften, die kreisenden Hubschrauber, rochen am Morgen des Absturzes den Kerosingeruch, sahen in den darauffolgenden Tagen Ölklümpchen, Plastikbecher, Papierreste, etc., die unüblicherweise an den dort naturgeschützten Strand gespült wurden, und waren menschlich tief betroffen. Politisch brisant war der Augenblick insofern, als zur gleichen Zeit im luxuriösen Nachbarhotel „Pyramis" der ägyptische Präsident Mubarak und der britische Premier Tony Blair sich zu einem Gedankenaustausch zusammengekommen waren. Zufall? Ein terroristischer Hintergrund wurde dann auch eilig ausgeschlossen. Über die Aufzeichnungen des einen (von zweien) gefundenen Flugschreibern ließen die Medien nie etwas verlauten. Eine kurze Meldung in der SZ (Süddeutschen Zeitung) in der darauffolgenden Woche aber musste stutzig machen: einer der Passagiere hatte an seine Familie Zuhause eine SMS geschickt mit dem Inhalt: „es gäbe Probleme an Bord". Eine Handynachricht, die nach dem oben Gesagten, so verständlich sie in dieser Extremsituation auch sein mag, nie hätte gesandt werden dürfen. Ist doch nicht auszuschließen, dass diese SMS nicht das einzige Handysignal an Bord war und dass durch Einkoppelung in die Bordelektronik sich möglicherweise technische Probleme erst zu unbeherrschbaren verschärften. Fazit: wenn man heute von Selbstmordattentaten ausgeht, dann muss die terroristische Waffe keine Nagelschere, kein Taschenmesser, keine Pistole und auch keine Bombe sein: ein schlichtes Handy genügt.

Ja, es ist traurig aber wahr: vom konsequenten Menschen- und Personenschutz sind wir auch im Flugverkehr „Lichtjahre" entfernt. Im Gegenteil: das Handy soll den Luftraum erobern. Wie eine makabere Glosse erschien die Mitteilung der SZ vom 06. August 2004, dass Sicherheitsbedenken handynutzenden Passagieren zunehmend weniger zu vermitteln sei und Fluggäste bereits „randaliert" hätten. Die nächste Fluggeneration jedenfalls solle mit bordeigenen Funknetzen ausgestattet werden. Bereits jetzt aber wolle die Lufthansa das Handyverbot an Bord, solange die Maschinen noch am Boden seien, in einem „Pilotversuch" lockern, natürlich nach technischen Prüfungen ihrer Maschinen. Frage: was geschieht beim Scheitern des „Pilotversuchs"? Wie viele Flugzeuge dürfen aufgrund vermindertem Bewusstseins der Gefahr noch weiterhin vom Himmel fallen? Die Lobby ist im Vormarsch! „Ist es gleich Wahnsinn, hat es doch Methode" (Shakespeare).

5b. Einkoppelung von Handysignalen in technische und medizinische Alltagssysteme

Probleme gab es freilich auch im Straßenverkehr: so können Berichten zufolge Handytelefonate am Steuer das ABS, das Brems-Antiblockiersystem, auslösen sowie Airbags mobilisieren und andere Teile der Fahrzeugelektronik lahm legen. Ein Alptraum, wenn zu befürchten steht, dass der Airbag bei 180 km/h einem plötzlich um die Ohren knallt und jede Sicht versperrt (ARCD / München, Institut für Fahrzeugsicherheit, MM 07. August 1998). Ob Behindertenrollstühle in die falsche Richtung fuhren, Fahrstühle und Rolltreppen sich selbständig machten, Computer, Stereoanlagen und Registrierkassen verrückt spielten; in welchem Bereich der Technik auch immer: das Einkoppeln von Mobilfunksignalen in elektronische Systeme ist unstrittig und kann fatale Folgen haben. So geht man davon aus, dass sich durch Einkoppeln von Handysignalen in die Bordelektronik zweier Bundeswehrpanzer Schüsse aus den Bordkanonen lösten und zwei jungen deutschen Soldaten während des Bosnien-Einsatzes das Leben kostete (Spiegel 39/1997).

Höchst problematisch wird es natürlich im medizinischen Bereich, wenn Mobilfunksignale jeden fünften bis zehnten Träger von Hörgeräten durch unerträgliche Brummtöne oder Knacken zur Verzweiflung treiben, bei 2,5 Millionen Hörgeräteträgern sind das in Deutschland immerhin 250.000 bis 500.000 – so das physikalisch-technische Bundesamt.

Schlimmer freilich wird es, wenn sich Handysignale in Reanimationsgeräte auf der Intensivstation einschleichen, oder gar zum Ausfall von Herz-Wiederbelebungsgeräten wie den „Defibrillatoren" führen, jener „Defis", die bei „tachykardem Herzstillstand" nach Herzinfarkten lebensrettend sind, auf Intensivstationen wie am Unfallort. Von derartigen Fällen wurde berichtet. Ob es sich um das Aussetzen elektronischer Beatmungsmaschinen oder um Temperaturveränderungen der Brutkästen für Frühgeborene handelt: mit Fug und Recht ist der Handygebrauch in Krankenhäusern genauso wie in Flugzeugen verboten. Freilich aus technischen Gründen! Paradoxerweise hat selbst in Kliniken die Gesundheit keinesfalls Vorfahrt: sogar auf Krankenhäusern (z.B. das Kreiskrankenhaus Rosenheim) und in unmittelbarster Kliniknähe werden in unserem Land vielfachst Funkmasten errichtet. Mit einer Entfernung zu den Betten- und Notaufnahmetrakten von etwa 50 Metern geschieht diese unmittelbare Bestrahlung von der anderen Straßenseite aus, so etwa in München beim Universitätsklinikum „Rechts der Isar" oder vom Nymphenburger Krankenhaus, ein in Großbritannien nach dem im Regierungsauftrag entstandenen „Stewart-Report" (Mai 2000) undenkbarer Missstand.

Und: in vielen deutschen Kliniken sind selbst auf Intensivstationen Schnurlostelefone nach dem DECT-System installiert (Digital Enhanced Cordless Telefone = Digital verstärktes Schnurlostelefon), deren Basisstationen mit 1,8 GHz (= 1,8 Milliarden Schwingungen pro Sekunde) und einer Taktung von 100 Pulsen pro Sekunde 24 Stunden lang rund um die Uhr Schwerstkranke und das medizinische Personal bestrahlen, egal ob telefoniert wird oder nicht. Dass sich die Patienten in ihren High-Tech-Stahlbetten - oft zur besseren automatischen Lagerung sogar mit einem Elektromotor inklusive Elektrosmog unter dem Rücken – letztlich in einer gesundheitlich fatalen Antennenanlagen- und Strahlenfalle befinden, wird aus Gründen der Personaleinsparung stillschweigend in Kauf genommen. Die Folge: allein der Elektromotor verursacht enorme Magnetfelder. Ohne Abschirmung durch so genannte „MU-Metalle" sind es bis zu einigen 1.000 nT, ab 50 nT wird es kritisch. Dazu kommt die Antennenfunktion des Stahlrahmenbettes. Der Elektro- und Magnetosmog vermindert zwangsläufig die Produktion des so wichtigen abwehr- und schlaffördernden Hormons „Melatonin". Ein Wahnsinn, wenn man die in Krankenhäusern grassierenden Infektionen durch die hochaggressiven, durch vielfältigsten Antibiotika-Gebrauch gezüchteten, harten Keime bedenkt. 800.000 Sepsisfälle werden alleine in Deutschland pro Jahr hochgerechnet – schätzungsweise 5%, also etwa 40.000, sterben daran (Dr. med. Jur. K. Schöne: „Menschenfalle Krankenhaus").

Vielfältig erforscht ist weiter die Mobilfunkbeeinflussung von Herzschrittmachern durch Handys. Studien belegten im Jahre 1996 bei 48,3% aller getesteten Herzschrittmacher mobilfunkbedingte Störungen (Elektrosmogreport 2/1996). Kardiologische Zentren berichten von Störanfälligkeiten der implantierten Schrittmacher von mehr als 50% (Literatur Maes: „Stress durch

Strom und Strahlung", 2000). Eine erhebliche Zahl, bedenkt man, dass allein in Deutschland 400.000 Menschen Herzschrittmacherträger sind, 4.000 von ihnen sind Kinder unter zehn Jahren. Bei 34,2% aller getesteten Schrittmacher traten die Störungen speziell bei E-Netz-Handys auf, wenn diese näher als 19 cm von der Herzregion platziert waren (Justus Liebig-Universität im Auftrag der Forschungsgemeinschaft Funk e.V., 1996). So berichten Wissenschaftler wie Barbaro und andere (1996) von HF-bedingten „Interferenzen", wobei jeweils drei Herzschrittmacherschläge aussetzen. Diese Beeinflussungen wurden als signifikant (Chen et al, 1996) bis höchst signifikant (Naegeli et al, 1996, Altamura et al, 1997, Schlegal et al, 1998) befunden.

Bei modernen Schrittmachern hat man diese Problematik zwar weitgehend behoben. Doch sind ältere implantierte Geräte selbstredend noch zigtausendfach in Gebrauch. Und natürlich ist mit dem neuseeländischen Prof. Dr. Neil Cherry (2001) zu fragen, ob Handys bei all jenen Millionen von handynutzenden Menschen nicht auch den natürlichen Herzschrittmacher zu beeinflussen in der Lage sind, Menschen etwa, die ihr Handy so praktisch in ihrer Brusttasche über ihrem Herzen tragen, problematisch insbesondere dann, wenn sie als Herzpatienten schon zu Rhythmusstörungen neigen.

Ja, die Liste vorgefallener oder potentieller Gefahren ließe sich endlos weiterspinnen und dies in einem Land, in dem rund 200 Millionen Elektrogeräte verkauft werden und ans Netz gelangen. Dazu noch ein eher kurioser Artikel aus dem „Spiegel" vom 04. März 2000 mit dem Titel „Die Grauzone wird größer": Da schildert der TÜV-Physiker Achim Endres den Fall einer elektronisch gesteuerten Waschmaschine, deren Schleudergang noch vor dem Abpumpen von 20 Litern Wasser durch Handysignale aktiviert wurde. Wenn sich eine Waschmaschine aber mit 20 Kilogramm Schleuderladung aus ihrer Halterung losreißt und, soweit das Kabel reicht, durch unsere Küche rattert, dann tanzen die von uns gerufenen Technogeister uns „Zauberlehrling pur" im wahrsten Sinne des Wortes auf der Nase herum und Nachdenklichkeit wäre angezeigt.

Freilich: auf die Frage, ob sich technische Hochfrequenzsignale nicht auch in biologische Systeme einkoppeln könnten, sind Mobilfunklobby, Staat und TÜV ganz schnell mit einem Argument zur Hand, das abzuklären wäre: dass „bei Einhaltung der Grenzwerte keine gesundheitlichen Bedenken beständen, weil Elektronik weit empfindlicher wäre als der Mensch." Wissenschaft oder schlichter Unsinn? Was sagt die Biophysik dazu?

5c. Von der Sensibilität von Fischen, Klapperschlangen und sonstiger „Bioelektronik"

Das natürliche Leben ist von einer unglaublichen Sensibilität.
So können Klapperschlangen zum Aufspüren ihrer Beute mit ihren Infrarotsensoren noch Temperaturunterschiede von 1/100°C erkennen. Wale und Fische reagieren auf minimalste Feldstärken.
Fischschwärme registrieren über große Distanz die sich ändernde Feldstärke einer Taschenlampenbatterie und antworten auf ihre Signale.
Und Haie „riechen" Spuren von roten Blutkörperchen im Wasser selbst über viele Kilometer hinweg (Prof. F. A. Popp, Mannheimer Symposium 1980).

Nicht anders beim Menschen: Studien zum Thema Wetterfühligkeit belegen eindeutig EEG-Reaktionen bereits auf minimalste elektromagnetische Signale, die so genannten „Sferics" (Atmosphärics). Und dies bei Leistungsflussdichten, die schon beim Bruchteil von 1 pW/cm^2 (1 Pikowatt = 1 Billionstel Watt/cm^2) zu Änderungen unserer Gehirnaktivitäten führen (Prof. Neil Cherry, 1999). Diese „Sferics", hauptsächlich hervorgerufen durch das Zusammenspiel der „Solar-Geomagnetischen Aktivitäten" (S-GMA) und die etwa 100 pro Sekunde rund um unseren ganzen Globus niederzuckenden Blitze aus den Gewittern unserer Atmosphäre (Cherry), verursachen minimale elektromagnetische Schwankungen auch in größerer Entfernung vom Ort des Blitzeinschlags und liegen mit einem ausschwingenden Frequenzband zwischen hochfrequenten 100 kHz (Kilo = 1.000) und niederfrequenten 6 Hz. Diese atmosphärischen Mikrosignale verursachten im EEG nachweisbare Veränderungen und waren sogar in der Lage, bei Epileptikern Krampfanfälle zu verursachen (Prof. H. Baumer, Max-Planck-Institut, 1987). Und vielleicht sei gleich auf einen Versuch hingewiesen, bei welchem 40 Versuchspersonen mit 10 kHz-Signalen, gepulst mit 7 bis 20 Hz mit dem minimalsten Magnetfeld von 50 nT über zehn Minuten bestrahlt wurden: die im EEG nachweisbaren Körper- und Gehirnreaktionen waren bei allen Personen noch zumindest zehn Minuten nach der Bestrahlung eindeutig nachweisbar (Schienle et al, 1997, Int. J. Neurosc. Vol. 90 (1-2) Seite 21-36). Ist Technik wirklich empfindlicher als biologische Systeme? Zweifel scheinen angezeigt.

6. Leben als „Lichtphänomen": die Biophotonen des Prof. Fritz Albert Popp

Im Bereich der Biologie und der Medizin hat sich, von der Öffentlichkeit bisher weitgehend unbemerkt, eine kopernikanische Wende vollzogen. Wurde wissenschaftliches Denken bis dato von der materialistischen Vorstellung geprägt, in unserem Körper ginge es, vereinfacht gesprochen, wie in einem chemischen Reagenzglas zu, unsere Gefühle wären „Ausschwitzungen von Hormonen" und unser Ich- und Selbstbewusstsein wären bedingt durch hochkomplexe Nervenschaltkreise unseres Gehirns, so zeigt uns die Biophotonenforschung von Prof. Fritz Albert Popp und seinen Mitarbeitern, dass der Mensch, wie jedes Tier und jede Pflanze, ein elektromagnetisches Phänomen, sprich ein „Lichtwesen" darstellt (Marco Bischof, 1995), dessen Dasein sich nicht mehr definieren lässt durch einen im Tode verjauchenden Molekülverband, sondern hauptsächlich durch unzerstörbare Energie, eben durch „Biophotonen" und Information. Eine wahrhaft epochale Wende in der Medizin, die aber nicht von den substratverhafteten Medizinern, sondern von Physikern eingeläutet wurde. Verständlich, wenn wir uns die zumindest 10 Billionen Zellen unseres Organismus mit ihrem Zellabbau und Zellaufbau vergegenwärtigen. Eine unglaubliche Leistung der Natur, welche schon vor Popp zu dem Schluss geführt hatte, dass dies nur „funkgesteuert" ablaufen könne: die Chemie wäre viel zu langsam, um diesen gigantischen „Zell-Turnover" zu realisieren. Bei diesem Wunder der Schöpfung, das war nachdenklichen Geistern klar, musste Licht und Lichtgeschwindigkeit im Spiele sein, diese Komplexität des Organismus war nur durch elektromagnetische Wellen steuerbar.

Zudem stand Popp mit dieser Vermutung nicht alleine, sie hatte Vorläufer: der Arzt und Anatomieprofessor Luigi Galvani (1737-1798) entdeckte und beschrieb mit seinen Froschschenkelversuchen die „tierische Elektrizität" und sah in den elektrischen Erscheinungen den „göttlichen Lebensfunken". Der Allround-Wissenschaftler von Humboldt befasste sich auch in seinen jungen Jahren mit den Fragen der „Bioelektrizität" (Marco Bischof: „Das Licht in unseren Zellen", 1996). Und schon vor ihnen hatten Vertreter des „Vitalismus" hinter den Lebensprozessen „eine neue Art von Energie" vermutet, „die durch die Gesetze unbelebter Natur nicht erklärbar wird" (Marco Bischof). So ist der deutsche Arzt Georg Ernst Stahl (1660-1734) als Vorläufer der psychosomatischen Medizin zu sehen, wenn er auf die Dominanz der „Seele", also eines energetischen Prinzips im Organismus hinweist. Der Vitalismus verstand „Seele" als „Lebenskraft", was schließlich zu Samuel Hahnemann (1755-1843), dem Begründer der Homöopathie führte, der mit feinsten Reizen die Krankheit als „Verstimmung der Lebenskraft" regulierte und dessen Lehre gerade durch die moderne Biophysik zunehmend wissenschaftliche Akzeptanz gewinnt.

Den wirklichen Beginn der heutigen Biophotonenforschung aber läutete der russische Mediziner und Biologe Alexander Gurwitsch (1874-1954) ein. Bereits

1922 führte er Wachstumsversuche mit Zwiebelkeimlingen durch, die ein derartiges Gedankenmodell nahe legten. Denn Gurwitsch machte die Beobachtung, dass Keimlinge deutlich schneller wuchsen wenn sie als Gruppe gepflanzt wurden, wogegen die alleinwachsenden „Singles" mehr Zeit für ihr Wachstum brauchten. Irgendetwas, ging es Gurwitsch durch den Kopf, musste demnach als wachstumsbeschleunigender Faktor gewirkt haben; und da dies bereits das Wurzelwerk in der Erde betraf, musste dieser Wachstumsfaktor etwas sein, was in der Erdkrume durch die Wurzelspitzen ausgetauscht worden war. Um dies zu überprüfen ersann Gurwitsch folgendes Experiment: er trennte die Wurzelkeimlinge durch normales Fensterglas und siehe, die einzelnen Keimlinge wuchsen genauso langsam wie die alleinstehenden „Singles". Wenn er jedoch die Zwiebelkeimlinge durch Quarzglas trennte, dann fühlten sie sich offensichtlich wiederum als „Groupies", tauschten sich aus und wuchsen freudiger und schneller in die Höhe.

Die Tatsache nun, dass Fensterglas UV-Strahlung abschirmt, Quarzglas jedoch nicht, ließ in Gurwitsch die Vermutung aufkommen, dass letztlich nur UV-Licht als „mitotische" = Zellteilungsstrahlung, von den Wurzelspitzen unterirdisch ausgetauscht, die jungen Pflanzen schneller in die Höhe trieb. Licht aus Pflanzen, Licht aus Zellen! Dies war der revolutionierende Gedanke. Doch den Beweis zu erbringen war Gurwitsch nicht vergönnt. Die technischen Voraussetzungen dafür waren seiner Zeit noch nicht gegeben.

Anders bei Popp: wurde seine Hypothese von Biophotonen als Licht innerhalb der Zellen 1974 noch mit dem Hinweis gekontert, er möge dieses Licht doch erst einmal sichtbar machen, so war 1975 die Sensation perfekt. Seinem Mitarbeiter Ruth gelang im Rahmen seiner Doktorarbeit tatsächlich der physikalische Nachweis der Biophotonen. Dabei war Ruth selbst Skeptiker. In der Vorstellung, ein für allemal nachzuweisen, dass es in der Zelle kein (!) Licht geben könne, baute er ein höchst empfindliches „Emissionsphotometer", mit dem man noch Lichtspuren mit dem Faktor 10^{-17} normaler Tageslichtintensität nachweisen kann, was dem Leuchten eines Glühwürmchens in 10 Kilometer Entfernung entspricht. Und siehe: ob es sich um Zellkulturen pflanzlichen oder tierischen Ursprungs handelte, die aufgefangenen Lichtblitze im Spektralbereich von UV bis Infrarot waren eindeutig.

Freilich: dieses ultraschwache Licht sollte nicht nur physikalisch nachgewiesen werden, sondern lebendig auf einem Bildschirm in Erscheinung treten. Und da kam Popp mit einer erleuchtenden Idee im wahrsten Sinne des Wortes der Himmel zu Hilfe: er wandte sich im Jahr 1982 an seine Kollegen von der Astrophysik, die ihm mit einem „Restlichtverstärker" aushalfen, einem Gerät, mit welchem das Licht von entferntesten Galaxien auf einem Bildschirm sichtbar gemacht werden kann, Licht, das zum Teil Milliarden von Jahren bis zu unserer Erde unterwegs war und auch durch die größten Teleskope nur in äußerst schwachen Spuren einzufangen ist. Ein Gerät, mit dem wir buchstäblich in die Vergangenheiten und Urgründe der Schöpfung blicken, da wir mit ihm Galaxien zu sehen bekommen, wie sie vor Milliarden von Jahren aussahen. Und Milliarden Jahre hätten wir zu warten, bis wir ihren heutigen Zustand zu Gesicht bekämen. Damit aber hatte Popp nicht nur die Existenz von „Licht innerhalb der Zellen" erbracht, sondern gleichzeitig den Spruch des altägyptischen Weisheitslehrers Hermes Trismegistos „wie oben so unten" wissenschaftlich nachgewiesen, der besagt, dass sich die Gesetze und Geheimnisse des Makrokosmos in denen des Mikrokosmos wiederfinden.

Doch auch damit waren Popps Erforschungen nicht zu Ende: bei der Untersuchung der Photonendichte konnte er errechnen, dass etwa so viele Biophotonen vorhanden waren, als die Zellkultur an Zellen enthielt. Was war da zwingender als die Schlussfolgerung, dass in jeder Zelle ein Photon steckte. Zudem zeigte sich, dass die Biophotonen keineswegs ununterbrochen leuchteten, sondern nur zu besonderen Zeiten blitzartig abgegeben wurden. Nur dadurch errechnete sich ihr unglaublich niedriger Mittelwert.

In der Zwischenzeit mussten sie jedoch in der Zelle gespeichert werden. Das konnte nur durch das Andocken an ein Molekül geschehen, welches das Biophoton „beherbergte". Welches Molekül aber fand sich in einer Zelle ein einziges Mal? Das war und ist alleine das Riesenmolekül DNS, das Erbgutmolekül, das „ausgewickelt" eine Länge von knapp zwei Metern aufweist, im Zellkern aber zu einem mikroskopisch winzigen Knäuel in Form einer Doppelspirale in den Chromosomen zusammengefaltet ist. Man schätzt den Informationsgehalt unseres Erbgutes in unseren Genen gleich einem Archiv von 10.000 Büchern. Es kann heute als erwiesen gelten, dass die Biophotonen in den DNS-Spiralen die entsprechenden Gensequenzen wie eine dreidimensionale Lasershow abgreifen und diese Information blitzartig innerhalb als auch zwischen den Zellverbänden weitergeben, etwa mit der Botschaft: Hormonproduktion! Zellteilung! Erhöhung der Körperabwehr, weil Krebszellen, Viren, Bakterien im Anmarsch sind und anderes mehr!

Von den Biophotonen ist bekannt, dass sie in einem breiten Frequenzbereich bis in die höchsten Gigahertz-Bereiche schwingen. So reicht ihre Streubreite über 0,5 GHz und wenigen GHz (Zentimeterwellen) mit gleichmäßiger Verteilung über den Bereich des Infrarotlichtes mit etwa 3×10^{12} bis 10^{14} Hz, weiter bis zum Frequenzbereich des sichtbaren Lichtes ab etwa 3×100.000 GHz und weiterhin in den UV-Bereich, womit wir uns im Millionstel- und Billionstel-Meterbereich, also im Bereich der Zellorganellen und der Moleküle befinden. Offenbar sind dabei die hochfrequenteren Biophotonen mit minimaler Wellenlänge dem Informationsverkehr innerhalb der Zelle vorbehalten, während die langsamer frequent schwingenden Biophotonen von nur wenigen GHz und darunter mit ihrer Wellenlänge im Zentimeterbereich offenbar aufgrund der größenmäßigen Übereinstimmung und der Resonanzwirkung der Wellenlänge mit der Organgröße den Zwischenzell- und Organbereich ansteuern, somit also für die Kommunikation zwischen den Organsystemen angelegt sind. Wunderte sich der Nobelpreisträger Lehninger noch, „dass manche Reaktionen in der lebenden Zelle mindestens eine Milliarde mal schneller ablaufen als im besten Testsystem eines Labors", so sind es auch hier die Biophotonen. Sie steuern die chemischen Reaktionen, sie informieren die Enzyme, den Stoffwechsel, die Bereitstellung nötiger Substanzen mit Lichtgeschwindigkeit. Kaum zu begreifen, welch unglaublicher „Funkverkehr" in unserem Körper ultraschwach, unterhalb des messbaren Bereiches, der „Rauschgrenze" präzise und lasergesteuert zwischen 0,5 bis 100.000 GHz abläuft (Prof. Popp, 1980).

6a. HF-Strahlenfreiheit für das Leben – natürlich!
Die drei Atmosphärenfenster oder:
„Wo der Weltraum die Erde küsst"!

Wie aber konnte sich dieses Wunder der Schöpfung, basierend auf den Biophotonen, beginnend im Kleinen mit den Einzellern bis hin zu den sich immer höher entwickelnden Zellformen der Pflanzen, der Tiere und des Menschen, auf der Erde überhaupt durchsetzen? Überrascht werden wir feststellen, dass die Natur die Erdoberfläche als „Wiege des Lebens" von elektromagnetischen Frequenzen im GHz-Bereich, im Bereich der Biophotonen als des „Lichtes in den Zellen", weitestgehend freigehalten hat.
Nur an zwei Fenstern brechen EMF aus dem Kosmos intensiv bis zur Erdoberfläche durch:

a) Im „Licht- oder Sonnenfenster" 3×10^{12} Hz = Infrarotbereich aufwärts, wobei das UV-Licht ja durch die Ozonhülle abgehalten wird oder werden sollte („Ozonloch").

b) Im „Blitzfenster" (10 bis 100 KHz), durch welches als Folge von Blitzentladungen mit höchster Intensität, die natürliche Hintergrundstrahlung der „Schumann-Resonanzen" als auch der „Sferics" mit ultraschwachen Feldstärken im Pikowatt-/cm^2 und Nanowatt-/cm^2 Bereich auf uns treffen.

c) Dazwischen liegt das ultraschwache „Radiofenster" mit LW als „Langwelle", MW als „Mittelwelle", KW als „Kurzwelle" sowie UKW als „Ultrakurzwelle" und höher (1,5 MHz bis 300 MHz). Wobei der Ausdruck „Fenster" verfehlt erscheint, weil in ihm die Strahlen von ihrer Intensität eher einem ultraschwachen Glimmen vergleichbar sind

Abb. 15:

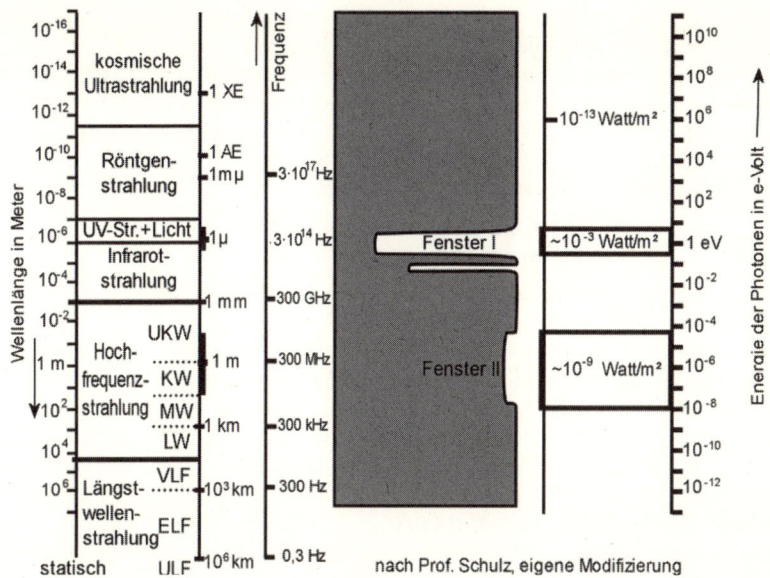

(mit freundlicher Genehmigung der Bürgerwelle e.V., ursprünglich Graphik nach Schulze, 1970)

Abb. 15a: Intensität der atmosphärischen Strahlung auf dem Erdboden:
- kosmische Ultra- und Röntgenstrahlung: 10^{-13} W/m² = 10^{-8} nW/cm² = 0,00001 pW/cm²
- im „Lichtfenster": 10^{-3} W/m² = 100 nW/cm²
- im „Radiofenster": 10^{-4} nW/cm² = 0,0001 nW/cm²
- im „Blitzfenster": 3 x 10^{-4} nW/cm² = 0,0003 nW/cm²
hohe bis höchste Intensität in den Blitzentladungen, ultraschwache Intensität der Sferics und der Schuhmannresonanzen.

a) Das „Lichtfenster":

Wie wir wissen, kommt unserer Atmosphäre eine lebenswichtige Filter-funktion gegenüber der Strahlung aus dem Weltall, insbesondere unser Son-ne, zu. Zum einen lebt alles Leben unserer Biosphäre vom Licht, einer elek-tromagnetischen Strahlung mit seiner Frequenzauffächerung der Farben um die 3 x 10^{14} Hz. Zum anderen aber müssen die noch höherfrequenten „ionisierenden" Strahlen, die Gammastrahlen und die Röntgenstrahlen we-gen ihrer lebensfeindlichen Atome und Moleküle in elektrisch geladene Teil-chen aufspaltender Kraft von unserer Biosphäre abgehalten werden. Die Schöpfung hat dies bedacht und dem Leben ein „Atmosphärenfenster" auf-geschlossen, in dem das sichtbare Licht (nach Prof. Schulze, 1970) mit einer Leistungsflussdichte von etwa 100 nW/cm² den Erdboden erreicht. In diesem Spektrum haben sich die Augen von Tier und Mensch entwickelt, um unsere Umgebung bildhaft wahrzunehmen.

Die Infrarotstrahlen, die ebenfalls dieses Fenster passieren, nehmen wir zwar nicht optisch wahr, doch sind sie als Wärmestrahlen fühlbar und selbstverständlich unabdingbar.

Auch die höheren Schwingungen des Lichtfensters, das UV-Licht, ist uns ebenfalls nicht optisch wahrnehmbar. In Maßen genossen ist es ebenfalls unabdingbar, ohne UV-Licht würde kein Vitamin D im Körper erzeugt und keine Bräunung der Haut erfolgen. Dass zuviel an UV-Licht lebensfeindlich und hautkrebserzeugend ist, das ist bekannt.

b) Das „Blitzfenster":

Die „Schumann-Resonanzen" (siehe „Biometeorologie") werden u.a. durch die atmosphärische Gewittertätigkeit im Blitzfenster „geboren". Mit ihnen tritt unser Gehirn in Resonanz. Wir sind an sie „gekoppelt" in Form des langsamen „Alpha-Rhythmus" mit 8 bis 12 Hz, Frequenzen die wichtig sind für unseren Schlaf, unsere Träume, unsere Erholung und vieles mehr. Die Schumann-Resonanzen schwingen besonders mit 7,8 Hz und mit 14 Hz, also vor allem im Alpha- und grenzwertig auch im niederen Betarhythmus. (s.o.).

c) Das „Radiofenster":

Wenn wir nachfolgend vom „Radiofenster" sprechen wollen, dann ist der Ausdruck „Fenster" etwas übertrieben. Denn im Gegensatz zum Lichtfenster herrscht im „Radiofenster", könnten wir seine Frequenzen von 1,5 MHz bis 30 GHz optisch wahrnehmen, bestenfalls ein mattes Glimmen. Man spricht von einem „galaktisch ultraschwachen Rauschen". Und das ist wichtig, sind doch gerade hier unsere Biophotonen am Werk. Von Neitzke (ECOLOG) wird dies Hintergrundrauschen mit 0,0001 pW/cm² (p= Billionstel) angegeben.

So schwach dieses Radiofenster zum Schutz der Biophotonen auch war, seine Existenz war für das Leben unabdingbar. Denn wie im Lichtfenster die „biologische Evolution" mit der Chlorophyllsynthese und der Zellatmung (auch der des „Zellsprits" ATP) seinen Ausgang nahm, so hat sich aufgrund der Einstrahlung durch das Radiofenster und das Blitzfenster nach Miller (1953) in den ersten Tagen der Schöpfung die „chemische Evolution" vollzogen.

Denn in der „Uratmosphäre" entwickelten sich aus einem Gasgemisch von Kohlenmonoxid (CO), Methan (CH₄), Ammoniak (NH₃), Wasser H₂0 und Wasserstoff H₂ unter Blitzeinwirkung die Moleküllaggregate, welche die „biologische Evolution" erst möglich machten. Und freilich ist zu fragen, ob nicht auch unsere Biophotonen in ihrer Intensität ebenfalls „unter der Rauschgrenze", also der üblichen technischen Messbarkeit, nicht ebenfalls kosmischen Ursprungs sind und teilweise auch durch dieses Atmosphärenfenster gespeist werden?

Den Frequenzbereich zwischen „Blitz- und Lichtfenster", jenes ultraschwache „Radiofenster" hat die Natur also weitgehend von Strahlung freigehalten. Sicherlich kein Zufall. In ihm finden wir nur die minimale

Hintergrundstrahlung von 0,0000001 nW/cm², also nur den millionsten Teil eines nW/cm². Nur so konnte sich das Wunder der Evolution mit ihrem Zauberwerk der Biophotonen für Jahrmillionen ungestört entfalten. Dieser Frequenzbereich hätte ein Tabernakel des Lebens bleiben müssen. Wir aber verwandeln ihn in eine unglaubliche Strahlenmüll- und Abfallhalde. Dass dies eine unkalkulierbare Hypothek für uns und alle nach uns Geborenen darstellt, liegt auf der Hand. Wie wird die Biosphäre diesen globalen Feldversuch überstehen? Und: wie werden spätere Generationen, denen wir Lebensraum und Erbgut zerstörten, unserer gedenken?

Abb. 16:

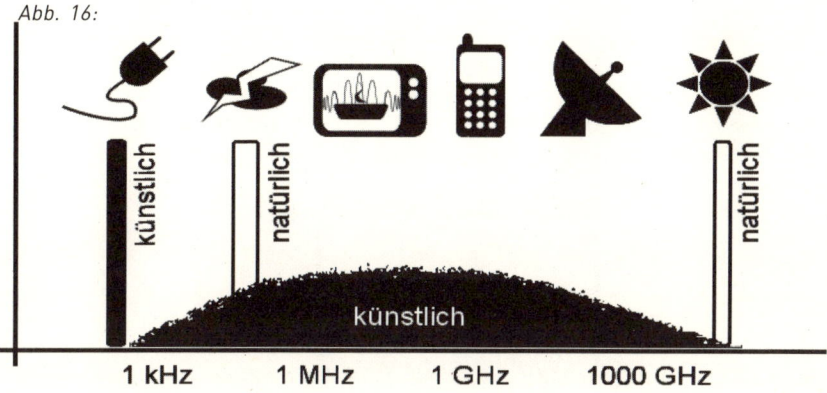

(mit freundlicher Genehmigung der Bürgerwelle e.V., ursprünglich Graphik nach Schulze, 1970)

6b. Krankheit als Interferenzphänomen

Was aber geschieht, wenn von außen kommende Mobilfunkfrequenzen im GHz-Bereich – beim D-Netz 0,9 GHz, beim E-Netz 1,8 GHz und bei UMTS 2,1 GHz – als Dezimeterwellen mit Resonanz zu inneren Organen auf unsere Biophotonen treffen? Soviel ist nach herkömmlicher Physik gesichert: jene technischen GHz-Signale müssen zwangsläufig mit den im GHz-Bereich schwingenden Biophotonen nach den Gesetzen der Strahlenoptik in „Interferenz" treten, Verzerrungs-, Überlagerungs- und Auslöschphänomene produzieren. Jene Handysignale müssen den Biophotonen „zwischen die Füße laufen", sie wegen ihrer milliardenfach höheren Intensität zuschütten, sie gleichsam unter sich begraben. Denn das „Biophotonengeflüster" verläuft ja unterhalb jeder üblichen Messbarkeit. Doch vorab noch eine anderweitige Erläuterung.

Die Wellenlänge einer Elektro-Magnetischen-Frequenz EMF berechnet sich nach der Gleichung: Lichtgeschwindigkeit/Frequenz = Wellenlänge, Beispiel 1,8 GHz: 300.000.000.000 cm/sec geteilt durch 1.800.000.000/sec (1,8 GHz) = 16,66 cm.

Da der Körper als elektrischer Leiter mit seinen Organen eine ausgezeichnete Antennenfunktion besitzt, wird es nicht verwundern, dass Organe besonders mit den Frequenzen in Resonanz treten, deren Wellenlänge ihrem Organausmaß entspricht. Wie später ausgeführt, können Wellen sogar schon von Antennen eingefangen werden, deren Ausmaß nur ein Viertel der Wellenlänge beträgt. Eine 1,8 GHz E-Netz-Welle kann also bereits von einer Organstruktur von 4,15 cm „absorbiert" werden, mit ihr aufgrund ihrer Antennengröße in „Resonanz" geraten. Die Wellenlänge wird nach dem griechischen Buchstaben „Lambda" benannt. Zur Aufnahme eines EMF-Signals genügt als ¼ Lambda.

Abb. 17:

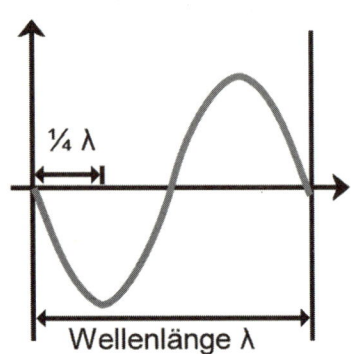

Auch wenn die Antennenfunktion nicht die einzige Form des Resonanzverhaltens unserer Organe gegenüber EMF-Signalen darstellt: allein aufgrund ihres Ausmaßes ist bei allen inneren Organen eine maximale Energieaufnahme gerade im Frequenzbereich des Mobilfunks, des E-Netzes mit 1,8 GHz (Wellenlänge 16,66 cm) und des UMTS-Netzes 2,1 GHz (Wellenlänge 14,28 cm) zwingend zu erwarten. Und da Organstrukturen bereits bei einem Ausmaß von einem Viertel der Wellenlänge als optimale Antennen fungieren, ist diese Energieaufnahme in gleicher Weise, z.B. beim D-Netz (0,9 GHz) (mit einer Wellenlänge von 33,33 cm bei 33,33/4 = 8,3 cm) gegeben.

Doch die Kollision der EMF-Signale des Mobilfunks mit unserer Gesundheit ist nicht nur durch die Antennengröße unserer Organe zwangsläufig vorwegbestimmt. Auch unsere ultraschwachen, lebenswichtigen Biophotonen sind in Mitleidenschaft gezogen. Wie wir wissen, fungieren Biophotonen in einem äußerst weiten Frequenzbereich, von sehr tiefen Frequenzen über Infrarot bis in den Bereich des sichtbaren Lichtes und des UV-Lichts, gleichsam „soweit die Füße tragen". Gleichgültig in welchem Frequenzbereich man sich befindet, man findet immer ungefähr die gleiche Anzahl an Photonen. Nach Popp steuern dabei die tiefen GHz-Frequenzen (mit denen wir es auch beim Mobilfunk zu tun haben) mit ihren Wellenlängen im Organbereich die unterschiedlichen Organe an, während die hohen GHz-Frequenzen dem innerzellulären Signalaustausch vorbehalten sind.

6c. Krankheit als Kohärenz- und Informationsverlust oder: Biophoton mit Laserverlust

Durch technische Signale im GHz-Bereich kommt es jedoch noch zu einem weiteren Phänomen: Beim „Aufprall" der Biophotonen mit ungeordneten technischen EMF-Feldern im gleichen Frequenzbereich verliert ein Teil der Photonen – auch das ist konventionelle Physik – ihr Charakteristikum der gleichen Schwingungsebene im Raum, ihre Lasereigenschaft. Sie werden zu „diffusem Licht", zu ultraschwachem Tageslicht, das sich von Laserlicht nur dadurch unterscheidet, dass ihre Wellen in alle Richtungen des Raumes schwingen. Man nennt dies „Kohärenzverlust". Damit aber verliert das Biophoton auch seine Durchdringungstiefe und seine Fähigkeit, dreidimensional Informationen der DNS an andere Zellen und Organe zu vermitteln: überlebenswichtige Zellbotschaft versickert im Niemandsland des Organismus. Nicht umsonst definiert Naturmedizin, gestützt auf biophysikalische Erkenntnisse, Krankheit als Informations- und Kohärenzverlust, wobei dieser Kohärenzverlust auch chemische, infektiöse und andere Ursachen haben kann (Prof. Popp, Dr. Ludwig, Dr. Morell, Prof. Vincent und andere). Demnach bedarf es wenig Phantasie, sich das mobilfunkbedingte Gesundheitsfiasko technischer GHz-Wellen im Bereich unserer Biophotonen auszumalen. Wer würde sich schon über Opfer wundern, wenn Fußgängerzonen urplötzlich für Formel 1-Rennen freigegeben würden?

Interessant ist in diesem Zusammenhang: mit Diagnoseverfahren wie der „Elektroakupunktur nach Voll" (EAV), der „Kirlianfotographie" (Mandel) und anderen lässt sich bei Patienten unter Einfluss von Handystrahlen eine dramatische Abnahme des Energiefeldes, also der Biophotonenemission feststellen. Diese ist so ausgeprägt, dass man vonseiten dieses genialen deutschen Diagnose- und Therapieverfahrens von einem „präkanzerösen" Vorkrebs-Stadium spricht. Da dieser Zustand gleichzeitig mit verminderter Produktion der „ATP" (Adenosintriphosphat), des Zell-Energieträgers oder „Zellsprits" in den Mitochondrien, in den Kraftwerken der Körperzelle im Zellkern, einhergeht, spricht Prof. Dr. Warnke von der Universität des Saarlandes von einem „pathologischen Energiedefizit". Ein Zustand, letztlich identisch mit CFS (Chronic Fatigue Syndrome), dem heutzutage grassierenden chronischen Erschöpfungssyndrom.

Doch halt, wir schulden Ihnen noch eine Antwort. Sind technische Systeme wirklich sensibler als biologische? Fast beantwortet sich diese Frage von alleine, vor allem wenn wir betrachten, wie meisterhaft unser Organismus die astronomische Anzahl von Körperzellen steuert, die auf Biosignale der Biophotonen wie ein höchst sensibles Musikinstrument in Resonanz geraten. In der Wissenschaft nennt man dies „Resonatorgüte".

6d. Die „Resonatorgüte" von Systemen

Und dazu gleich ein schablonenhafter Vergleich: wenn wir uns technische oder biologische informationsverarbeitende Systeme als Kästen vorstellen, die elektromagnetische Wellen und „Photonen" speichern können, dann wird die Resonatorgüte eines Systems dadurch bestimmt, wie lange ein „eingefangenes" elektromagnetisches (EMF-) Signal im „Kasten" eines Systems verweilt, wie lange es festgehalten wird und dadurch in seinem Informationsgehalt verwendet werden kann. Technische Resonatorgüten liegen aufgrund von „Supraleitern" bereits bei einer Million. Die Fähigkeit biologischer Systeme eingefangene EMF-Informationen und Photonen zu speichern, liegt zumindest zehn milliardenfach höher als bei technischen Systemen. Dabei kann man die Resonatorgüte dadurch messen, dass man eine EMF, z.B. ein „Photon", in das System hineinschickt und dann die Verweildauer misst bis das Lichtquant wieder herausläuft (F. A. Popp, 1980).

Diese enorme Sensibilität biologischer Systeme und unsere Körper-Hardware mit ihrer unglaublich hohen „Resonatorgüte" zeigt, dass die belebte Natur einerseits mit minimalsten elektromagnetischen „Bio-Impulsen" intensivst zu arbeiten in der Lage ist, und dass die „biologischen Systeme" auf der anderen Seite mehr als jedes technische System durch ihre astronomische Sensibilität und die lange Verweildauer artfremder technischer HF-Informationen geschädigt werden können, wenn sie mit ihnen „in Resonanz geraten". Und diese liegt bei den Biophotonen in einem sehr breiten Frequenzbereich, allemal auch im Gigahertz-Bereich, wobei die „Vorschlaghammerintensitäten" etwa des Mobilfunks die Intensität der Biophotonen unterhalb der Rauschgrenze, also unterhalb jeder herkömmlichen technischen Messbarkeit zigmilliardenfach überschreiten und ihren Teil zur Schädigung beitragen. Dass demnach die Organe und Zellen von Mensch, Tier und Pflanze durch Einkoppelung von technischen Signalen weit mehr geschädigt werden können als vergleichsweise grobe elektronische Geräte, liegt auf der Hand und sollte auch von staatlich-öffentlichen Institutionen wie dem TÜV (Dipl. Ing. Enders im „Spiegel", 04. März 2000), dem doch eine Schutzfunktion für den Bürger zukommt, zur Kenntnis genommen werden, anstatt höchst bedenkliche Technologien harmlos zu reden.

7. Athermische Effekte – man hätte es wissen müssen: Körpereigene Biomagnetitkristalle als Mikroantennen

Wenn trotz der international viel beachteten Arbeiten von Popp gerne die These aufrecht erhalten wird, der menschliche Organismus „verfüge über keine Empfangsmöglichkeiten für schwache EMF-Felder", dann sollten derartige Globalurteile über die Unbedenklichkeit von Nieder- und Hochfrequenzen spätestens seit Anfang der 90er Jahre aufgrund einer erneuten Entdeckung im Mikrokosmos unseres Organismus endgültig verstummen. Veröffentlichten doch Prof. J. Kirschvink und sein Team vom „California Institut of Technology" in Pasadena/Kalifornien 1992 ihre aufsehenerregende Entdeckung winzig kleiner „Biomagnetitkristalle" im menschlichen und tierischen Gehirn. Kleine schwarze Pünktchen auf Magnet-Resonanzbildern menschlicher Gehirne brachten Kirschvink und Kollegen dabei auf die Spur. Ihre Vermutung: bei diesen Pünktchen könne es sich nur um magnetische Partikel handeln. Und in der Tat, aus dem Gehirnmaterial Verstorbener ließen sich elektronenmikroskopisch winzige, 50-millionstel Millimeter kleine Magnetitkristalle isolieren und ihr Magnetfeld vermessen. Kaum weiß man, was man mehr bewundern soll: mit welch unendlich zarten Fingern die Schöpfung den Mikrokosmos gestaltet, oder die Tatsache, dass der Mensch mit seinen technischen Geräten zunehmend in der Lage ist, in diese Dimension des Mikrokosmos einzudringen. Diese Forschung konnten die Wissenschaftler von Pasadena nur in einem Labor durchführen, das mit Hilfe von sechs Tonnen Stahl gegen das Magnetfeld der Erde abgeschirmt war. Ein aus Supraleitern gefertigtes, hochempfindliches Magnetometer vervollständige ihre Ausrüstung. Ergebnis der Analyse: „die meisten Hirnregionen enthalten fünf Millionen Magnetitkristalle pro Gramm Gehirnsubstanz, die schützenden Gehirnhäute und Membranen sogar 100 Millionen."

„Magnetit", so die Forscher weiter, „reagiert mehr als eine Million mal stärker auf ein äußeres Magnetfeld als anderes biologisches Material." Welchen Zweck die Natur damit verfolgt, wäre noch nicht gänzlich geklärt. Möglich, dass die Magnetitkristalle Tieren die Orientierung im Nord-Süd-Gefälle des Erd-Magnetfeldes erleichtert, etwa den Zugvögeln oder den Walen auf ihren Interkontinentalreisen durch die Lüfte oder die Ozeane der Erde. „Sollten die Kristalle z.B. auch in den Zellmembranen und ihren Ionenkanälchen enthalten sein und sollten durch äußere Magnetfelder diese Magnetitkristalle anfangen unkontrolliert zu schwingen, dann müsste man sich", so die Forscher, „auf alle möglichen Nerven- und Gehirnzellveränderungen gefasst machen." Zudem: „Magnetitkristalle weisen eine starke Absorption im Frequenzbereich von 0,5 bis 10 GHz, in dem auch der Mobilfunk stattfindet, auf" (Kirschvink). Wie die von der Telekom-Tochter T-Mobile in Auftrag gegebene ECOLOG-Studie (Neitzke und andere, 2000) ausführt, variiert bei Einstrahlung amplituden- oder pulsmodulierter Mikrowellen die Frequenz der Kristallvibrationen mit der Modulationsfrequenz und überträgt diese z.B. in Form einer akustischen Welle auf das umgebende Gewebe und die Zellmembranen, was möglicherweise zu Veränderungen der Durchlässigkeit der Membranen führt (Kirschvink, 1996). Dies aber sind Fakten, durch welche die Beschwichtigungen der Industrie, EMF-Felder würden „ohne geringste Folgen" an uns Menschen vorbeigehen, spätestens seit diesen Entdeckungen im Mikrokosmos unseres Körpers absolut unglaubwürdig geworden sind. Dies scheint sich durch Beobachtungen aus der Tierwelt tragisch zu bewahrheiten.

7a. Von abstürzenden Staren und Zugvögeln

In Nordamerika überfliegen jedes Jahr schätzungsweise fünf Milliarden Zugvögel den Kontinent, bei herannahendem Winter von Nord nach Süd und bei beginnendem Frühling von Süd nach Nord. Wie C. Beaver in der Maiausgabe 2003 der US-Zeitung „The Gull" berichtet, kommen dabei jährlich zwischen vier und 40 Millionen Zugvögel durch Mobilfunktürme und drahtlose Sendeanlagen zu Tode. Wildenten und Wildgänse etwa, die aufgrund ihrer Wärmeentwicklung während des Fluges in der kühleren Nacht fliegen, verlieren durch Mobilfunkantennen vielfach den Richtungssinn, flattern hilflos um Sendeanlagen und stürzen, Beobachtungen zu Folge, häufig geradezu ab. So fand man z.B. m Jahr 1998 einige 10.000 „Lapland Longspurs" tot auf einem abgeernteten Weizenfeld. Viele Tiere waren von den Stoppeln des Feldes aufgespießt, als wären sie mit voller Wucht in den Boden geflogen. Vier bis 40 Millionen tote Vögel jedes Jahr, eine wahrlich bewegende Zahl. Doch in den USA sind in den nächsten zehn Jahren weitere 500.000 neue Antennen geplant. „Das nächtliche Vogelsterben", so Winegard vom US-Vogelschutz, „ist vorprogrammiert. Von den 836 Vogelarten, die unter unserer Aufsicht stehen, sind fast 200 ernsthaft bedroht."
Mit welchem Recht, fragt man, geht der Mensch so mit dem Rest der Schöpfung um?

8. Athermische Effekte – man hat es gewusst: Die Biometeorologie

Doch noch ein anderer Wissenschaftsbereich beweist dieses Faktum der unglaublichen Sensibilität biologischer Systeme gegenüber niedrigsten Feldstärken von EMF: die „Biometeorologie", auch „Medizinmeteorologie" genannt, welche Reaktionen unseres Organismus auf atmosphärische Veränderungen untersucht. Ihre Erforschung wurde bereits in den 60er und 70er Jahren pionierhaft in Deutschland unter Prof. Schumann und Prof. König von der Technischen Hochschule München sowie am Max-Planck-Institut betrieben und genießt international höchste akademische Anerkennung. Bedenkt man, dass sich die „biologischen Effekte" biometeorologischer Forschung sämtlich im untersten „athermischen Bereich" abspielen und wissenschaftlich voll akzeptiert sind, dann kann man die generelle Leugnung „athermischer EMF-Effekte" durch Staat und Betreiber nur als schizophren bezeichnen.

Doch zunächst ganz Banales aus unserem alltäglichen Erfahrungsschatz. Wer von uns hat nicht schon zigmal erlebt, dass auf seine Frage „Wie geht's?", das Wetter als Grund für gutes oder schlechtes körperliches oder seelisches Befinden genannt wurde. Und das waren keineswegs nur Floskeln, meist war es tatsächlich so gemeint. Denn der Hinweis auf das Wetter stimmt immer. Und das hat handfeste physikalische Ursachen. Denn ob wir bei Hochdruck- und Schönwetterlagen optimistisch, bei Tiefdruck aber eher mürrisch bedrückt sind: die atmosphärische „Hintergrundstrahlung" hat unser körperlich-seelisches Befinden mit Feldstärken „gestimmt", die millionenfach unterhalb der Grenzwerte des Mobilfunks liegen und uns durch das „Blitzfenster" erreichen. Als natürliche Hintergrundstrahlung (Lotmar und andere, 1969) misst man bei Hochdruck bei 10 kHz und einer ELF-Modulation 1 bis 3 Hz (ELF = Extreme Low Frequency) mit Leistungsflussdichten von $0,027 \text{ nW/cm}^2 = 27 \text{ pW/cm}^2$ (p = Billionstel). Tiefdruck dagegen weist im HF-Bereich von 10 bis 100 kHz, mit einer ELF-Modulation von 30 bis 100 Hz, Werte von $2,7 \text{ nW/cm}^2$ auf.

Wie wir wissen, erreicht uns die natürliche Hintergrundstrahlung vor allem durch das „Blitzfenster". Und tatsächlich sind es die etwa 44.000, täglich weltweit abgehenden Gewitter und Hunderte von Blitzentladungen pro Sekunde, vor allem in den tropischen Zonen (Cherry N., Beiser A., 1971), welche genügend ultrakurze, maximal den Bruchteil einer Sekunde während EMF-Signale, die „Atmosferics" oder „Sferics" in die Atmosphäre freisetzen und zum kontinuierlichen „Rauschen" der Hintergrundstrahlung führen.

Abb. 17 und 18 (nach Al'pert und Fligel) (siehe König H., „Unsichtbare Umwelt",
1985)

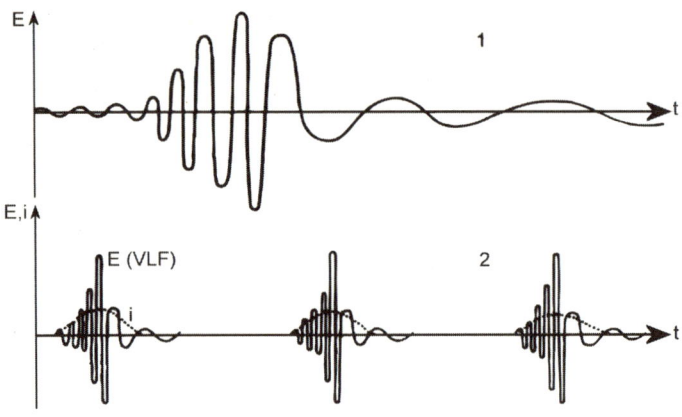

Kurzer Steckbrief der Sferics:

*Familienzugehörigkeit: Elektromagnetische Schwingungen, EMF-Signale.
Frequenzbereich: ein hochfrequenter „blitzgenerierter Kopfteil" (1 bis 30
kHz) und ein niederfrequent ausschwingender „Schwanzteil" von 2.000 Hz
bis 10 Hz, das Energiemaximum der Sferics befindet sich bei 10 bis 200 Hz.
Lebensdauer: extrem kurz. HF-Kopfteil 0,5 bis 1 msec (1 tausendstel Sekunde), NF-Schwanzteil 0,1 bis etwa 0,5 Sekunden (Sekunde).*

Wir sehen: minimale Feldstärkeänderungen in einem ultraschwachen
„athermischen Bereich" bewirken bei uns Menschen tiefgreifende
Befindlichkeitsänderungen. Denn erleben wir uns an klaren sonnigen
Hochdruckwetterlagen bei einer Hintergrundstrahlung im Billionstel W/cm²-
Bereich (0,027 nW/cm² = 27 pW/cm²) generell frischer und energiegeladener.
Bei Tiefdruckfronten (mit 2,7 nW/cm²) mit nassem, bedecktem und windi-
gem Wetter eher „niedergedrückt", erschöpft und deprimiert. Und dies bereits
bei Werten, die etwa mehr als 200.000- bzw. 400.000-fach unter den angeblich
unbedenklichen Grenzwerten des D- und E-Netzes liegen (2. Cherry N., 1999).
Ursache hierfür: durch Sonnenlicht wird das Schlafhormon Melatonin (siehe
dort) tagsüber stark gedrosselt. Da Serotonin als „Stimmungs- und Glücks-
hormon" die Vorstufe des Melatonin darstellt, wird es durch die geringere
Melatoninproduktion untertags weniger aufgebraucht. Dies treibt das
Serotonin in die Höhe und führt zu einem Gefühl beschwingten Wohlbefin-
dens (dem widerspricht nicht, dass eine mobilfunkbedingte dauerhafte
Melatonin-verminderung gleichzeitig mit einer verminderten
Serotoninproduktion und vermehrten Depressionen einhergeht). Studien zur
Wetterfühligkeit (Schienle und andere, 1997) belegen eindeutig, dass der
Mensch auf die minimalen elektromagnetischen Signale der Sferics rea-
giert: 40 Probanden wurden mit 10 kHz-Signalen im Puls von 7 bis 20 Hz mit

der geringen Feldstärke von 50 nT zehn Minuten lang bestrahlt. Auffällige EEG-Veränderungen waren mindestens zehn Minuten nach der Bestrahlung eindeutig nachweisbar. H. Baumer vom Max-Planck-Institut konnte 1987 die klaren Zusammenhänge zwischen epileptischen Anfällen und dem gehäuften Auftreten von Sferics aufzeigen.

Auch im Tierversuch ist die Anhebung des Hochdruck-Strahlenpegels im Billionstel Pikowatt/cm²-Bereich von 0,027 nW/cm² auf ganze 2,7 nW/cm² bei Tiefdruck um den Faktor 100 mit signifikanten biologischen Effekten verknüpft. So fanden Lotmar und andere (1969) heraus, dass unter diesen Strahlenwerten die Respirationsrate (Sauerstoffverwertungsrate) der Mäuseleber 42% höher lag als bei den Hochdruckwerten (zit. Cherry).

Zum Vergleich: im Rahmen epidemiologischer Untersuchungen von Prof. Altpeter und Abelin (1998) um den Schweizer Kurzwellensender Schwarzenburg waren bereits bei so extrem niedrigen EMF-Strahlenwerten wie 0,4 nW/cm² signifikante Gesundheitsprobleme wie Schlafstörungen, chronische Müdigkeit und Lernstörungen auffindbar.

8a. „Bio-Bestrahlung" frei Haus: die Schumann-Resonanzen

Um das Phänomen der lebensdienlichen natürlichen Hintergrundstrahlung, der so genannten „Schumann-Resonanzen", zu verstehen, begeben wir uns zuvor in den Weltraum.

Wie wir wissen, kamen die ersten Astronauten, die sich außerhalb der Schwerkraft unserer Erde aufhielten, stets krank von ihrer Weltraummission zurück. Erst durch den künstlichen Zusatz dieser biologisch lebenswichtigen Frequenzen waren sie überhaupt in der Lage, in ihren Raumkapseln ausreichend zu schlafen, sich gegen den durch die Schwerelosigkeit bedingten Kalkabbau ihrer Knochen zu schützen und ihre psychische und körperliche Gesundheit aufrecht zu erhalten. Die Entdeckung der „Schumann-Resonanzen" in den 60er und 70er Jahren durch Prof. Schumann, Ordinarius für Elektrophysik an der Technischen Universität München, wurde Voraussetzung für jedes weitere erfolgreiche Raumfahrtprogramm. Sein Schüler und Nachfolger Prof. H. König wies als erster auf die Übereinstimmung der Schumann-Resonanzen mit den Gehirnwellen des menschlichen EEG (Gehirnstrombeschreibung), insbesondere mit dem „Alpha-Rhythmus" hin. So entdeckte Prof. H. König das kosmische Phänomen der Ankoppelung unseres Gehirns an die Schumann-Resonanzen des Alls und des Erdmagnetfeldes (siehe hierzu den unverzichtbaren „Klassiker" von Prof. H. König: „Unsichtbare Umwelt" – im Eigenverlag). Denn gleichgültig wo wir uns befinden, im Schwerkraftfeld der Erde oder schwerelos im Raum: wir sind wie alle Lebewesen dringend auf die „Schumann-Resonanzen" angewiesen. Sie ist eine Strahlung, die jede unserer Körperzellen durchdringt und besonders nachts mit unserem Gehirn und seinen Gehirnwellen und somit auch mit unseren Träumen und unserem Unterbewusstsein in geheimnisvolle Zwiesprache tritt. Wie bei den „Biophotonen" bewahrheiten sich auch hier auf faszinierende Art die Weisheitslehren früher Völker im Licht moderner Wissenschaft. Denn ob es etwa die alten Chinesen, Ägypter, Indianer oder die Essener (antiker mystischer jüdischer Orden) waren: sie alle lehrten, dass der Mensch nur im Einklang mit den Kräften des Himmels (den „Yang-Energien") und den Kräften der Erde (den „Yin-Energien) in der Lage wäre, Körper und Seele gesund zu halten. Was aber sind diese Kräfte, die uns in den Schumann-Resonanzen begegnen, mit denen unser ganzer Organismus „kommuniziert"?

Um dies zu beantworten, wenden wir uns der Sonne zu, jenem riesigen Fusionsreaktor, der schweren Wasserstoff zu Heliumkernen verschmilzt und neben Licht und Wärme gewaltige Mengen radioaktiver Partikel in den Weltraum schleudert, die als „Sonnenwinde" auf die „Magnetosphäre" und die „Ionosphäre" unserer Erde treffen. Diese „Ionosphäre" erstreckt sich als oberste Atmosphärenschicht von 80 bis 1.000 Kilometer über dem Erdboden mit fließendem Übergang ins All um unseren ganzen Planeten und ist – man staune – nur in ihrem unteren Bereich von 80 bis 120 Kilometer Höhe kalt, und das bis zu minus 93°C. Danach aber wird sie, je höher umso heißer und erreicht durch die einbrechenden Sonnenwinde eine Erhitzung ihrer Gase auf bis 1.200°C.

Der Großteil dieser radioaktiven Sonnenwinde wird jedoch von der die Erde schützenden Magnetosphäre an der Erde vorbei in den Weltraum abgelenkt, jener Magnetosphäre, die sich von den Fixpunkten der Pole aus schlauchartig um die Erde stülpt. Dieses magnetische Schutzschild, „Van Allen-Gürtel" genannt, beginnt etwa 1.000 Kilometer über der Erde und endet ziemlich abrupt in einer Höhe von 65.000 Kilometern. Die radioaktiven Partikel der Sonnenwinde, welche die Erde trotzdem erreichen, gelangen vor allem über die „magnetischen Nahtstellen" der Pole in die Ionosphäre und erzeugen dort durch Aufglühen der Gase, ähnlich einer Neonröhre, das Nordlichtphänomen, welches mit seinen in allen Tönungen aufleuchtenden, über den nächtlichen Polarhimmel jagenden gigantischen Farbspielen die Menschen seit jeher mit Schauder und Ehrfurcht erfüllt.

Soweit nicht durch die Magnetosphäre an der Erde vorbeigelenkt, treffen diese Sonnenwinde wie eine Weltraumbrandung die Ionosphäre und bescheren uns das Naturschauspiel der Nordlichter. Gleichzeitig modifizieren sie als „Solar-Geomagnetische Aktivitäten" (S-GMA) die unterste Schicht der Ionosphäre, die „D-Schicht" in 80 Kilometer Höhe. Diese gleicht einem angespannten modifizierbaren Fell einer Trommel. Jedenfalls reagiert die ionosphärische „D-Schicht" sehr sensibel auf „Sonneneruptionen" und ihre verstärkten „Sonnenwinde", die als gigantisches Bombardement radioaktiver Partikel auf die „D-Schicht" treffen und sie in Höhe und Spannung verändern (Craig, 1995; Mitre, 1974; Craven, 1987; Coyne und andere, 1972; Nicolet und Aikin, 1960).

Unsere „Weltraumtrommel" benötigt freilich nicht nur ein Trommelfell, sondern auch einen Schallkörper und Hohlraum und das ist der atmosphärische Luftraum zwischen Erdoberfläche und Ionosphäre (D-Schicht) in 80 Kilometer Höhe. Dieser „Schallkörper" ist nun keineswegs ein ruhiger Raum. Er ist durchzuckt von Blitzen und dröhnt nach von ihrem Donner. Pro Tag gehen rund um den Globus 44.000 Gewitter und zumindest 100 Blitze/Sekunde nieder. Diese permanenten Entladungen als „Globalgewitter" führen nicht zu einer ständigen Freisetzung von Sferics, deren maximale Lebenszeit nur den Bruchteil einer Sekunde ausmacht. Ihrer unentwegten „Produktion" ist es auch zu verdanken, dass sich sowohl im HF-Bereich von 10 bis 100 kHz als auch im ELF-Wellen-Bereich extrem niedriger Frequenzen ein kontinuierliches „Rauschen" ergibt. Im Bereich der ELF-Wellen kommt es zur Ausbildung stehender Wellen, die um den ganzen Globus reichen und aus der Anregung des Erde-Ionosphären-Hohlraum-Resonator durch weit entfernte Gewitter resultieren. Nach ihrem Entdecker werden diese Erscheinungen als „Schumann-Resonanzen" bezeichnet. Sie haben ihre Grundfrequenz bei 7,8 Hz. Ihre Wellenlänge von 38.461 Kilometer entspricht dabei etwa dem Erdumfang. Betrachtet man die Frequenz von 7,8 Hz als Grundton, dann besitzen ihre 14,1 Hz, 20,3 Hz, 32,5 Hz und 38,8 Hz Ähnlichkeit mit einer Obertonreihe, die sich nur aufgrund atmosphärischer Dämpfung nicht in reiner Form ausbilden kann. Wie Prof. H. König als erster darauf hinwies, zeigen die Schumann-Resonanzen weiterhin frappante Ähnlichkeit mit unseren langsamen Gehirnwellen im Elektroenzephalogramm, dem EEG, also mit den Alpha-, Theta- und Delta-Rhythmen.

Abb. 19: Ausbreitung elektromagnetischer Wellen zwischen Erde und Ionosphäre sowie außerhalb der Ionosphäre entlang magnetischer Kraftlinien nach König.

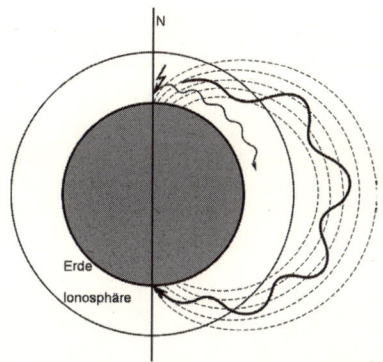

Abb. 20: Spektrum der Schumann-Resonanzen nach Polk (Cherry) als stehende Welle.

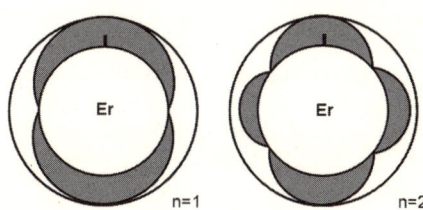

Die langsamen „Alpha- (8-12 Hz), Theta- (4-7 Hz) und Delta- (1-4 Hz) Wellen"
(Pschyrembel, klinisches Wörterbuch 2002) entstanden demnach durch An-
koppelung unseres Gehirns an die Schumann-Resonanzen, und sind die
Gehirnwellen unseres Schlafes, unserer Träume, unserer Kreativität, unse-
rer Erholungs- und Heilungsphasen und unseres Unterbewusstseins. Auf-
grund ihrer extrem niedrigen Frequenzen sind die Schumann-Resonanzen
ELF-Wellen („Extrem Low Frequency"). Diese besitzen aufgrund ihrer enor-
men Wellenlänge von mehr als 38.000 Kilometern wie alle anderen EMF-
ELF- Wellen große Durchdringungskraft für jede Form der Materie, vom
Gestein bis zu organischem Gewebe. Die Ankoppelung unseres Körpers und
Gehirns an die kosmischen „Schumann-Resonanzen" ist jedenfalls von über-
ragender Bedeutung für unsere körperliche und psychische Gestimmtheit.

Und auch hier: Die alten Mythologien sind häufig konkrete Vorahnungen
wissenschaftlich sehr viel später nachweisbarer Fakten. Denn es stimmt
tatsächlich, dass der Mensch als „Sohn und Tochter von Himmel und Erde"
seine Gesundheit nur durch „Kommunion" mit ihren kosmischen Kräften
erhalten kann, wie es die Essener verlangten. Insbesondere nachts kommt es
zu einer verstärkten Ankopplung unseres Gehirns an jene Schumann-Resonanzen. Wir sehen dies in der Ausbildung des „Alpha-Rhythmus", der in
unseren „Entspannungs- und unseren Traumphasen", den „REM-Phasen"
dominiert.

Abb. 21: Frequenzmaxima der Schumann-Wellen nach Toomey und Polk.

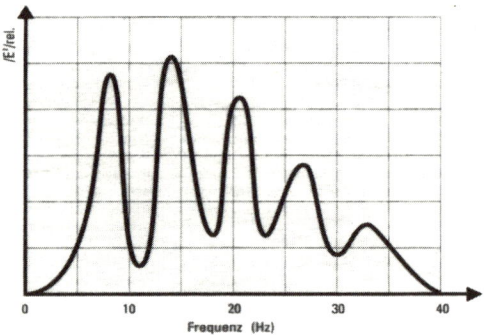

Abb. 22. Ähnlichkeit der Schumann-Resonanzen mit den Alpha-Wellen.

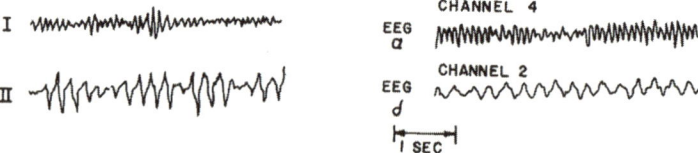

Diese REM-Phasen (Rapid-Eye-Movement) haben ihre Bezeichnung von den schnellen Augenbewegungen des Träumers, wobei es zum Wissensgut der Menschheit gehört, dass Selbstheilungsprozesse unseres Körpers, die Repair-Phasen unserer Zellen während diesen schlafend-träumenden Zeitspannen ablaufen und wegen der „Schumann-Resonanzen" wortwörtlich als Geschenk des Himmels bezeichnet werden können.

Wie tiefgreifend die Schumann-Wellen unser Leben bestimmen, mit welch minimaler Intensität von ganzen 0,3 pW/cm² sie dies zu tun in der Lage sind, veranschaulichte eine groß angelegte Versuchsreihe, die Prof. Wever (1967) vom Max-Planck-Institut für Verhaltensphysiologie durchführte. Dazu wurden jeweils einige Versuchspersonen in einer Bunkeranlage unter Ausschluss des Tageslichts isoliert. Natürlich war elektrisches Licht vorhanden. Es gab jedoch keine Uhren, so dass die Probanden keine Ahnung vom äußeren Zeitablauf hatten. Zwei identische Räume standen zur Verfügung: ein Raum war lückenlos mit Schichten von Metall umhüllt, so dass ein „Faraday'scher Käfig" resultierte, der alle EMF-Außeneinflüsse - also auch Schumann-Resonanzen - eliminierte. Der zweite Raum dagegen besaß keine Abschirmung. In jedem dieser Räume wurden Versuchspersonen jeweils drei bis vier Wochen einquartiert, ohne dass sie wussten, ob sie sich im Faraday-Raum befanden oder nicht.

Abb.23:

Isolationsversuche nach Wever, 1974: die Balken symbolisieren die subjektive Tag-/Nachtlänge, schwarz sind die Aktivitätsphasen, hell die Schlafphasen. Unter Ausschluss des Tageslichtes und der Schumann-Resonanzen wurden die Aktivitätsphasen mangels Ankopplung an die entspannenden „Alpha"-ähnlichen Schumann-Frequenzen immer länger. Durch Zusatz eines Ersatzes der natürlichen Schumann-Resonanzen durch eine EMF von 10 Hz bei 0,83 nW/cm² (schraffierte Felder) normalisierte sich der Tag-/Nachtrhythmus wieder auf etwa 24 Stunden.

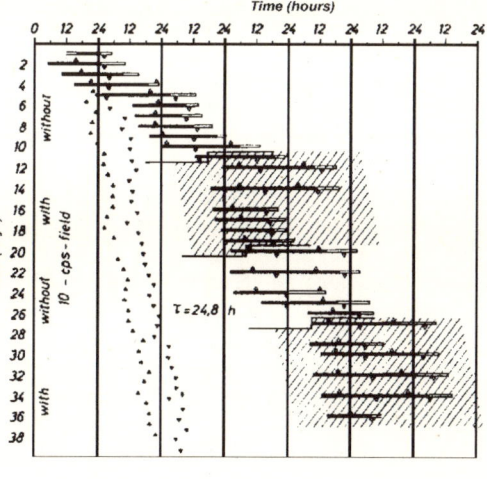

Wie Abb. 23 zeigt, „desynchronisierte" das Zeitgefühl der Personen im „Faraday-Raum" nach kurzer Zeit. Ohne Wissen um Tag und Nacht weiteten sich die Aktivitätsphasen immer weiter aus, während die Ruhe- und Schlafphasen weitgehend identisch blieben. Das Zeitgefühl, die „circadiane", den Tagesrhythmus betreffende „Periodik" (lateinisch: circa/um, herum; dia/Tag),

„leierte" sich ohne Schumann-Resonanzen aus wie ein altes Gummiband, wobei sich die subjektive Tagesausdauer auf bis zu 30 bis 36 Stunden ausdehnte. Bei der „Nicht-Faraday-Gruppe" dagegen blieb der Tag gleich lang.

Und jetzt kam der nächste, genauso spannende Teil des Versuches: im „Faraday-Raum" stand ein Sender (im „Nicht-Faraday-Raum" war es eine Attrappe), der als Ersatz für die Schumann-Resonanzen ein EMF-Signal von 10 Hz mit minimalen 0,83 nW/cm^2 aussandte. Das Versuchsergebnis war erstaunlich. Innerhalb kurzer Zeit „synchronisierten" sich die zirkadianen Werte wieder statistisch hochsignifikant und aus dem 30 bis 36 Stunden-Tag wurde wieder ein normaler 24-Stunden-Tag vereinzelte individuelle Schwankungen lagen bei 17 bis 26 Stunden. Sowohl die Desynchronisierung als auch die Synchronisierung der zirkadianen Rhythmen durch Einschalten des „Reparaturimpulses" von 10 Hz bei 0,83 nW/cm^2 wurden jeweils für etwa eine Woche beibehalten. Die Phänomene traten zum Teil bereits in den ersten zwei Tagen auf. Gemessen wurde dabei nicht nur die Dauer der Aktivitäts- und Ruhephasen, sondern auch die Kerntemperatur mit einem Maximum in der Aktivitätsphase und einem Minimum am Anfang der Ruhephase. Diese Versuche wurden auch mit Tieren durchgeführt. Auch bei Grünfinken kam es in Faraday-Käfigen zu einer Verlängerung der aktiven Zeit und wieder kam es zur Normalisierung im 10 Hz-Feld (Wever R., 1967, 1968, 1973, 1976). Identisches beschrieben Dowse und Palmer (1970) bei Mäusen. Wie sind diese Ergebnisse zu verstehen?

Wie bereits erwähnt, besitzen die Schumann-Resonanzen frappante Ähnlichkeit mit dem menschlichen Gehirnwellenmuster im EEG. Vor allem die niederen Frequenzen von 8 bis 12 Hz werden dabei dem „Alpha-Rhythmus" zugeordnet, in dem wir entspannt sind, schlafen und träumen. Beim Entzug dieser Schlaf- und Traumfrequenzen durch den Faraday'schen Käfig befanden sich die Probanden demnach für längere Zeit im so genannten „Beta-Zustand" (13 bis etwa 30 Hz), der bei geistiger Aktivität auftritt. Der „kosmisch vorgegebene" Schlaf- und Ruherhythmus fehlte und das Zeitempfinden, der Tag-/Nachtrhythmus geriet aus dem Gleis. Zum anderen wurden die fehlenden Schumann-Resonanzen durch ein ähnliches 10 Hz- und 0,83 nW/cm^2-Signal ersetzt, welches im Frequenzbereich der Schumann-Resonanzen und der schlaffördernden „Alpha-Wellen" liegt. Das Gehirn der Probanden koppelte sich an diese „Ersatz-Schumann-Wellen" an und die Tag-/Nachtrhythmen konnten sich erneut einpendeln. Da dem Alpha-Zustand neben der Schlaf-, Entspannungs- und Traumförderung aber sehr wichtige Selbstheilungsaufgaben im Körper zukommen, lässt sich unschwer ausmalen, dass sich sowohl die Probanden als etwa auch Astronauten ohne „Schumann-Resonanzen" aufgrund der verlängerten Aktivitätsphasen kräftemäßig rasch verausgabten und krank wurden. Gleichzeitig aber war bewiesen, dass EMF-Wellen im ELF-Bereich einer Feldstärke millionenfach unter dem Grenzwert, z.B. des Mobilfunk-E-Netzes, erhebliche biologische Wirkungen verursachen, ein Wissen auf dem sogar die Raumfahrt basiert.

Wie bereits erwähnt, weisen sowohl die Schumann-Wellen mit 0,3 pW/cm² als auch die durch Blitzentladung entstandenen „Sferics" extrem niedrige Feldstärken auf. Sie sind im Pikowatt/cm²-Bereich 1.000-mal niedriger als 1 nW/cm² (Nano = 1 Milliardstel). So wirken bei Hochdrucklagen z.B. 0,027 nW/cm² auf uns ein und wir fühlen uns wohl, während Tiefdruck bereits durch 2,7 nW/cm² erhebliche Befindlichkeitsstörungen auslöst. Cherry (1999) beschreibt dabei nicht nur Wetterfühligkeit, Kopfschmerz, Müdigkeit, Schwindel, Blutdruckänderungen und anderes. Selbst Schwankungen der ultraschwachen „athermischen" Werte der Schumann-Resonanzen um den Bruchteil eines pW/cm² führen zu Notfallkrisen wie Herzinfarkt, Schlaganfall, plötzlichem Kindstod, Verkehrsunfällen, Selbstmorden und anderem mehr. Dabei gelang es Cherry, hochsignifikante Übereinstimmungen zwischen gehäuften Notfall-Klinikeinweisungen in seiner Heimatstadt Christchurch/ Neuseeland und verstärkten Solar-Geomagnetischen Aktivitäten (S-GMA) herzustellen, die durch Auftreten von Sonneneruptionen (Sonnenflecken) und Sonnenwinden zu Änderungen der ionosphärischen D-Schicht und damit der Schumann-Resonanzen führten. Wenn diese unter den Bereich absinken, in dem unser Körper sein „Fließgleichgewicht" aufrechterhält, oder aber ihre Intensität durch vermehrte Solaraktivität ansteigt und dies den Mittelwert von 0,3 pW/cm² übersteigt, dann reagiert unser Körper bei seiner unglaublichen Sensibilität mit Notfallkrisen. Nicht nur das Ansteigen, auch das Absinken der Schumann-Intensität mit Änderung um den Bruchteil eines pW/cm² führen zu Notfallkrisen, da nach Cherry in diesen Aktivitätsfenstern durch den Anstieg des Melatonins Müdigkeit und verstärkte Unfallhäufigkeit resultieren.

In Anbetracht es sich bei der Bio-Meteorologie um eine international anerkannte akademische Disziplin handelt, die positiven und negativen Gesundheitsauswirkungen auf Mensch und Tier wissenschaftlich statistisch belegt sind und diese zudem in einem ultraschwachen athermischen Bereich verlaufen, ist die Behauptung von Staat und Betreibern, es gäbe bei milliardenfach höheren Werten keine „biologischen Effekte", blanker Unsinn! Wissenschaftliche Gründe können es nicht sein, wenn man die Sferics-Effekte und die Auswirkungen der Schumann-Resonanzen auf Mensch und Tier so völlig aus der Mobilfunk-Diskussion verbannt. Erstaunlich ist dieses umso mehr, als der GSM-Funk neben seiner Taktung mit 217 Hz auch eine solche im psychisch wirksamen Bereich von 8,34 Hz besitzt. Zufall? Oder Ausgangspunkt gefährlicher „Psychomanipulation"?

8b. Mikrowellen zur Bewusstseinskontrolle:
Big Brother lässt grüßen

Dieses Himmelsgeschenk im wahrsten Sinne des Wortes hat freilich auch eine andere Macht entdeckt, nämlich das Militär und die Geheimdienste. Denn mit nur geringfügigen Änderungen dieser „psychoaktiven" Frequenzen lassen sich ganze Gefühlsskalen von Euphorie und Freude bis zu suizidaler Verzweiflung, von lähmender Depression bis zu schizophrenem Irresein und manischer Raserei hervorrufen (s.u.). Mit ihren tief in die unterbewusste Psyche eingreifenden Frequenzen bieten diese den Schumann-Resonanzen ähnlichen ELF-Wellen als modifizierte Gehirnwellen die diabolische Möglichkeit globaler kollektiver sowie individueller psychischer Manipulation.

Der durch eine Fülle von Zeitungsartikeln und Fernsehauftritte in Großbritannien und den USA bekannt gewordene englische Wissenschaftler und Journalist Tim Rifat, Experte für „Psychospionage" und PSI-Kriegsführung, berichtete laut eines Berichtes der „Infogruppe Elektrosmog Thun", dass bereits in der Thatcher-Ära ganze Arbeiterviertel, deren Bewohner durch rücksichtslose Wirtschaftspolitik in die Arbeitslosigkeit gestoßen worden waren, durch ELF-Wellen-Bestrahlung „ruhig gestellt wurden". Im Großraum London sollen, Rifat zufolge, Mobilfunkmasten bereits flächendeckend in der Lage sein, auf Hochfrequenzen aufmodulierte psychotrope ELF-Wellen auszusenden. ELF-Wellen, von denen erwiesen ist, dass sie beim Menschen eine unterwürfige, depressive, inaktive Gestimmtheit hervorrufen, was soziale Unruhen bereits im Keim unterbindet. (siehe dazu: http://www.bürgerwelle.de/d/doc/brief/ Beitrag der Infogruppe Elektrosmog Thun.2005)

Gruselgeschichten, fragt man da unwillkürlich, oder unter dem Deckel gehaltene Wahrheit? Doch der Bericht gewinnt an Brisanz, wenn wir bedenken, dass der für Handys übliche „GSM-Funk" nicht nur über die Taktung von 217 Hz und die Mobilfunkantennen über die Taktung von 216,6 Hz bis 216,6 x 8 = 1.733 Hz verfügen. Der GSM-Funk (von Handy und Antenne) besitzt zusätzlich eine Untertaktung von 8,34 Hz. Sprich: die 216,6- bis 1.733-malige Unterbrechung des HF-Bandes (0,9 bis 1,8 GHz) findet eine zusätzliche 8,34-malige Unterbrechung/Sekunde. Man nennt dies eine getaktete niederfrequente „Aufmodulation". Diese ELF-Frequenz wird aber vom Gehirn als Information wahrgenommen, dummer Zufall oder schlimme Absicht? Rifat stieß als Wissenschaftler, der Mikrowellen unter ihrem „Waffenaspekt" erforscht, auf Dokumente des Britischen Geheimdienstes DIA („Defense Intelligence Agency") aus dem Jahre 1976, die belegen, dass die Sowjets Mobilfunk-übliche Signale als Waffen zur Bewusstseinskontrolle einsetzten. Nun ist, nach Rifat, eine Regel der Geheimdienste, ihre Geheimnisse „im Offenen" zu verstecken. Derartige „Bewusstseinskontrollgeräte" als Mobiltelefone unter die Menschen zu bringen und sie noch dazu teures Geld dafür bezahlen zu lassen, dass sie durch Mobilfunk krank und gefügig gemacht werden, sei das nicht ein wahrer „Geniestreich des Bösen"?

Aufgrund von Geheimberichten über sowjetische Mikrowellenwaffen ist es der britischen Regierung demnach seit mehr als 25 Jahren bekannt, dass Mikrowellen, wie auch in der GSM-Technik verwandt, ernsthafte Gesundheitsprobleme auszulösen in der Lage sind. Betroffen sind dabei Blut, Herz-Kreislauf, Zellen, Nervensystem, Verdauung, Drüsen, Stoffwechsel, Zeugung, das Sehen, die innere Tonwahrnehmung und anderes mehr. Weiterhin fanden die Geheimdienste heraus, dass ab dem 04. Juli 1976 sieben riesige Sender, vom später so bekannt gewordenen Atomunglücksort Tschernobyl in der Ukraine mit Atomstrom versorgt, eine Radiofrequenz mit einer gigantischen Leistung von 100 Millionen Watt Richtung Westen pumpten, versehen mit einer aufmodulierten 10 Hz-ELF-Bewusstseinskontrollfrequenz. Die Ärzte und Wissenschaftler Dr. A. Puharich und Dr. Beck entlarvten diesen Sender als Waffe. Sie fanden heraus, dass ein Signal von 6,66 Hz Depressionen auslöst, während ein 11 Hz-Signal manisch-randalierendes Verhalten bewirkt. Nach Puharich sind ELF-Signale zudem potentiell krebsauslösend, da sie den Erbgut-Überträgerstoff „RNS-Transferase" ändern, wodurch sich Aminosäuren fehlerhaft einbauen. Kranke Körperproteine aber führen zu Krebs.

Dass es in einem Technologiebereich, in dem sich jeder nur irgend denkbare Geheimdienst tummelt, zugeht wie im Kriminalroman, verwundert nicht. Ebenfalls nicht, dass Großbritannien, das 1940 das kriegsentscheidende Radar mittels Mikrowellen entwickelt hatte, Rifat zufolge noch heute weltweit führend ist in Erforschung und Missbrauch ELF-modulierter Hochfrequenzen. So datieren nach Rifat erste ethisch verwerfliche Forschungen über den Einsatz von Mikrowellenwaffen und deren Gebrauch zur Bewusstseinskontrolle im militärischen und im zivilen Bereich in den 50er Jahren. Und sie nahmen ihren Anfang, wen verwundert es, in der Psychiatrie, im renommierten Tavistock-Institut. Hauptsächliches Forschungsobjekt war dabei die Unterwerfungsreaktion der Affen unter das dominante Leittier. Unterwürfiges Verhalten und sein Wellenmuster im Primatenhirn und die manipulative Reproduzierbarkeit am Menschen waren es, so Rifat, was die Forscher interessierte. Und jetzt das Ungeheuerliche: nachdem dieser spezifische Frequenzcode gefunden worden war, der sanftes, unterwürfiges, zombiehaftes Verhalten auslöst, hatte man sie als Schablone benützt und über die Mikrowellensender Englands ausgestrahlt. Fast stockt einem der Atem! Doch seine Forschungsgruppe hatte Messungen mit ELF-Detektoren durchgeführt und erschreckender Weise ELF-Signale, die dem Militär vor allem zur Kommunikation und Ortung von Unterseebooten dienten, bei verschiedensten Sendern in England vorgefunden. Die Thatcher-Regierung jedenfalls hatte die Ergebnisse des Tavistock-Instituts bereits in großem Stil zur Unterdrückung sozialer Unruhen angewandt und dies sogar gegen protestierende Frauen wie die „Greenham-Common Women", die für Frieden demonstrierten. Dabei seien hohe Strahlenintensitäten gemessen worden, einige Frauen wären mittlerweile an Krebs gestorben.

Rifat, der seine Ergebnisse in einer vielbeachteten Sendung auf Kanal 4 des britischen Fernsehens „For the Love of Big Brother" einem Millionenpublikum bekannt machte, führt weiter aus, dass die Polizei in der südenglischen Stadt Brighton, die laut Spiegel lückenlos kameraüberwacht ist, Landstreicher systematisch mit psychoaktiven gesundheitsschädlichen ELF-Signalen bestrahlte, bis sich diese auf öffentlichen Plätzen derart unwohl fühlten, dass sie die Stadt fluchtartig verließen. Der Autor legte dazu konkrete eigene Messungen vor mit dem Effekt seiner vorübergehenden Festnahme und der Konfiszierung seines Messgerätes. Seine Forschungsgruppe arbeitet weiter, doch waren seitdem Messgeräte mit ELF-Detektoren aus dem offiziellen Handel verbannt. Demokratie – quo vadis?

Fakt ist jedenfalls, dass dem GSM-Standard des D- und E-Netzes neben der besonders gefäßaktiven Taktung von 217 Hz (die Eigenresonanz unserer Blutgefäße liegt bei 200 Hz, Warnke, 1997) die psychisch-aktive ELF-Taktung von 8,34 Hz beigefügt ist (GSM-Standard, Cherry N., 2001). Vergegenwärtigen wir uns ferner die Kaltschnäuzigkeit, mit welcher Staat und Industrie ohne die geringsten Skrupel die Weltbevölkerung einem gigantischen, geschichtlich einmaligen Feldversuch unterwirft, dessen fataler Ausgang sich zunehmend abzeichnet, dann muss auch die Möglichkeit großangelegter psychischer Beeinflussung zum Ausbau und Erhalt überwachungsstaatlicher Machtstrukturen nahe liegen. Wissen wir denn, wer an den Frequenzknöpfen der uns vielfältigst umgebenden Funkmasten dreht? Wer kontrolliert diejenigen, welche im Zuge ungestörten Ausbaues an der psychometrischen Beeinflussung des Bürgers ein mögliches Interesse haben? Müssen wir als freie und demokratische Bürger nicht vehement gegen die manipulative Gefahr der Mobilfunktechnologie als Wegbereiter eines globalen Überwachungsstaates zur Wehr setzen? Information und Zivilcourage sind angezeigt.

8c. „So auch im Himmel, wie auf Erden" - das HAARP-Projekt oder: die Zerstörung der Ionosphäre

Wie brisant sich die ELF-modulierte HF-Bestrahlung für alles Leben auf dieser Welt gestaltet, wie unverantwortlich von sehr wenigen aus dem Kreis von Geheimdiensten, Militär, Staat und Industrie mit dem Schicksal der ganzen Biosphäre umgegangen wird, wird klar, wenn wir uns einem Wahnsinnsprojekt der USA, dem „HAARP-Projekt" zuwenden, welches nichts weniger als die Bestrahlung unseres ganzen Planeten Erde über die Ionosphäre beinhaltet.

Dazu ein kurzer geschichtlicher Rückblick.
Seit mehr als 100 Jahren träumen Wissenschaftler davon, die äußersten Bereiche der Erdatmosphäre, also die Ionosphäre, mittels Radiowellen künstlich anzuregen und sie energetisch zu manipulieren. Einer dieser Pioniere war der geniale, 1881 in die USA ausgewanderte kroatische Physiker Nikola Tesla. Obwohl die Ionosphäre noch weitgehend unbekannt war, träumte er davon, mittels elektrisch leitender Schichten die Nächte nordlichtgleich zu erhellen.
Heute ist dieses Wissen um unsere Atmosphäre und die Technik fortgeschritten. Von der Weltöffentlichkeit weitgehend unbeobachtet arbeiten Wissenschaftler der US Air Force und der US Navy unweit des kanadischen Städtchens Gakona auf einem riesigen Gelände inmitten des Urwalds von Alaska an einem Experiment, dessen Ausgang der ganzen Welt gefährlich werden könnte. Im Rahmen des dem US-Geheimdienst NSA „National Security Agency" unterstellten „HAARP-Projektes" (High Auroral Activity Research Project) pumpen 360 Antennen auf 180 Masten gebündelte Radiowellen, auf welche ELF-Wellen aufmoduliert sind, in die Ionosphäre und das mit der gigantischen Leistung von 10 Milliarden Watt (!!) = 10 GW pro Stunde. Das entspricht der Energie einer Hiroschima-Bombe pro Stunde (Nick Begich und Jeane Manning: „Angels dont play this Haarp" – ins Deutsche übersetzt im Michaels Verlag, ISBN: 3-89539-380-0, U. Heerd: „Das HAARP-Projekt", ISBN: 3-89539-266-9). Zweck des Unternehmens: durch die gezielte Erhitzung eines ionosphärischen Bereiches in etwa 80 Kilometer Höhe, also in der für die Schumann-Resonanzen so wichtigen „D-Schicht", entsteht ein riesiger Spiegel, der sich durch unterschiedliche Erwärmung so heben und senken lässt, dass durch diesen riesigen Atmosphären-Spiegel mit einem Spionagestrahl die ganze Hemisphäre „ausgeleuchtet" werden kann. Da ELF-Wellen mit ihrer außerordentlichen Wellenlänge Materie bis in große Tiefe durchdringen, lassen sich so unterirdische Bodenschätze, Bunkeranlagen bzw. „feindliche Objekte" auf den Weltmeeren, wie Schiffe, Unterseeboote und anderes, mühelos orten. Kurz, der von Antennen erwärmte Ionosphärenspiegel ermöglicht es, in der ganzen Hemisphäre eine exakte Aufzeichnung des Bodenprofils aller Länder samt ihrer unterirdischen Dimension zu erstellen. Sprich: diesem Auge bleibt wie bei einer Röntgen-Tomographie nichts verborgen.

Freilich: „HAARP" ist nicht nur Spionage. Die Atmosphäre selbst könnte derart „zum Kochen" kommen, dass etwa feindliche Atomraketen unschädlich würden. Über diesen Ionosphärenspiegel lässt sich zudem ein „Funktionsstrahl" auf die Reise schicken, der, durch den hohen Energiegehalt der Ionosphäre bis zum tausendfachen aufgeladen, auf jedwedem angepeilten Fleck der Hemisphäre eine Detonation vom Ausmaß einer Atombombe ohne radioaktiven „fall out" auslösen kann. Doch stehen auch „friedlichere", weniger drastische Maßnahmen zur Verfügung, etwa die „Psychokontrolle". Ein Land wird depressiv bestrahlt, das andere manisch oder schizophren. Oder die Wetterkontrolle. Durch Verschiebung der „Jetströme", die riesige Wassermassen in der Atmosphäre transportieren, lassen sich Dürre oder sintflutartige Katastrophen steuern. Auch lassen sich durch Resonanz selbst Erdbeben und sogar Vulkanausbrüche auslösen. Science Fiction? Für jeden der aufgeführten Punkte existieren US-Patente. Kurz: wer HAARP hat, mag sich als Herr der Welt dünken. Wenn nur die Unwägbarkeiten nicht wären. Denn ionosphärisches Erhitzen kann Löcher in die Atmosphäre reißen, die Magnetosphäre schwächen und radioaktive Sonnenwinde brechen ungefiltert aus dem All nicht steuerbar ins eigene Land. Oder die Jetströme verhalten sich doch anders, als man kalkulierte. Oder das Magnetfeld der Erde polt sich um, mit welchen dramatischen Folgen auch immer für den Globus und das eigene Land. Kurz, HAARP öffnet eine Büchse der Pandora. Und der Mensch erweist sich auch hier hilflos wie der Zauberlehrling. Daher sollten wir uns alle einer „No-HAARP-Allianz" anschließen (Adresse über uns und den Verlag). Die kriminellen Machenschaften des HAARP-Projektes und der „Non-Lethal-Waffen" müssen weltweit geächtet werden.

8d. Mikrowellen künftig auf Waffenschein?

Dass die Warn- und Unkenrufe bezüglich eines globalen Überwachungsstaates im Großen wie im Kleinen soweit nicht hergeholt sind, beweist ein Spiegel-Artikel vom August 2004, 33. Ausgabe. Auf Seite 103 ist da schematisch ein Spezialfahrzeug mit aufmontierter „Mikrowellenkanone" zu bestaunen und der Leser wird informiert, dass erstens durch Beschleunigung von Elektronen in einer Vakuumkammer Mikrowellen entstehen, dass zweitens ein Parabolspiegel auf dem Fahrzeug die Strahlen bündelt und gezielt auf die Opfer, „Terroristen oder Demonstranten", schießt, dass drittens das Wasser in der Haut der Getroffenen auf 55°C erhitzt wird und der Schmerz die Opfer in die Flucht schlägt. Diese Mikrowellenwaffe, vom US-Militär entwickelt („non lethal weapons"), stände kurz vor Einsatzreife. Opfer hätten das Gefühl, sie ständen in Flammen. „Derartige Folter hinterlässt kaum Spuren", (Spiegel), „und wer sich querstellt – da gibt es ja schlussendlich noch die Psychiatrie." In jedem Falle, Strahlenwaffen, „non lethal weapons", sind heute unentbehrliches Handgepäck jedes Geheimdienstlers, der auf sich hält und möglicherweise bald schon jedes Polizisten. Auch Juristen sollten dies zur Kenntnis nehmen: mit einer umgebauten Mikrowelle kann heute jeder eine hochwirksame Strahlenwaffe basteln. „Strahlenopfer" von Haus aus für verrückt zu erklären ist kriminalistisch nicht mehr „up to date".

8e. Athermische Effekte, von der SSK längst anerkannt – Bluffen staatlich erlaubt?

Dass Vater Staat sich selbst nicht auf den Leim geht, sich bei all dem brisant verheimlichten Geheimdienstmaterial seine Lügen selbst nicht glaubt, liegt auf der Hand. Dies belegt ein Sitzungsprotokoll der deutschen SSK, der Strahlenschutzkommission. So fanden wir ein Dokument, das wie kein anderes geeignet ist, das um die Grenzwerte gesponnene Lügennetz zu zerreißen, denn der Staat gesteht in Form der SSK mit der Veröffentlichung im Bundesanzeiger Nr. 43 vom 03. März 1992, seinem offiziellsten Organ, sein Wissen um die „Athermischen Effekte" höchstpersönlich ein:

„Sollten von Mobilfunkgeräten oder von Feststationen gesundheitliche Risiken ausgehen, wären weite Bevölkerungskreise betroffen!"
oder:
„Nicht nur die betriebsbereiten Handys können in Körpernähe belasten, sondern auch die Funkfeststationen können zu einer zusätzlichen Ganzkörperbelastung führen! Die Beurteilung der Gesundheitsrisiken setzt eine Kenntnis organspezifischer Eigenschaften voraus ...."
Weiter kommt die SSK zu Erkenntnissen, die sie später nie mehr zugab:
„Es können sehr komplexe Feldverteilungen inner- und außerhalb des Körpers und seiner Organe entstehen!"
Und jetzt kommt der Knackpunkt: die SSK brachte bereits 1992 ihr eigenes, „allein krankmachendes Hitzestress-Dogma" zu Fall, wenn sie ausführt:
„Es lassen sich jedoch nicht alle Wirkungen der Hochfrequenzstrahlung mit einer Energieumwandlung in Wärme erklären. So können unter Sonderbedingungen, wie über amplitudenmodulierte HF-Felder, auch direkte Wirkungen auf Makromoleküle, Zellmembranen oder Zellorganellen induziert werden!"
Und weiter gehen die erfreulichen Bekenntnisse zu den athermischen Wirkungen:
„Die experimentellen Daten (einschließlich der von Primaten) weisen auf Wirkungen hin, die möglicherweise auch beim Menschen bei einer vergleichbaren Hochfrequenzabsorption auftreten. Es handelt sich meistens um Veränderungen der Permeabilität von Zellmembranen. Beispielsweise wurde festgestellt, dass bei einer HF-Strahlung mit einer Frequenz von 147 MHz, die mit Frequenzen 6 bis 20 Hz moduliert war, der Calciumstrom aus Zellkulturen bei bestimmten Frequenzen signifikant (um 10% bis 20%) erhöht war! Insgesamt wurde eine komplexe Abhängigkeit dieser Effekte von Intensität und Frequenz beobachtet, wobei spezielle Frequenzbereiche besonders wirksam sind! Die Membraneffekte wurden vielfach bestätigt, so dass ihre Existenz heute als gesichert gilt. Hervorzuheben ist, dass die SAR-Werte hierbei teilweise kleiner als 0,01 W/kg (Anmerkung: entspricht etwa 3 nW/cm^2) sind und damit erheblich unterhalb thermisch relevanter Intensitäten liegen!"

Diese Feststellungen stammen von der SSK höchstpersönlich und zwar bereits in den Jahren 1991/1992, also vor der explosiven Ausbreitung des Mobilfunks. Dabei macht betroffen, dass der Staat nicht nur von dem ganz fundamentalen, von vielen Nachfolgewirkungen begleiteten biologischen Effekt im athermischen Bereich Kenntnisse hatte, sondern auch um seine Wirksamkeit beim Menschen wusste!

Straft sich demnach der Staat nicht selber Lügen, wenn die gleiche Strahlenschutzkommission in späteren Veröffentlichungen die Existenz athermischer biologischer Effekte durch Hochfrequenzen strikt ableugnet, während sie diese im Jahr 1992 im offiziellsten Mitteilungsblatt, den eine Bundesregierung vorzuweisen hat, im Bundesanzeiger höchstpersönlich aufführt und zitiert?

9. Von der Aufnahme von EMF-Signalen durch unseren Körper

EMF-Energie nimmt unser Körper nach Neil Cherry (2001) durch drei Mechanismen auf:

1. Durch den Antenneneffekt (s.u.).

2. Durch Einkoppelung eines EMF-Signals im Körpergewebe, wenn es verschiedene Gewebsschichten durchdringt und dabei auf die organischen Strukturen und seine Zellen einwirkt. Dieser Durchdringungsvorgang der EMF-Strahlen hängt von der „Dielektrischen Konstante", einer Art von elektrischem Widerstand des Muskelgewebes und der Leitfähigkeit des Gewebes ab, wobei, wie ersichtlich, der Gewebswiderstand unseres Körpergewebes mit steigender Frequenz dramatisch abnimmt, wodurch die Leitfähigkeit des Körpers für Stromflüsse von absorbierten Hochfrequenzen exponentiell zunimmt. Zwar wird vor allem von Mobilfunkseite immer wieder versichert, Mikrowellen, gemeint sind stets die Transversalwellen, hätten im athermischen Bereich nur eine sehr geringe Eindringtiefe ins Körpergewebe. Dies gilt aber nicht für den durch die Hochfrequenzen ausgelösten Stromfluss, der, wie oben ausgeführt, im Gegenteil mit steigender Frequenz der Trägerwelle eine massive Steigerung erfährt (Cherry).

3. Durch resonanzbedingte Absorption der EMF-Welle in unseren Körperzellen und in unserem Gehirn (siehe auch die „Schumann-Resonanzen").

Abb. 24: (nach Schwan, 1985): die „Dielektrische Konstante" und die Leitfähigkeit von typischem biologischem Gewebe als Funktion der Frequenz (Schwan, 1985)

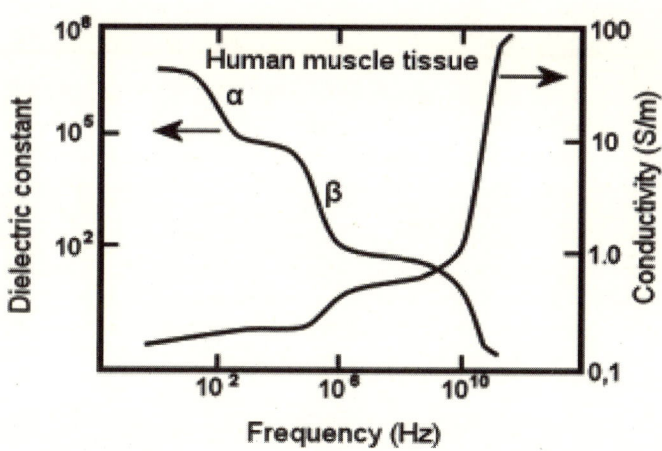

Hierzu gleich einige Erläuterungen: „Offizielle" Physiker und Ingenieure behaupteten immer, die Quantenenergie von Mikrowellen wäre viel zu niedrig, um Molekularverbindungen aufzubrechen. Deshalb wurde, trotz vielfältiger Gegenbeweise, direkte Erbgutschädigung durch Mobilfunk, Mikrowellen und Radar von Staat und Betreibern hartnäckig in Abrede gestellt. Die Strahlenaufnahme durch die Zellen nach dem Resonanzprinzip wird jedoch auch durch die so genannten „Wring-Resonanzen" verständlich. Darunter versteht man die Eigenfrequenzen der räumlich dreidimensional verdrillten Moleküle der DNS und der Proteine, wobei die Eigenfrequenzen der DNS-Moleküle zwischen 10 MHz und 10 GHz und die der Proteine zwischen 1 und 10 GHz liegen. Wenn die großen Kettenmoleküle von Körpereiweiß bzw. der Erbgutsubstanz DNS durch EMF-Signale im MHz- oder GHz-Bereich, etwa des Mobilfunks, in Eigenschwingung, eben in ihre „Wring-Resonanz", ihre „Verdrillungsresonanz" geraten, führen diese Schwingungen des dreidimensionalen Gebäudes der Moleküle zu möglichen Strukturbrüchen in den Molekülketten. Nicht die Baustoffe unseres Körpers erfahren die primäre Schädigung, sondern das räumliche Molekülgebäude verdrillter DNS- und Eiweißketten gerät wie eine Holzhütte bei einem Erdbeben in resonante übergroße Eigenschwingungen und bricht (K. Hennies H. P. Neitzke und H. Voigt, ECOLOG-Studie 2000).

Ein Beispiel für diese dritte resonanzbedingte Strahlenabsorption durch die Zelle liefern etwa die epidemiologischen Untersuchungen um den Kurzwellensender Schwarzenburg (Prof. Altpeter und Prof. Abelin, 1998) in der Schweiz. Dabei fanden sich in den umliegenden, durch Strahlen belasteten Wohngebieten eine fünffache Anhäufung von Schlafstörungen, eine Vervierfachung der depressiven Beschwerden, dreimal so viel Krebs- und doppelt so viele Diabeteserkrankungen, Ergebnisse, die nach langen mutigen Kämpfen, insbesondere von Hans Ulrich Jakob und seiner Bürgerinitiative (www.gigahertz.ch), zum Abbruch der Sendeanlage im Oktober 1997 führten.

Kurzwellen aber schwingen in einem Frequenzbereich von 30 bis 300 MHz, die Wellenlänge beträgt demnach 10 bis 1 Meter. Von einer passenden Antennenfunktion des menschlichen Körpers mit seinen Organausmaßen kann also nicht die Rede sein. Es kann sich also nur um eine resonanzbedingte Strahlenabsorption durch die Körperzellen handeln. Dies um so mehr, als langwelligere Hochfrequenzen über eine größere Durchdringungstiefe durch Materie und das organische Gewebe verfügen (siehe das „ELF-Kapitel"). Erstaunlich war in dieser Studie auch, dass signifikante Störungen des Schlafs, der Lernfähigkeit („kognitive Störungen") und anderer Gesundheitsprobleme bereits bei so niedriger Dauerbelastung wie $0,4$ nW/cm^2 aufzufinden waren (Prof. Altpeter und Prof. Abelin, 1997).

9a. Mensch, Tier und Pflanze als „Makroantenne"

Doch nun zu Punkt 1, dem Antenneneffekt, und dazu gleich einen kleinen Versuch: wer hat sich in unserer fernsehbesessenen Zeit nicht irgendwann einmal ein kleines tragbares Fernsehgerät mit nach Hause genommen, seine ausziehbare Stabantenne ausgerichtet, das Gerät im Raum hin und her gerückt und dabei wechselnden Empfang, von Bild bis Schneegestöber, festgestellt? Und plötzlich geschah das Unerwartete: in dem wir die Antenne möglicherweise ganz unabsichtlich berührten, war der Fernsehempfang plötzlich deutlich besser bis gestochen scharf. Damit hatten wir, ohne es zu wissen, den Beweis erbracht, dass unser eigener Körper als phantastische Antenne fungiert. Warum?

Alle Moleküle unseres Körpers, ob es sich nun um Eiweißstoffe (Proteine), um Zellkernsubstanzen (Ribonukleinsäuren) mit der Erbgutspirale der DNS (Desoxyribonukleinsäure), um Mono- und Polysaccharide als gleitende Substanzen in Gelenken und an den Organinnenhäuten der Pleura oder schlicht um die in unserem Körper am meisten vorkommenden Wassermoleküle handelt: sie alle sind geprägt von einem elektrischen Plus- und Minuspol – man spricht von einem „Zwei-Pol-Charakter" („Bipolcharakter"), der dem ganzen Organismus beim gleichzeitig vorhandenen Kochsalzgehalt vorzügliche elektrische Leitfähigkeit sowie das Vermögen der „kapazitiven Ankoppelung" an äußere Felder zur gleichzeitigen Antennenfunktion verleiht.

Doch wenn wir als Antenne dienen, wie sieht es dann mit den aufgenommenen Wellen und ihrer Wellenlänge aus? Zum besseren Verständnis nochmals eine kurze Rekapitulation aus der Strahlenphysik: die Lichtgeschwindigkeit beträgt, wie wir alle noch aus unserer Schulzeit wissen, 300.000 Kilometer pro Sekunde. Eine elektromagnetische Welle von einem Hertz (1 Hz) mit einer Polaritätsveränderung von Plus zu Minus pro Sekunde, würde demnach mit dem bogenförmigen („sinusförmigen") Verlauf der elektrischen und magnetischen Polarität eine sinusförmige Welle aufbauen, deren Wellenlänge 300.000 Kilometer beträgt. Bei rascherer, z.B. zehnfacher Polaritätsänderung pro Sekunde (10 Hz) würden zehn Sinuswellen die gleiche Strecke von 300.000 Kilometer durchlaufen, die Wellenlänge wäre demnach ein Zehntel, nämlich 30.000 Kilometer. Bei einer Frequenz von 1.000 Hz (1kHz) erhält man eine Wellenlänge von 300 Kilometern. 1.000.000 Hz (= 1 Megahertz, 1 MHz) entsprechen einer Wellenlänge von 300 Metern, wohingegen wir bei 1 Gigahertz (1GHz), eine Milliarde Schwingungen pro Sekunde, eine Wellenlänge von 30 cm vorfinden.

Abb. 25:

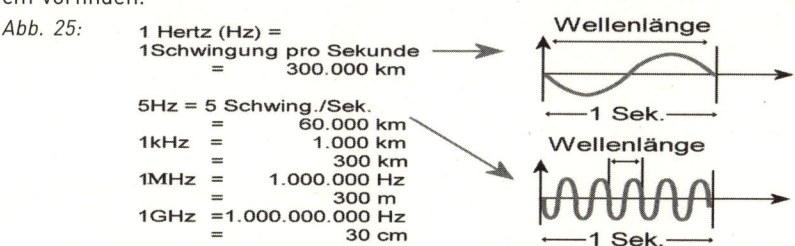

```
1 Hertz (Hz) =
1 Schwingung pro Sekunde
      =    300.000 km

5Hz = 5 Schwing./Sek.
      =     60.000 km
1kHz  =      1.000 km
      =        300 km
1MHz  =  1.000.000 Hz
      =        300 m
1GHz  =1.000.000.000 Hz
      =         30 cm
```

Wellenlänge

1 Sek.

Wellenlänge

1 Sek.

Bei der Frequenz von 1 GHz aber befinden wir uns bereits beim Mobilfunk, dem D-Netz mit 900 MHz (0,9 GHz), Wellenlänge 33,33 cm und dem E-Netz mit 1800 MHz (1,8 GHz)-, Wellenlänge 16,66 cm. Da sie in Form von Bögen („Sinus") und quer bzw. senkrecht zur Ausbreitungsachse schwingen, werden diese EMF-Wellen seit den Untersuchungen des deutschen Physikers Hertz und des britischen Physikers Lord Kelvin auch „Querwellen bzw. Transversalwellen" genannt. Die Wellenlänge (s.o.) wird dabei nach einem Buchstaben des griechischen Alphabets „Lambda" genannt. Nun weiß man aus der Technik, die ja nichts anderes als angewandte Physik darstellt, dass jeder elektrisch leitende Gegenstand als Antenne zur Aufnahme einer elektromagnetischen Welle dienen kann, wobei die Länge einer Antenne nur ein Viertel der Wellenlänge, also ein „Lambda-Viertel" betragen muss, um die Welle aufzufangen, beim D-Netz demnach 8,33 cm und beim E-Netz 4,60 cm. Beim Handy wirkt freilich auch sein Metallgehäuse als Antenne mit, eine Stummelantenne bei entsprechend langem Metallkörper ist also durchaus verzichtbar. Dass dabei auch unser Kopf und Körper als Antenne mitfungiert, versteht sich von selbst.

Wir sehen, dass wir uns mit den Wellenlängen der Handyfrequenzen (ca. 16 cm und 33 cm) und ihres vierten Teiles („Lambda-Viertel") von 8,3 cm (D-Netz) und 4,8 cm (E-Netz) gleichzeitig im zutiefst biologischen Bereich unserer Körpermaße befinden. Viele Organstrukturen liegen in diesem Größenbereich, sei es der Schädel in seinem Längs-, Quer- und Höhendurchmesser, seien es die Röhrenknochen von Armen und Beinen, seien es die inneren Organe. Allein durch ihre Größe sind die Organe demnach speziell im Frequenzbereich des Mobilfunks zwischen 1 und 2 GHz außerordentlich antennen- und resonanzfähig und dementsprechend ausgesprochen Mobilfunk-gefährdet.

So hat etwa der Kopf eines Erwachsenen typischerweise eine Breite um die 15 cm. Je nach Körpergröße beträgt die Länge unserer Ober- und Unterarme etwa 30 cm, unsere fünf Finger fungieren als „Stummelantennen" mit 5 bis 10 cm, Ober- und Unterschenkel variieren zwischen 30 und 50 cm. Und, nicht zu vergessen, auch unser ringförmiger Brustkorb verfügt mit seinen Rippen über hervorragende Antennen. Auch unsere inneren Organe sind mit ihren Ausmaßen von der Partie, seien es Herz, Lunge, Leber, Niere, Milz, Gefäße, Lymphwege, Nerven und andere organische Strukturen.

Sie alle bieten sich mit ihren Längs- und Querdurchmessern optimal den Zentimeter- und Dezimeterwellen des Mobilfunks als Antennen an. Der Kopf spielt als Antennenstruktur freilich eine Sonderrolle, weil seine Aufnahmefähigkeit durch Zahnmetalle, Kronen, Brücken und Zahnspangen (besonders bei unseren Kindern) Zusatzantennen und Strahlenakkumulatoren bildet, welche zu verstärkter Strahlenbelastung der Gehirnregion führen, so etwa des Stammhirns mit seinen Zentren für Atmung, Kreislauf, Temperatur, Schlafen und Wachen, des Zwischenhirns mit den Gefühlszentren des limbischen Systems, der Hypophyse als zentraler Hormonsteuerung, der Zirbeldrüse als Produktionsort des so wichtigen Melantonins und vielem anderem mehr.

Abb.26

Frequenz / Wellenlänge

- 1 m — Zentrales Nervensystem
- 10 cm — Systeme
- 1 cm — Felder
- 1 mm — Schaltkreise
- 100 µm — Neronen
- 1 µm — Synapsen
- 0,1 µm — Transmitter

Hz	Wellenlänge	Bereich	Strahlung/Wellen	Anwendung
Unter 50 Hz	Über 6000 km	Niederfrequenz	Technische Wechselströme	Gewinnung von mechanischer Energie, Licht und Wärme
100				
1000	50 Hz bis 20 kHz		in elektrische Schwingungen umgesetzte Schallschwingungen	Hochspannungsleitungen
10^4	6000 km bis 15 km			
10^5				Nachrichtentechnik
10^6	20 kHz bis 300 MHz	Hochfrequenz / Elektrisch erzeugte Wellen	Langwellen	
	15 km bis 1 km			
10^7	300 kHz bis 3Mhz		Mittelwellen	Rundfunk
	1000 m bis 100 m			
10^8	3 bis 30MHz		Kurzwellen	
	100 m bis 10 m			
10^9	30 bis 300 MHz		Ultrakurzwellen	Fernsehen Drahtlose Telefone
	10 bis 1 m			
10^{10}	$3 \cdot 10^8$ Hz bis $3 \cdot 10^9$			Richt- und Mobilfunk
	1 m bis 10 cm			
10^{11}	$3 \cdot 10^9$ Hz bis $3 \cdot 10^{10}$			Radar
	10 bis 1 cm			
10^{12}	$3 \cdot 10^{10}$ Hz bis $3 \cdot 10^{12}$	Optisch erzeugte Wellen	Mikrowellen	Mikrowellenherde
	1 cm bis 0,1 mm			
10^{13}	0,1 mm bis 0,8 µ		Infrarotstrahlen	Wärmestrahlen
10^{14}				
10^{15}	0,8 mm bis 0,4 µ		Sichtbares Licht	Beleuchtung Fotografie
10^{16}	400 nm bis 10 nm		Ultraviolettstrahlen	Höhensonne
10^{17}	10 nm bis 10 pm		Röntgenstrahlen	Röntgendiagnose und -therapie Werkstoffprüfung
10^{18}				
10^{19}				
10^{20}	10 bis 0,1 pm		γ-Strahlen	Radioaktive Strahlung Atomphysik
10^{21}				
10^{22}	Unter 0,1 pm		Höhenstrahlen	Kosmische Strahlung

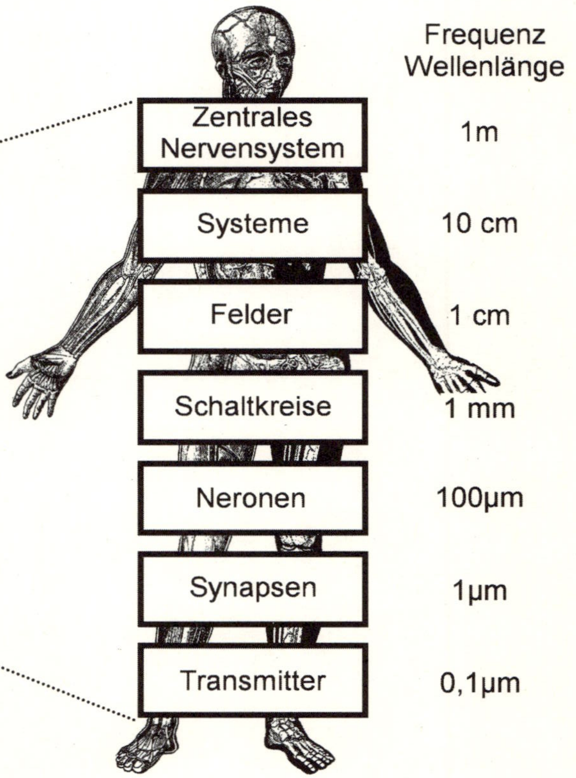

9b. Mobilfunk als Moloch? Kleinkinder, Säuglinge und Embryonen zwangsläufig als allererste Strahlenopfer

Freilich, der Antenneneffekt betrifft nicht nur Gliedmaßen, Organe und Körperteile, er betrifft natürlich auch den ganzen Menschen. Dabei wurde das jeweilige Maximum der Strahlungsaufnahme durch EMF hinsichtlich der unterschiedlichen Körpergröße der Säugetierorganismen empirisch, also durch Versuche ermittelt. Man spricht dann von der „Spezifischen Absorptionsrate – kurz SAR.

Abb. 27
Durchschnittliche SAR = spezifische Absorptionsrate von drei Arten:
Mensch, Affe und Maus bei einer Exposition von 1.000 000 nW/cm² (nach Durney und anderen, 1978).

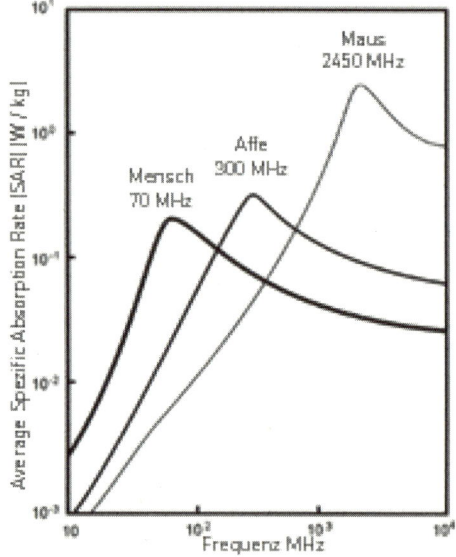

Die optimale Absorptionsfrequenz bei einem 1,80 Meter großen Mann liegt nahe bei 70 MHz mit einer Wellenlänge von 4,3 Metern. Da sich die Körpergröße weitgehend der halben Wellenlänge annähert, fungiert der Körper dabei als „Halbwellen-Dipol", wobei EMF-Wellen bereits durch Antennenstrukturen eingefangen werden können, die nur ein Viertel der Wellenlänge betragen. Der erste SAR-Gipfel mit 70 MHz betrifft demnach einen Erwachsenen mit 1,80 m Größe.
Der zweite SAR-Gipfel zeigt die maximale Energieabsorption einer 1 Meter-Welle mit 300 MHz durch die Körpergröße eines Affen von etwa einem Meter Größe. Der dritte SAR-Gipfel gibt die Aufnahme einer Welle mit 2.450 MHz (2,45 GHz) wieder, dies entspricht der Körpergröße etwa einer Maus (12,24 cm).
So wissenschaftlich trocken sich diese Graphik mit ihren SAR-Maxima ausnehmen mag: zwischen dem ersten und dem dritten Gipfel dieser Abbildung liegt die ganze Tragik des Mobilfunks verborgen. Denn zwischen 300 MHz (0,3 GHz) und 2.450 MHz (2,45 GHz) liegen eben die Frequenzen des Mobilfunks, beim D-Netz mit 0,9 GHz und beim E-Netz mit 1,8 GHz sowie

beim UMTS-Netz mit 1,9 bis 2,2 GHz. Zwischen der Größe eines Affen und einer Maus ist aber die Körpergröße unserer Kleinsten angesiedelt, unserer Säuglinge sowie des noch ungeborenen Lebens im Mutterleib. Zumeist werden gesunde junge Erwachsene als Probanden für wissenschaftliche Versuche am Menschen genommen. Das vorgefundene Schädigungspotential ist aber vom Kleinkind bis zum Embryo als den ersten Opfern des Mobilfunks stets bedeutend größer, denn: je jünger ein Mensch, desto höher sein Wassergehalt, umso besser ist er elektrisch leitend, umso besser ist auch seine Antennenfunktion! Wenn wir weiter bedenken, dass gerade beim Säugling und beim Embryo wachstumsbedingt die Strahlensensibilität aufgrund der enormen Zellteilungsrate am größten ist; dass ferner ihre

- Schädel- und Röhrenknochen wegen des geringen Kalksalgehaltes das Gehirn und das Knochenmark nur wenig schützen und die Strahlen so eine hohe Eindringtiefe erhalten;

- dass die Wellenlängen des Mobilfunks beim D-Netz mit 33,33 cm und beim E-Netz mit 16,66 cm aufgrund der Größenverhältnisse ihre maximale Aufnahme („Spezifische Absorptionsrate, SAR") im kindlichen und embryonalen Körper erfährt, dann kommen wir zur bestürzenden Erkenntnis, dass gerade unsere Kinder, Kleinkinder, Säuglinge und das Ungeborene im Mutterleib die ersten Opfer unseres Mobilfunkwahns darstellen.

Abb. 28

| Erwachsener | 10-jähriges Kind | 5-jähriges Kind |

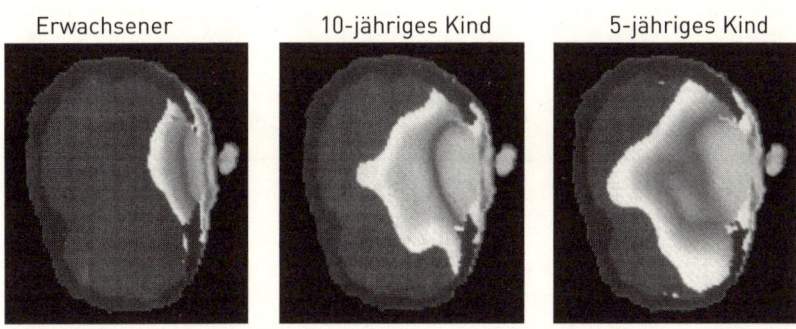

Unterschiedliche Eindringtiefe der HF-Strahlen im Infrarotbild (nach R. Santini).

10. Das thermische Mobilfunkdogma, oder: die Story vom allein krankmachenden Hitzestress

Manchmal erinnert Vater Staat an einen Märchenonkel. Dann tischt er uns Geschichten auf, die genauso wahr sind wie der Weihnachtsmann, der Klapperstorch oder der Osterhase. Offizielle „Märchen", die nur so lange aufrechterhalten werden können, als wir uns für dumm verkaufen lassen und sich unser gutgläubiges Gemüt z.B. an Weihnachtsmännern und an Osterhasen freut.

Kritisch wird es sicherlich, wenn aus Märchen Dogmen werden, den Bürgern von der Obrigkeit mit Nachdruck rechthaberisch aufs Auge gedrückt. Nur vorgekaute „Wahrheit" hat dann Gültigkeit, nur dieses hat das Volk zu schlucken. Und weigert sich gar einer, dann ist Schluss mit lustig. Dann wurde, blicken wir zurück in die Geschichte, aus dem Märchenonkel im Handumdrehen ein Inquisitor, der mit Feuer und Schwert, mit Folter und Scheiterhaufen kritisch gesunden Menschenverstand bestrafte.

Diese obrigkeitliche Rechthaberei war nicht nur religionsspezifisch: wir finden sie auch in der Wissenschaft. Weil im Mittelalter Theologen aus der Bibel herausgelesen hatten, dass die Erde samt dem restlichen Kosmos in sechs Werktagen inklusive eines Ruhetages (am Sonntag) geschaffen worden war und die Erde eine Scheibe sei, so wurde jeder, der diesen frommen Unsinn nicht für bare Münze hielt, mit Folter und dem Tod bestraft- man denke an Giordano Bruno (1548-1600), den man auf dem Scheiterhaufen verbrannte oder an Galileo Galilei, der widerrief (1633), doch dessen Spruch bekannt ist: „Und sie bewegt sich doch!"

Haben wir aber dieses längst verstaubte Denken nicht seit Jahrhunderten mit Reformation und Aufklärung abgelegt? Keineswegs. Noch heute schmiedet man sich „Wahrheiten", wie man sie braucht. Nur ist es heute nicht die Kirche, welche uns die Dogmen vorgibt. Was früher Papst und Fürst waren, sind heute Großfinanz und Industrie. Und Vater Staat hat wie in alter Zeit als Büttel und im Dienste dieser Mächtigen die obrigkeitliche Funktion, den irregeführten Bürgen diese Dogmen einzuhämmern, zu wachen dass „Volk" dumm bleibt und wir als Konsumidioten brav jeden lukrativen Unsinn glauben.

Beispiel eines solchen, zum Wissenschaftsdogma erhobenen blühenden Unsinns: „Biologische gesundheitsschädliche Effekte durch Mobilfunk und durch Hochfrequenzen sind ausschließlich im thermischen Bereich bekannt. Ein Nachweis von Gesundheitsstörungen im athermischen und Schwachdosisbereich ist nicht existent!"

Mit dieser krass wahrheitswidrigen Behauptung gehen Staat und Mobilfunklobby heute noch tagtäglich auf Akzeptanzveranstaltungen hausieren, wobei diese Wissenschaftslüge auch einen Namen hat: es ist die 26. Bundesemissionsschutzverordnung, kurz 26. BImSchV. Dieses Bundesgesetz definiert die in Deutschland gültigen Grenzwerte für den Mobilfunk - sie zählen zu den höchsten der Welt – und es besagt, dass die Grenzwerte eingehalten werden, wenn sich der menschliche Körper durch eine sechsminütige Bestrahlung (mit handyüblichen Hochfrequenzen) nicht mehr als um 0,02°C erwärmt. In Deutschland liegen die Grenzwerte für das D-Netz bei 470.000 nW/cm^2 und für das E-Netz bei 950.000 nW/cm^2. Wobei die Frage, warum Bestrahlung die darunter liegt, uns denn nichts ausmacht, jetzt ganz klar von jedem Richter in Deutschland beantwortet werden kann: „Weil die Grenzwerte eingehalten werden." Ganz nach Christian Morgenstern:

„Also schloss er messerscharf, dass nicht sein kann, was nicht sein darf."

Hinter dieser 26. BImSchV verstecken sich die Mobilfunkbetreiber und Politiker gebetsmühlenartig, wenn verzweifelte und krankgemachte Bürger auf öffentlichen Veranstaltungen auf ihr Grundrecht auf körperliche Unversehrtheit pochen. Hier finden wir die gleiche fatale Ambivalenz und Janusköpfigkeit, wenn ein „Märchen" als wissenschaftlich blanker Unsinn zum Dogma wird und Unsinniges alptraumartige Züge gewinnt. Kalt lächelnd ziehen sich die Verursacher des Leidens aus der Klemme und verweisen auf die 26. BImSchV und die beinhaltet mit ihren „Keulengrenzwerten" freie Fahrt für Rücksichtslosigkeit sowie die Lizenz zur fahrlässigen Körperverletzung inklusive Todesfolgen.

Doch selbst in dieser Minimalhinsicht des „Schutzes vor Hitzestress" versagen die Grenzwerte. Unsere Augen verfügen, ebenso wie unser Innenohr, über so gut wie keine Wärmeregulation. Das hat zur Folge, dass auch geringgradig zugeführte Wärmeenergie nicht abgeführt werden kann. Dadurch kann es bei Handygebrauch zur Überhitzung der vorderen Augenkammer, des Kammerwassers und der Linse sowie des Glaskörpers im Augapfel kommen. Folge: die Eiweißkörper der Linse gerinnen und flocken aus und es entsteht eine Linsentrübung als „grauer Star" sowie eine Glaskörpertrübung in Form von schwarzen Schlieren im Gesichtsfeld, so genannten „mouches voilantes".
Derartige Beobachtungen sind nicht neu. Der amerikanische Biologe Prof. A. H. Frey (1985) berichtete in einer Studie von einer 80%igen Zunahme von grauem Star bei Radartechnikern. Auch der russische Forscher Gordon beschrieb bereits 1966, neben vielen anderen, Linsentrübungen bei Radar- und Rundfunkstrahlenexponierten. Und das Kölner Umweltinstitut „Katalyse" berichtete 1994 von grauem Star, dieser typischen Alterskrankheit bereits bei Kindern nach intensivem Handygebrauch. Analogie für die Blindheit unserer Zeit gegenüber unseren „technischen Errungenschaften"?
Inwieweit die vielfach gehäuft auftretende Symptomatik quälender Ohrgeräusche, des „Tinnitus" (Prof. Mild und andere, 1998) die Folge eines Überwärmungseffektes darstellt, der von den schwedischen Epidemiologen in Form von „Wärme hinter dem Ohr", „Wärme auf dem Ohr" und „Brennen der Haut" als typisches Symptom bei Handynutzern dosisabhängig vorgefunden wurde, mag als Diskussionspunkt dahingestellt sein. Der Bundesanzeiger Nr. 43 vom 03. März 1992, der die 107. Sitzung der Strahlenschutzkommission (SSK) vom 12. Dezember 1991 dokumentiert, weiß über Gehörphänomene wie den Tinnitus (Ohrenklingeln) sowie über das Vernehmen

des Brummtons selbst folgendes mitzuteilen: „Bei gepulster oder modulierter Hochfrequenzstrahlung können periodische thermische Ausdehnungen der „HOTS SPOTS" im akustischen Frequenzbereich auftreten und zu hörbaren Wahrnehmungen führen."

Doch auch in anderer Hinsicht versagen die thermischen Grenzwerte im ureigensten Bereich: Es sind die „mikrothermischen Effekte", die besonders bei der gepulsten Hochfrequenz durch die haarnadelscharfen Impulsspitzen und deren Energievermittlung zu punktuellen Erwärmungen des membrangebundenen Wassers an den Zellwänden und dadurch zu „Mikroverbrennungen" auf zellulärer Ebene führen (Liu und Cleary, 1995). Wie steinzeitlich hoch sich die deutschen Grenzwerte vor dem Hintergrund der aktuellen, zumeist universitären, in jedem Falle akademisch seriösen Wissenschaft ausnimmt, mögen einige wenige Beispiele im athermischen „Niedrigstdosisbereich" verdeutlichen.

Gesundheitsschädliche biologische, durch EMF-bedingte Effekte fanden sich bei:

0,4 nW/cm^2 durch Kurzwellen, es zeigten sich in der Schweizer Schwarzenburg-Studie (Prof. Altpeter und Prof. Abelin, 1998) erhebliche Schlaf-, Lern- und Befindlichkeitsstörungen; bei

1 nW/cm^2 in Form vermehrten Ausstoßes unreifer Vorstufen von roten Blutkörperchen („Erythroblasten") im Blutbild von Mobilfunkexponierten (Prof. Dr. v. Klitzing, Medizinphysiker, ehemals Universität Lübeck).

Prof. Dr. W. R. Adey, University of California, Pionier amerikanischer HMF-Forschung) (in: Proc. IEEE 69 119-125 (1), 1980, 2002) beschreibt bei **1 nW/cm^2** eine Beeinflussung des Wachstums von Hefezellen (Adey, Claire und andere), bei

10 nW/cm^2 eine veränderte / erhöhte Durchlässigkeit von Gehirnzellmembranen, bei

30 nW/cm^2 eine Erhöhung der Neurotransmitter (Nervenbotenstoffe), bei

50 nW/cm^2 eine Verringerung der Spermienzahl; auch Prof. N. Cherry findet bei

50 nW/cm^2 bei durch einen Mittelwellensender exponierten Kindern und Jugendlichen (Sutra Tower in San Francisco) ein zweifach erhöhtes Leukämierisiko.

Nicht zu Unrecht fordern daher die „Meringer Resolution" (die Bürgerwelle e.V., diverse Bürgerinitiativen, sowie die Partei „AUFBRUCH") Vorsorgewerte im Wachbereich von 0,01 nW/cm^2 sowie im Schlafbereich von 0,0001 nW/cm^2. Die Grenzwerte, soviel ist klar, bieten keinen wirklichen Gesundheitsschutz, geschweige denn sind sie als Vorsorgewerte anzusehen. Sich auf sie zu berufen, so die Bürgerwelle e.V., sei eine „Täuschung der Öffentlichkeit". Denn sie berücksichtigen nur einseitig den monokausalen Effekt kurzfristiger Erwärmung, ohne sich im Mindesten um die Langzeitfolgen oder um übrige gleichzeitige Auswirkungen zu kümmern, sei dies die Öffnung der Blut-Hirn-Schranke, Störungen der Nervenleitung, die Melatoninverminderung, die Erbgutschädigung und vieles nachfolgend zu Behandelnde mehr.

Zudem: die Erwärmung des Körpergewebes richtet sich nach dem „Durchschnittsmenschen", wobei zu fragen ist, ob als Durchschnittsmensch ein Baby, ein Kleinkind, eine Frau mit 1,60 - oder ein Mann mit 1,85 Metern Größe gemeint ist. Sind doch gerade die Kleinsten, das ungeborene Leben sowie unsere Babys neben den Hinfälligen und Kranken immer die allerersten Mikrowellenopfer (Prof. N. Cherry, 2001), hat doch gerade die kindliche Leukämie von allen Krebserkrankungen die kürzeste Vorlaufzeit (Prof. K. Buchner).

Doch damit nicht genug: die Grenzwerte lassen das Zusammenspiel, die „Synergie-Effekte" verschiedener EMF-Signale, das Zusammenspiel des Strahlenmix plus Umweltchemie völlig außeracht. Denn für den Körper sind zwei verschiedene Belastungen nicht unbedingt nur die doppelte Belastung. Häufig, so der Radarexperte Prof. Käs, zeigt sich ein „überadditiver" Effekt. Ist das Maß voll, kann der Körper nicht mehr kompensieren, dann sind für ihn 2 + 2 eben nicht mehr 4, sondern beispielsweise plötzlich 10. Kein Wunder, dass Prof. Heyo Eckel, Vorsitzender des Umweltausschusses der Bundesärztekammer, das Festhalten an den Grenzwerten durch das Bundesamt für Strahlenschutz als „sorglos" bezeichnet (ARD-"Report" August 2000). Deutlicher wird der Tumorbiologe der Universität Wien Prof. Knasmüller, der die Grenzwerte als „liederlich und fahrlässig" bezeichnet. Und Prof. Käs von der Bundeswehr-Hochschule klagt: „Die Strahlungswerte der Mobilfunknetze liegen zwar unter den Grenzwerten. Aber diese orientieren sich ja nicht an der Gesundheit!"

Wie zutreffend diese Grenzwertschelte aus Professorenmund ist, wird zusätzlich durch einen anderen Aspekt beleuchtet: sowohl Prof. Käs als auch der renommierte „Baubiologie Maes" kommen durch Messungen zu dem Ergebnis, dass reibungsloser Handyempfang noch bei Leistungsflussdichten möglich ist, die nur den Bruchteil von 1 nW/cm² ausmachen, ja, die im Pikowatt-Bereich, also im Billionstel Wattbereich angesiedelt sind.

Die „optimale Funktion von D- und E-Netz-Handys" ist nach Maes (2003) noch bei Leistungsflussdichten kleiner als 0,0005 nW/cm² gewährleistet. Dies entspricht 0,5 Pikowatt/cm², also 0,5 Billionstel Watt. Gegenüber den Keulengrenzwerten von 470.000 nW/cm² und 950.000 nW/cm² – oder in Billionstel Watt ausgedrückt 470.000.000 pW/cm² und 950.000.000 pW/cm² – liegen die möglichen Funktionswerte eines D-Netz-Handys demnach 940 millionenfach über der notwendigen Norm von 0,5 pW/cm², bei E-Netz sogar 1.900 millionenfach über den noch besten Empfangsmöglichkeiten eines E-Netz-Handys.

Nun muss freilich gesagt werden, dass die Intensitäten der Abstrahlung, die „Emission" in ihrer Feldstärke mit dem Faktor 1/r (1 dividiert durch die Entfernung „r") und in ihrer Leistungsflussdichte mit dem Faktor $1/r^2$, also mit dem Quadrat der Entfernung von der Antenne abnimmt. Was zum anderen am Menschen an Strahlung ankommt, nennt man „Immission" (= Einstrahlung). Da die Technik der jetzigen Handygenerationen bereits jetzt so hochsensible Möglichkeiten beinhaltet, im Bereich eines Bruchteils eines Billionstel W/cm^2 den Empfang aufzunehmen, erscheint eine Grenzwertsenkung um einen Faktor einiger bis 10 Millionen bereits jetzt technisch realisierbar.

Freilich kann dann nicht mehr aus jeder Tiefgarage telefoniert werden. Betrachtet man jedoch die dramatische Erkrankungsrate, die sich Mobilfunk- und Hochfrequenz-bedingt bereits jetzt abzeichnet, belegt etwa durch Erhebungen von Prof. Mild u.a. (1998), Prof. Santini, (2001), Prof. Kundi u.a. (2002), durch die Professoren Altpeter und Abelin bezüglich des KW-Senders Schwarzenburg (1997), durch Prof. Selvin, Hammet und Edison (1992, 1997) hinsichtlich des Sutra-Tower in San Francisco, belegt auch durch die neurochirurgischen Operationsstatistiken aus Orebro/Schweden von Prof. L. Hardell (2000) mit einem 2,4-fach erhöhtem Hirntumorrisiko, oder durch die aktuelle Naila-Studie von Eger und Kollegen, die ein dreifach erhöhtes Krebsrisiko im Bereich von 400 Metern rund um Sendeantennen fanden (Naila-Studie 2004), um nur einige wichtige Beispiele zu nennen, dann kann man es nur als Skandal ersten Ranges bezeichnen, dass diese technisch machbare Grenzwertsenkung nicht längst freiwillig von Betreibern und Staat aufgegriffen wurde. Andere Regionen gingen uns mit gutem Beispiel voraus: so die Toskana mit 66 nW/cm^2 für die Summe aller Anlagen (aus Martini u.a., 2002); und Neusüdwales/Australien schafft es gar mit 1 nW/cm^2 (Maes, 2003).

Eine drastische Grenzwertsenkung aber wäre zweifellos ein guter Schritt, bevor über das endgültige Schicksal des GSM-Mobilfunk das letzte Wort gesprochen wird. Vielleicht ist dann die Ablösung durch einen verträglicheren Mobilfunk, wie die noch auf ihre biologische Akzeptanz zu prüfende „G-Com-Technologie" des Dr. Müller, möglich, welche als Trägerwelle die natürlichen Schwerkraftwellen der Erde verwendet und somit ohne jedes krankmachende Antennennetz auskommt (Dr. Müller, Raum & Zeit).

Müssten bei all dem nicht die Betreiber vollumfänglich ins Haftungsrisiko für alle mobilfunkbedingten Gesundheitsschäden per Gesetz genommen werden bei gleichzeitiger Beweislastumkehr vor Gericht? In anderen Konsumbereichen ist dies üblich. Zudem geben die Betreiber doch selber zu, dass die vielgepriesene Unschädlichkeit sich „nicht 100%ig beweisen lasse". Wie viele Menschen müssen noch Krebs bekommen, wie viele Kinder noch z.B. an Leukämie sterben, bevor sich Staat und überbezahlte Manager ihrer besonderen Verantwortung gegenüber ihren Mitmenschen sowie der übrigen Schöpfung bewusst werden?

11. Als Gesamtbild charakteristisch: das „Mikrowellensyndrom"

Doch mit welchen Beschwerden kommen „Hochfrequenzbelastete" in die Praxis? Um es gleich zu sagen: als „Einzelsymptome" sind diese Beschwerden „unspezifisch", können also auch durch andere Ursachen bedingt sein. In ihrer Gesamtheit aber bilden die Beschwerden von EMF-Belasteten ein charakteristisches Symptomen-Bild, welches „Mikrowellensyndrom" genannt wird (Prof. Ana Johnson-Liakouris, 1998) und gleichermaßen bei den mit exzessiver Strahlendosis mehrfach am Tag akut belasteten Handynutzern als auch bei den passiv und chronisch dauerbelasteten Anrainern von Mobilfunkantennen vorzufinden ist.

Das „Mikrowellensyndrom" ist gekennzeichnet durch

Schlaflosigkeit: ein Haupt- und Leitsymptom bei allen Exponierten, das sich bei Entfernen aus der Dauerexposition bessert. Demzufolge klagen die Patienten über
Erschöpfung: bereits morgens wären sie müde, zerschlagen und benommen;
Reizbarkeit und „vegetative Anspannung", zum Teil auch Erregungsgefühl;
Kopfschmerzen: z.B. morgens „Betonkopf" wie nach Gehirnerschütterung, etc.;
Übelkeit, und dies sowohl morgens als auch untertags. Dementsprechend besteht häufig
Appetitverlust sowohl zwischenzeitlich als auch dauernd. Häufig resultieren ungewollte Gewichtsabnahme (bei Kindern auch Wachstumsverzögerung) und gehäuft Durchfälle, ferner
depressive Tendenzen im Sinne einer Erschöpfungsdepression durch „Serotoninabfall" (s.u.).
Unwohlsein („In der Wohnung habe ich mich seit Antennenbau nie wohlgefühlt.") Weiterhin:
Konzentrationsstörungen, vor allem in der belasteten Wohnung, Besserung außerhalb;
Gedächtnis-Verlust: besonders in der Wohnung, vor allem des Kurzzeitgedächtnisses;
Hautprobleme wie trockene Schleimhäute, Zehennagelpilz mit Nagelablösung und anderes;
Sehstörungen wie Augenschmerzen und Brennen, Linsentrübung, Glaukom = Erhöhung des Augeninnendruckes, ungewolltes Farbensehen („Phosphene") und anderes;
Hörstörungen: vor allem Tinnitus (Ohrenklingeln);
Schwindel und Gleichgewichtsstörungen als vorübergehendes oder andauerndes Problem;
Störung des Bewegungsapparates: Muskelkrämpfe, Gelenkschmerzen;
Herz-Kreislauf-Probleme: Herzpochen, Herzjagen, Rhythmusstörungen, Hochdruck.

Mag diese chronische Mobilfunkexposition nun durch häufigen „hochdosierten" Handygebrauch (Prof. Mild und andere, 1998) oder durch Dauerbestrahlung von Anrainern rund um Mobilfunkantennen bedingt sein (Prof. Santini, 2001): in beiden Fällen zeigt dieses „Mikrowellensyndrom" Dosis-wirkungsrelationen.

Abb. 28 und 29:
Symptomverteilung von 11.000 skandinavischen Handynutzern, zur Hälfte digital telefonierend (Schweden) nach der unterschiedlichen Gesprächsdauer geordnet (Mild und andere, 1998)

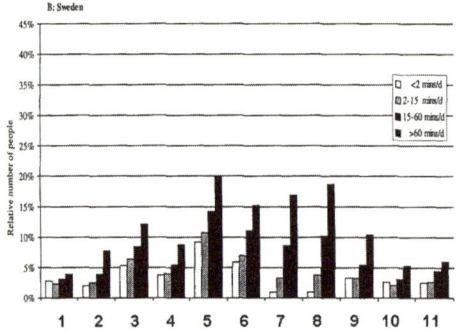

Symptome von 1 bis 11:
1. Schwindel
2. Unwohlsein
3. Konzentration
4. Gedächtnisverlust
5. Erschöpfung
6. Kopfschmerz
7. Wärme hinter dem Ohr
8. Wärme auf dem Ohr
9. Brennen der Haut
10. Ohrgeräusche
11. sonstige Beschwerden

Sprich, je höher die Exposition durch Länge des Handygebrauchs oder durch größere Nähe zur Antennenanlage, umso massiver treten auch die Symptome in Erscheinung. Wie gerade erwähnt, haben Prof. Mild u.a. (1998) nicht weniger als 11.000 (elftausend!) Skandinavier, zur Hälfte analog telefonierende Norweger und zur Hälfte digital telefonierende Schweden befragt und bei jedem Zweiten, also in 50% der Fälle, dosisabhängige Symptome gefunden, wie sie jedem umweltmedizinisch aufmerksamen Arzt aus der Praxis oder aus Erhebungen, etwa auch durch Prof. Santini bekannt sind.
(Mild K. H. u.a., 1998: „Comparison of symptoms by users of analogue and digital mobile phones – A Swedish Norwegian epidemiological study". National Institute for working life, 1998: 23, Umea, Sweden, 84pp).

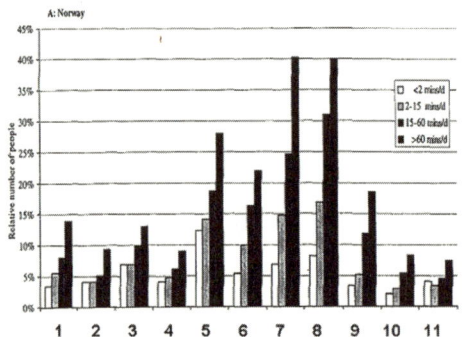

Symptome von 1 bis 11:
1. Schwindel
2. Unwohlsein
3. Konzentration
4. Gedächtnisverlust
5. Erschöpfung
6. Kopfschmerz
7. Wärme hinter dem Ohr
8. Wärme auf dem Ohr
9. Brennen der Haut
10. Ohrgeräusche
11. sonstige Beschwerden

Symptomverteilung von 11.000 skandinavischen Handynutzern, zur Hälfte analog telefonierend (Norwegen) nach der unterschiedlichen Gesprächsdauer geordnet (Mild und andere, 1998).

Symptoms (category 3 = very often) in relation to distance of basestation

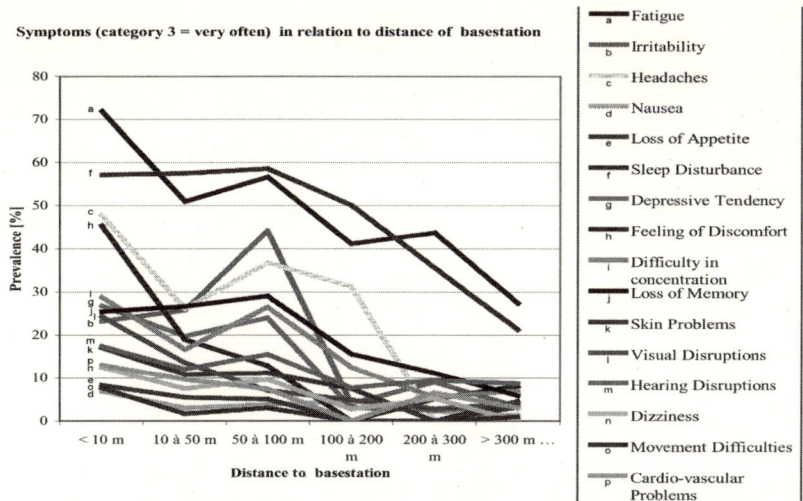

a Fatigue
b Irritability
c Headaches
d Nausea
e Loss of Appetite
f Sleep Disturbance
g Depressive Tendency
h Feeling of Discomfort
i Difficulty in concentration
j Loss of Memory
k Skin Problems
l Visual Disruptions
m Hearing Disruptions
n Dizziness
o Movement Difficulties
p Cardio-vascular Problems

Santini, R., graphische Darstellung von Dr. G. Oberfeld, Salzburg

Symptoms	Distances from base stations in meters (m)											
	< 10 m		10 à 50 m		50 à 100 m		100 à 200 m		200 à 300 m		> 300 m ...	
	2	3	2	3	2	3	2	3	2	3	2	3
Fatigue	76*	72*	63*	50.9*	60.6	56.6*	64.2	41.1	66.6*	43.7	40.7	27.2
Irritability	32.8	23.2*	41.*	25.7*	47.2*	44.1*	25.8	4.1	25	9	18	3.3
Headaches	51*	47.8*	40*	26.1*	40.6*	36.7*	60.7*	31.2*	19.3	0	15.6	1.8
Nausea	14.5*	6.9	8.4	3	5.7	3.8	2.4	4,6	0	2.3	2,1	1.1
Loss of Appetite	20.4*	8.3	8	5.5	5	5	6.9	0	4.2	0	3.3	3.3
Sleep Disturbance	41.*	57*	41.4*	57.5*	46.9*	58.5*	45.8*	50*	33.3	35.5	13.8	21.1
Depressive Tendency	16,9	26.8*	21.6	19.7*	11.6	24*	16.2	3.1	13.6	2.5	10.3	3.7
Feeling of Discomfort	28*	45.4*	25.2*	18.9	30.6*	12.8	15.7*	0	9.7	5.1	2.4	8.1
Difficulty in concentration	39.3	28.8*	37.5	16.6	34.2	26.4*	25	12.5	43.3	5.5	26.7	7.1
Loss of Memory	27.8	25.4*	29.4	26.6*	37.1*	29*	25	15.6	17.2	11.1	17.9	5.8
Skin Problems	18.1*	17.1*	6.6	10.8	11.1*	11.1	13.9*	7.5	8.7	0	1.2	4.6
Visual Disruptions	14.5	24.3*	23	13.5	22	7.1	2.5	4.9	15	2.8	13.6	4.1
Hearing Disruptions	33.3*	17.4	17.7*	12	8.3	15.5	7.7	7.7	11.6	9.5	5.6	8.7
Dizziness	10	12.5*	17.3*	7,5*	9.6	9.6*	12.2	2.7	7.7	5.2	6.2	0
Movement Difficulties	5.6	7.7*	8.2	1.7	3	3	0	0	2	0	2.9	1
Cardio-vascular Problems	10.1*	13*	15.3*	9.6	12.3*	7.4	8.7	0	8.5	6.5	1	3

Abb. 30 und 31:
Prozentangaben der Beschwerden von Anrainern von Mobilfunkantennen in Abhängigkeit der Entfernung der Wohnung zur Antenne, verglichen mit einer Kontrollgruppe ohne Exposition.
*Signifikanter Unterschied (p < 0,05) im Vergleich zu Bewohnern mehr als 300 Meter entfernt oder nicht exponiert. Spalte 2 steht für „Beschwerden oft", 3 für „sehr oft".

Bekannt waren bis dahin nur epidemiologische Untersuchungen auf Krebsfälle, Sterblichkeit und allgemeine Erkrankungsrate (Morbidität) um Radio-
und Fernsehsendetürme. Derartige Erhebungen wurden erstellt durch

- Selvin, Hammet und Edison: „Sutra Tower-Studie" mit hochsignifikanter
  Vermehrung kindlicher Krebs- und Leukämiefälle, 1992, 1997;
- Hocking u.a.: „Nord-Sydney-Leukämie Studie", 1996;
- Dolk u.a., 1997 mit der „Regional-TV-Studie Großbritannien" mit Leukämie
  vermehrung;
- Maskarinec u.a., 1994, mit der „Hawaii-Studie" und ihrem signifikanten
  Auffinden vermehrter kindlicher Leukämie;
- Cherry, 2000 : Hirntumore und Leukämie in Form von Dosiswirkungs-
  relationen;
- Michelozzi u.a., 2001: „Radio-Vatikan-Sender-Studie", mit Erhöhung
  der Kinderleukämie-Rate auf 220% und einer Vermehrung der Erwachse-
  nenleukämie, weiterhin war die „Mortalität" = Sterblichkeit erhöht;
- Haider u.a., 1993: „Moosbrunn-Studie" mit gehäuftem Auftreten
  psychovegetativer Symptome wie Kopfschmerz und Schwindel. Die
  Schwarzenburg-Studie 1995 durch Abelin, Altpeter u.a. weist rund um
  den Kurzwellensender dosisabhängige Schlafstörungen von belasteten
  Anrainern im Verhältnis zu unbelasteten Anrainern von 5:1 auf; Depressionen waren im Verhältnis 4:1, Krebs 3:1, Diabetes sowie Schwäche, Müdigkeit, Nervosität 2:1 signifikant vermehrt! Weiterhin zeigte sich unter
  Exposition eine verminderte Ausschüttung von Melatonin, welches sich
  nach Abschalten des Senders wieder auf ein normales Maß erhöhte.

Soweit zu TV- und Radiosendern! Dem französischen Professor R. Santini
aber gebührt die Anerkennung, als erster das allgemeine Beschwerdebild
des „Mikrowellensyndroms" rund um Mobilfunk-Sendeanlagen in einer groß
angelegten epidemiologischen Studie untersucht und beschrieben zu haben. Mittels einer Fragebogenaktion wurden die häufigsten Symptome von
530 hochfrequenzbelasteten Anrainern rund um Mobilfunkantennen in Abhängigkeit von der Entfernung ihres Wohnortes zur Antennenanlage, aber
auch hinsichtlich der Geschlechts- und Altersverteilung der Beschwerden
untersucht (2001, 2002, 2003). Symptome wie Erschöpfung, Reizbarkeit, Kopfschmerzen, Schwindel, Appetitlosigkeit, Schlafstörungen, Depression, Unwohlsein, Konzentrationsstörungen, Hautprobleme, Sehstörungen, Hörstörungen, Schwindel, Bewegungsschwierigkeiten und Herz-Kreislauf-Probleme sind in ihrer prozentualen Häufigkeit bezüglich der Entfernung zur
Antennenanlage (Abb. 31) vermerkt. Der Salzburger Umweltmediziner Dr.
Gerd Oberfeld hat ihre Häufigkeitsverteilung graphisch dargestellt (Abb. 30)
und dabei eine klare Dosiswirkungsrelation der Häufigkeit der Beschwerden
in Bezug auf ihre Entfernung zur Sendeanlage festgestellt.

Die Erhebungen Prof. Santinis zeigen dabei einige wichtige und bemerkens-
werte Auffälligkeiten: bis zur Entfernung von 300 Metern von der Anlage

zeigte sich ein deutlicher Abfall der Symptomatik. Ein Häufigkeitsgipfel fand sich in 50 bis 100 Metern Entfernung von der Antenne, verständlich wenn man bedenkt, dass bei etwa 100 Metern die horizontale Sendekeule den Boden berührt und sich an diesen Stellen häufig ein Expositionsmaximum messen lässt. Ferner fand Prof. Santini eine stärkere Anfälligkeit des weiblichen Geschlechts gegenüber dem Mikrowellensyndrom (siehe Abb. 32). Von den 530 Personen, die an der Fragebogenaktion beteiligt wurden, lebten 420 Personen im 300 Meter Umkreis der Sendeantennen. Da die Beschwerden nach 300 Metern stark gegenüber dem näher wohnenden Kollektiv abfielen, bildete dieser ausserhalb wohnende „unbelastete" Personenkreis die Kontrollgruppe.

Abb. 32: Geschlechtsverteilung der Symptomatik, wie sie von 205 Männern und 215 Frauen im Umkreis von 300 Metern rund um Sendeantennen berichtet wurde (Prof. R. Santini) ***p>0,05 Signifikanz**

Symptome	Männer (%)	Frauen (%)
Erschöpfung	41, 4	57,5
Reizbarkeit	17,9	28,3
Kopfschmerzen	14,4	45,6 *
Übelkeit	0	5,9*
Appetitverlust	1,9	8*
Schlafstörungen	45,4	61
Unwohlgefühle	15	25,4*
Depressive Tendenzen	9,8	26,7*

Symptome	Männer (%)	Frauen (%)
Konzentrationsstörungen	18,4	21,6
Gedächtnisverlust	18	27,7
Hautprobleme	8	13,1
Sehstörungen	12,2	22*
Hörstörungen	9,6	19
Schwindel	6	9,8
Bewegungsschwierigkeiten	3,3	2,7
Herzkreislaufprobleme	8,3	8,8
Libidoverminderung	18	12

Diesen ersten Teil seiner Studie veröffentlichte Prof. Santini in einem vorläufigen Brief an den Verleger am 12. September 2001 in „La Presse medical", die komplette Studie erschien in der Fachpresse in „Pathol. Biol." 200250:369 – 73. Der zweite Teil seiner Studie, der im September 2003 ebenfalls im Pathol. Biol. 51 (7):412 – 15 erschien, untersuchte die Abhängigkeit der Anfälligkeit und der Erkrankungsrate bezüglich des Mikrowellensyndroms in Bezug auf das Alter. Dabei zeigte sich, dass Senioren mit zunehmendem Alter signifikant empfindlicher und krankheitsanfälliger auf mobilfunkbedingte Hochfrequenzen reagieren, wobei Prof. Santini betont, dass die unmittelbare Sicht auf die Mobilfunkanlagen besonders innerhalb eines Abstandes von 100 Metern das größte Erkrankungsrisiko beinhaltet.

Kein Unterschied wurde hinsichtlich der Länge der Bestrahlung (zwischen einem und fünf Jahren) vorgefunden, außer, dass die Reizbarkeit nach fünf Jahren signifikant anstieg. Bedenkt man, dass etwa das Karzinomgeschehen in der noch vorzustellenden „Naila-Studie" nach dem Zeitraum von fünf Jahren massiv an Häufigkeit zunimmt, sich zum anderen Hochdruckerkrankungen durch allgemeine Gefäßsklerose dann möglicherweise unwiederbringlich organisch fixiert haben (etwa durch Verengung der Nierenarterien), dann kann diese erhöhte Reizbarkeit als Zeichen einer dann einsetzenden schweren organischen Erkrankungen gedeutet werden.

Als Konsequenz dieser umfangreichen Erhebung wird von Prof. Santini ein Mindestabstand zwischen Mobilfunk-Sendeanlagen und Wohngebieten von 300 Meter gefordert. Gerade die oben zitierten Sendetürme-Studien weisen signifikant vermehrte Krebserkrankungen in weit grösseren Entfernungen auf (siehe z.B. die Sutra-Tower-Studie). Auch auf Grund der Naila-Studie, die im Umkreis von 400 Metern um Mobilfunk-Sendeanlagen eine Verdreifachung der Krebserkrankungen vorfand, sind aus wissenschaftlicher Sicht dieser Minimal-Abstand zu Wohngebieten zu fordern. Freilich ist dies nicht ausreichend. Kinder, Senioren und Kranke in „sensiblen Bereichen" wie Kindergärten, Schulen, Krankenhäuser sowie Alten- und Pflegeheime müssten dringend durch einen deutlich größeren Abstand als 400 Metern zur nächsten Sendeanlage geschützt werden. Einen wenngleich schwachen Anfang setzt da der britische „Steward-Report" im Regierungsauftrag. (siehe später!)

Nachtrag:

19,6% lebten weniger als 10 Meter entfernt.
26,2% lebten in einer Entfernung von 10 bis 50 Metern.
13,8% lebten in einer Entfernung von 50 bis 100 Metern.
9,6% lebten in einer Entfernung von 100 bis 200 Metern.
10,1% lebten in einer Entfernung von 200 bis 300 Metern.
20,7% lebten in einer Entfernung von über 300 Metern und schienen nur wenig bis nicht von der Strahlenbelastung betroffen. Die Symptomatik nimmt dabei mit zunehmender Entfernung ab. (R. Santini 2001: „Symptoms experienced by people in the vicinity of cellular Phone base station" in „La Presse medical").

Dabei zeigt die beigefügte Graphik, die statistisch von Dr. G. Oberfeld, Salzburg, kalkuliert wurde, ebenso wie die Untersuchung von Prof. Mild eine eindeutige „Dosiswirkungsrelation der Symptome": je höher die Dosis, umso stärker die Symptomatik, was wissenschaftlich als absolut beweisführend gilt! Hingewiesen sei ferner auf die informative Studie der Universität Murcia, Spanien unter Prof. Navarro E. A., welche die Fragebogenaktion von Prof. Santini in La Nora an 101 Personen wiederholte und zu identischen Ergebnissen kam. (Navarro E. A. und andere, 2003: „The Microwave Syndrome: a Preliminary Study in Spain", in Elektromagn. Biol. and Med. Vol. 22, Issue 2, 2003) Die Kenntnis um dieses „Mikrowellensyndrom", von Frau Prof. Johnson-Liakouris mit ihren Veröffentlichungen über die „Lilienfeld-Studie" (siehe später) im Jahre 1998 erneut intensiv in die wissenschaftliche Debatte gebracht, datiert natürlich nicht erst ab dem Jahr 98. Sowjetische Wissenschaftler hatten diese „Mikrowellenkrankheit" bereits Jahrzehnte früher an Funk- und Radarexponierten beschrieben (Gordon Z. V., 1966). Und deutsche Wissenschaftler berichteten über das Mikrowellensyndrom als „Funkfrequenzkrankheit" bereits seit 1932 (Schliephake 1932, Horn und andere, 1934, Danzer und andere 1938). Dazu zählten die Autoren das

1. „Erschöpfungssyndrom" mit Müdigkeit, Reizbarkeit, Kopfschmerz, Übelkeit, Appetitlosigkeit und anderen Beschwerden, das

2. „Dystonisch-kardiovaskuläre Syndrom" mit Herzrhythmus- und Blutdruckstörungen,

3. und das „Zwischenhirnsyndrom" mit Ermüdung, Schlaflosigkeit und Sinnesstörungen.

(Danzer H. u.a., 1938: „Ultrakurzwellen in ihren medizinisch-biologischen Anwendungen", Georg Thieme-Verlag Leipzig; Horn L. u.a., 1934: „Klinische und experimentelle Erfahrungen mit der Kurzwellenbehandlung des Gehirns, Wiener Klin. Woch.schr. 30,47,Seite 936-939; Schliephake E., 1932: „Arbeitsgebiete auf dem Kurzwellengebiet", Deut. Med. Woch.schr. 32,1235-40).

11a. Verdoppelung allergischer Erkrankungen

Im Jahre 2001 berichtete L. Sodergren von der „Swedish Ass. for the Electrosensitives", dass der australische Arzt Dr. John Holt bei Personen mit niedrigdosierter Dauerexposition eine Verdoppelung des allergieauslösenden Histamins gefunden hatte, die unter anderem in einer Verdoppelung von allergischen Erkrankungen in Erscheinung tritt. Diese Verdoppelung war auch bei der Asthma-Erkrankung von Kindern zu beobachten. Interessanter Weise waren von dieser Zunahme weniger die chemieverseuchten „Dritt-Welt-Länder" als vielmehr die chemisch weniger verschmutzten, dafür aber Elektrosmog-verseuchteren „entwickelten" westlichen Nationen betroffen. Dramatisches in größerem zeitlichen Rahmen hört man aus England: dort erstellte das Team um Dr. Ramyani Gupta der St. George Medical School in London (Brit. Med. Jour., Bd. 327, S. 1142, 2003) eine systematische Krankheitsartenstatistik. Ergebnis: zwischen den Jahren 1900 und 2000 kam es zu einer massiven Zunahme aller allergischen Erkrankungen wie Heuschnupfen, Asthma und Ekzemen. Bei der „Anaphylaxie" als lebensbedrohlicher allergischer Sofortreaktion mit der Gefahr des akuten Erstickungstodes war sogar eine Versiebenfachung zu beobachten, und bei Lebensmittelallergien war immerhin eine Versechsfachung feststellbar (SZ 19. Nov. 2003).

Interessant in diesem Zusammenhang: wie das „Svenska Dagbladet" vom 25.Oktober 1999 zitiert, sieht Dr. John Holt als Ursache der zunehmenden Allergisierung besonders im Kindesalter eine durch Hochfrequenzen und Mikrowellen bedingte Dünndarmentzündung mit Öffnung der „Blut-Dünndarm-Schranke". Wie besonders der amerikanische Autoimmun- und Sarkoidoseforscher Dr. Zoltan P. Rona von der „World Sarcoidosis Society" (2000) betont, wird das Syndrom dieses „undichten Darmes" („leaky-gutt-Syndrom") hauptsächlich durch Entzündungsvorgänge der Dünndarm-Innenauskleidung verursacht. Die Entzündung führt zu einer Vergrößerung der Zwischenzellräume der „Endothelzellen" des Dünndarms. Dies hat die Aufnahme größerer Proteinmoleküle zur Folge, die normalerweise in kleine Partikel aufgespalten werden, bevor sie durch die schmalen Zwischenräume der Darminnenauskleidung gelangen. Dadurch wird das Immunsystem zur Bildung von Antikörper gegen diese großen Moleküle angeregt, die jetzt als Fremdsubstanzen eingestuft werden. Da ein gesunder Darm niemals die Präsenz so großer Proteine im Blutstrom erlaubt, werden vom Immunsystem jetzt ehemals harmlose Nahrungsmittel als Fremdeiweiße bekämpft und Antikörper gegen sie gebildet. Diese gelangen in die verschiedenen Gewebeschichten und führen zu Entzündungsreaktionen, etwa an den Gelenken als autoimmunologisch bedingte Arthritis, der Blutgefäße als Vaskulitis (Gefäßentzündung) und der Lunge mit ihren Bronchien als Asthma.

Dass Nahrungsmittelallergien wie jede andere Allergie mit einer überschießenden Histamin- und Serotonin-Ausschüttung mit Juckreiz, Rötung, Ödemen, aber auch mit Blutdruckabfall, Müdigkeit und Depressionen verbunden sind, versteht sich von selbst. Unmittelbar nachvollziehbar ist weiterhin, dass sich bei einer derartigen Überforderung unseres Darmes als unseres ausgedehntesten „Abwehrorgans" die Immunität unseres Gesamtorganismus drastisch verschlechtert und dieser „undichte Dünndarm" Pilzinfektionen und pathologischen Darmkeimen mit zum Teil fatalen Krankheitsfolgen Tür und Tor öffnet.

11b. Kopfschmerz – sogar schon bei Kindern

Noch ein Wort zum Kopfschmerz – sogar schon bei Kindern. Wie die Bürgerinitiative OMEGA in ihrem Beitrag „Immer mehr Kinder klagen über Kopfweh" berichtet, klagen nach Dr. R. Pothmann, Leiter eines Kinderneurologischen Zentrums im Ruhrgebiet, immer mehr Kinder über „Kopfweh". Seit 15 Jahren widmet sich der Experte kopfschmerzgeplagten jungen Menschen. Es sei ein offenes Geheimnis, dass ihre Zahl ständig steigt: „Während 1960 etwa 45% der Schulabgänger angaben, schon einmal unter Kopfschmerzen gelitten zu haben, sind es heute zirka 90%." Auch von dpa wird diese Zahl bei Kindern bis zum 12. Lebensjahr bestätigt (Ärztliche Praxis, 16. April 2004). Bei jedem fünften Kind sei der Alltag stark von Kopfschmerzen beeinträchtigt, mit erheblichem Leidensdruck träten sie heute häufig schon im Kindergartenalter auf, ein Trend, der auch in Italien, den Niederlanden und den skandinavischen Ländern zu beobachten ist. Die Ursache ist nach der Bürgerinitiative OMEGA keineswegs mysteriös: Denn Kopfschmerzen nehmen bei den Kindern mit zunehmenden Lebensjahren zu- wegen des dann immer häufigeren und bereits langjährigeren Handygebrauchs!

Und noch ein Wort zu „sonstigen Symptome" z.B. nach Prof. Mild (Nr. 13): wussten Sie, dass bereits 13% unserer handyverfallenen Schulkinder unter Tinnitus, einer für ihr Alter völlig unüblichen Störung, leiden? Wussten Sie weiterhin, dass sich zwischen 1994 und 1996 bei jungen Frauen zwischen 16 und 24 Jahren der Schlafmittelverbrauch verdoppelt hat und die Verschreibung von Antidepressiva um 40% anstieg (L. Sodergren, Swed. Ass. for Electrosensitive)? Tierschutz ist gut! Auch „Menschenschutz" wäre angezeigt!

12. Elektrosensible – nur „Elektrochonder"?
Was sagen Ärzte dazu?

„Elektrosensible sind Elektrochonder"; „Elektrosmog ist Elektrospuk"! Diese noch im Jahre 1999 in Öffentlichkeit und Hörsäle ausposaunten Thesen eines früheren Kommilitonen und jetzigen Münchner Lehrstuhlinhabers für Physikalische Therapie, Prof. Kröhling, waren so ganz nach dem Geschmack der milliardenschweren Mobilfunkkonzerne. Zwar sind die mehreren hundert wissenschaftlichen Arbeiten, welche die krankmachenden Wirkungen der Familie der Hochfrequenzen mit überwältigender Evidenz belegen, angefangen von den analog strahlenden Fernseh- und Radiosendern mit ihren Lang-, Mittel-, Kurz- und Ultrakurzwellen bis hin zur „digitalen" gepulsten Radartechnologie (1 bis 26 GHz und höher), alle weitestgehend universitären bzw. akademischen Ursprungs. Und dies gilt auch für die etwa 70, speziell die Gesundheitsgefährdung der Mobilfunkstrahlen dokumentierenden Studien, vielfach ursprünglich sogar Auftragsarbeiten des Staates und der Mobilfunkbetreiber, und keines Falls in privaten Küchenlabors der „linken Müsli-Ecke" ausgekocht.

Nichts desto Trotz: das Dogma der allein thermisch-krankmachenden EMF wurde und wird nach wie vor mit Penetranz und Konsequenz in offiziell-staatlichen als auch industrienahen Verlautbarungen breitgetreten. Und dies ist zweifellos einer der Hauptgründe, warum sich gerade die schulmedizinische Ärzteschaft dieser Thematik nur so zögerlich annimmt. Dies ist paradox, wenn man bedenkt, dass doch alle diese Arbeiten schul-medizinisch-biologisch-physikalischer Forschung entstammen.

Woher rührt sie noch, diese doch viel zu geringe Akzeptanz der Gesundheitsgefährdung durch den Mobilfunk gerade durch die Ärzteschaft, die es doch wissen sollten? Zwar deutet sich auch hier ein Umdenken an: der bündige Nachweis der Krebsgefährdung rund um Mobilfunkantennen z.B. durch die „Naila-Studie", (2004, Eger und Kollegen) sowie die nachgewiesene Gentoxizität durch die Reflexstudie verfehlten nicht ihre Wirkung. Man denke auch an die zwischenzeitlichen Ärzte-Appelle von Freiburg, Bamberg und Hof. Tausende von Ärzten haben sich ihnen angeschlossen. In Österreich warnte sogar die Bundesärztekammer hochoffiziell vor den Mobilfunkschäden (2005).

Doch die Standespresse ist weitgehend „industrie-dominiert"! Wirklich objektive, kritische medizinische Berichte und Artikel liegen für den stress-geplagten, oft bewundernswert an vielen Fronten gleichzeitig kämpfenden Kassenarzt leider noch in viel zu geringem Umfang vor! Und vergessen wir nicht: Mobilfunk ist eine unsichtbare Gefahr, in ihren Frequenzen weder sichtbar wie die elektromagnetischen Lichtwellen, noch tastbar, noch direkt zu hören wie die Schallwellen – kurz: unsere fünf Sinne lassen uns im Stich. Freilich, „Ausnahmen bestätigen die Regel". So auch hier: es gibt „Elektrosensible", die elektromagnetische Felder bereits bei geringsten Strahlenpegeln „spüren" und das sowohl im hoch- als auch im niederfrequenten Bereich. Doch dies wird keinesfalls als Privileg empfunden. Zumeist sind es

Befindlichkeitsstörungen wie Kopfschmerzen, Schwindel, Stress- und Spannungsgefühle, Übelkeit und Unwohlsein, Konzentrationsmangel und Schlafstörungen und anderes, wie wir sie allesamt vom „Mikrowellensyndrom" her kennen. Und dies ist keineswegs nur negativ zu werten. Denn Elektrosensibilität tritt häufig bei vorbelasteter, bereits „angeschlagener" Gesundheit auf. Diese kann in einer früheren überstandenen Krebserkrankung, einer Autoimmunerkrankung, einer rheumatischen oder sonstigen chronischen Vorbelastung bestehen. Auch eine „Vorbelastung in Form einer früheren massiven Hochfrequenzexposition, etwa durch den Arbeitsplatz am Flughafen, ist denkbar. Häufige Zusatz-Ursachen sind ferner, wie etwa der Bremer Arzt für Präventivforschung und Umweltmedizin Prof. Rainer Frenzel-Beyme betont, auch eine Belastung durch unverträgliche Zahnmaterialien wie das hochtoxische Amalgam sein, durch Palladium oder auch durch eine individuell unverträgliche Zahngoldarbeit, einer Zahnspange, ein Implantat oder eine Material-unverträgliche Zahnprothese. Insofern ist „Elektrosensibilität" durchaus lebensdienlich. Von Vorbelastungen gestresst beginnt der Körper gleichsam laut zu „schreien", wenn er von einem neuen Stressor, etwa von hoch- oder niederfrequentem Elektrosmog getroffen wird.

Dazu ein kleiner Abstecher: Das Syndrom der aufgebrochenen Dünndarm-Schleimhaut-Barriere, des „leaky gutt", wurde von Dr. J. Holt als ursächlicher Mechanismus für den dramatischen Anstieg von Allergien bei EMF-Exponierten angenommen und bezüglich unverträglicher Zahnmaterialien intensiv im Rahmen der Autoimmunerkrankungen erforscht. So sind nach Prof. Dr. D. Klinghardt/Seattle sämtliche Metalle, insbesondere Zahnmetalle (wie Quecksilber oder individuell unverträgliches Zahngold), als Hauptursache für derartige „autoaggressive" Krankheiten anzusehen. Denn die von Schwermetallen veränderten Proteine werden vom Körper als Fremdeiweiß erlebt und führen zur Antigen-Antikörperreaktion gegen eigene Proteine. Wir sehen: „Elektrosensibilität" ist eine Schutzfunktion für vorbelastete Patienten, wie etwa Amalgamträger, bei denen eine weitere Öffnung der Dünndarm-Blut-Schranke, des „leaky gutt", durch Mobilfunk zu massiver Gesundheitsgefährdung, wie Autoimmunerkrankungen, Allergien und anderem führen könnte (siehe dazu etwa Dr. C. Muss: „Können Dentallegierungen gesundheitsschädlich sein? GZM 1/2003). (Anmerkung: Amalgam ist ein Metallgemisch von 53% Quecksilber und Silber, Zinn, Zink u.a.)

Gerade im Zusammenhang mit Amalgam als „universellem" Krankmacher aber darf die Blut-Hirn-Schranke nicht vergessen werden. Denn die Schwermetalle des Amalgams, allen voran das Quecksilber, sind „fettlöslich" und daher bestens nerven- und gehirngängig, vor allem wenn Hochfrequenzen wie der Mobilfunk mit der Öffnung der Blut-Hirn-Schranke zusätzlich Tür und Tor geöffnet haben. Hier aber zeigen sich vielfältige fatale Synergien, auf die insbesondere der Zahnarzt Dr. J. Lechner („Immunstress durch Zahnmetalle und Elektrosmog", Raum & Zeit, 74/1995) hingewiesen hat. Sowohl Nieder- als auch Hochfrequenzen verstärken die Mundstromspannungen amalgambelasteter Patienten- Amalgam-Plomben sind nach wie vor die

„Regelversorgung"! Besonders bei gleichzeitigen Goldarbeiten im Mund kommt es zu Mundströmen, bei welchen die unedleren Metalle des Amalgams in Lösung gehen und als Ionen zum Gold als dem edleren Metall wandern. Kurz – durch EMF kommt es zu einer deutlich gesteigerten Ausscheidung von Quecksilber aus dem Amalgam, zur Aufnahme des toxischen Metalls durch die Schleimhäute in die Lymphe und durch seine „Fettlöslichkeit" und die möglicherweise zusätzlich geöffnete Blut-Hirn-Schranke zu einer vermehrten Einlagerung im Nerven- und im Hirngewebe. Aufgrund der diesbezüglich langen Halbwertzeit des Quecksilbers von 18 Jahren führt dies zu einer Ansammlung der Metallionen im Gehirn und zur Schädigung der Nervenzellsubstanz. Wer sich über das staatlich totgeschwiegene erschütternde Gefahrenpotential des Amalgams, noch immer „Regelversorgung" unserer Kassenpatienten, also von 95% der Bundesbürger, informieren will, der lese das „Kieler Amalgamgutachten" von Prof. O. Wassermann und anderen der Universität Kiel (im Auftrag der Staatsanwaltschaft Frankfurt/Main, Prof. E. Schöndorf, 1995). Verstärkt wird dieser Prozess zudem durch den Umstand, dass Goldkronen und Zahnmetallarbeiten Akkumulatoren und Resonatoren erster Güte darstellen (Lechner), welche das Mittel- und Stammhirn mit der Hirnanhangsdrüse (Hypophyse), das „verlängerte Rückenmark" („Medulla oblongata"), das Gefühlszentrum des limbischen Systems und andere Gehirnstrukturen mit ihrem HF-Elektro- und Magnetosmog irritieren. Wer je das Röntgen-Computertomogramm-Bild des Kopfes eines Patienten mit Metallversorgung seiner Zähne, z.B. mit Gold, Amalgam oder anderen Metallen in der frontal-senkrechten Schnittebene sah, wird nie den Kranz von Strahlen rund um Metallarbeiten in den Zähnen vergessen, der sternförmig mit vielfältigsten feinen Linien die zusätzliche Strahlenbelastung der so nah betroffenen Gehirnareale deutlich macht.

12a. Brandaktuelles aus Schweden:
Allergiezellen en masse unter der Haut!

Brandaktuelles kommt von Prof. Johansson und Mitarbeitern aus Schweden, mit Nachrichten, die im wahrsten Sinne des Wortes unter die Haut gehen: forscht Prof. Johansson doch am Karolinska-Institut Stockholm in der Abteilung für Experimentelle Dermatologie und Neutrale Wissenschaft. Auf einem internationalen Kongress am 13. November 2004 in Olten/Schweiz (Veranstalter die BI Hans Ulrich Jakob) stellte er die Forschungsergebnisse der letzten Jahre vor. Dabei untersuchte Prof. Johansson die menschlichen Haut von gesunden Probanden auf das Vorhandensein von „intraepidermalen Nervenfasern" (Nervenfasern in der Haut), indem er den neuen Farbmarker PGP p5 benutzte. Insbesondere bei der Suche nach organischen Ursachen der Elektrosensibilität wurde er mit seiner Arbeitsgruppe fündig: denn in diesen obersten Hautschichten, 20 bis 40 μm, also zweihundertstel bis vierhundertstel Millimeter unter der Hautoberfläche, war bei den elektrohypersensitiven Personen die Anzahl der Mastzellen in der Oberschicht der Haut signifikant vermehrt. Diese Mastzellen beinhalten in ihrem Zellkörper kleine Granula, winzige flüssigkeitsgefüllte Bläschen. In diesen Granula finden sich gewebsaktive Substanzen wie Histamin, Histidin, Serotonin, Chymase, Tryptase und andere mehr, die, durch einen äußeren Reiz ausgeschüttet, zu entzündlichen Prozessen wie lokaler Rötung, Ödemen, Juckreiz, Schmerzen und sonstigen Missempfindungen führen. Wie Prof. Johansson und sein Kollege Dr. Gangi durch ultrafeine Färbeverfahren in den Hautbiopsien nachweisen konnten, zeigt sich gerade bei den Elektrosensiblen eine vermehrte Ausschüttung dieser Gewebssubstanzen, und diese nicht nur durch ionisierende Strahlung und UV-Licht, sondern auch durch Einfluss elektromagnetischer Signale, ob es sich nun um Radio, TV oder Mobilfunk handelt. Durch diesen Mechanismus der „Degranulation" der Mastzellen und der Ausschüttung der gewebsreizenden Substanzen, so Prof. Johansson, werden vielfältige Symptome von Elektrosensiblen und „Elektro-Allergikern" erst plausibel, so etwa Juckreiz, Hautrötung, Schmerzen und anderes mehr. Da Prof. Johanson bei HF-belasteten Patienten zudem vermehrtes Auftreten von Melanomen vorfand, ist u.E. davon auszugehen, dass es nicht nur bei dieser reversiblen Ausschüttung von Entzündungsstoffen bleibt. Auf Grund der Krebs-Entartungstendenz müssen fast zwingend zusätzliche degenerative krebsfördernde Prozesse vermutet werden.

Zusätzlich machen Johansson und Kollegen bei ihren Gewebserforschungen eine interessante Entdeckung: auch im Herzgewebe konnten granulahaltige Mastzellen gefunden werden. Daher ist anzunehmen, dass die vielfach beobachten Herzrhythmusstörungen und Herzmissempfindungen, wie sie von Elektrosensiblen unter HF- und Mobilfunkexposition vielfältig angegeben werden, auf die ebenfalls unter HF- und Handyeinfluss zu vermutende Freisetzung von Histamin, Histidin, Serotonin und anderen Entzündungsauslösern zurückzuführen sind.
Jedenfalls ist es nicht zuletzt seinen Forschungsarbeiten zu verdanken, dass Elektrosensibilität heute in Schweden als Körperbehinderung anerkannt wird.

Diesbezügliche Literatur:

- Johansson O. „Electrohypersensitivity: observation in the human skin of a physical impairment", Vortrag in Olten/Schweiz am 13. November 2004 auf Einladung von Gigahertz.

- Gangi S. and Johansson O. 2000: „Theoretical model based upon mastcells and histamine to explain the recently proclaimed sensitivity to electric and/ or magnetic fields in humans. Med. Hypothese 54 pp 663-671).

Die „Elektrosensibilität" hat aber auch einen sozialen Aspekt. Sind es doch die Elektrosensiblen, die am frühzeitigsten und lautesten protestieren, Bürgerinitiativen ins Leben rufen, Aufklärungsvorträge organisieren, Mobilfunkmasten verhindern, etc., weil sie als Vorbelastete wie Erdbebensensoren die krankmachende Potenz von Hochfrequenzen frühzeitiger leidvoll spüren und Alarm schlagen, wenn andere trotz Strahlenschädigung noch ruhig sind.

Insofern kommt dieser leidvollen „Elektrosensibilität" eine Schutzfunktion für die Gesundheit aller zu, weshalb wir diesen Menschen für ihr soziales Leiden danken sollten. Ihre Diffamierung als „Elektrochonder", noch dazu durch einen medizinischen Lehrstuhlinhaber (s.o.), ist aufgrund oben angeführter Erkenntnisse daher nicht nur unwissenschaftlich. Gerade Betroffene empfinden derartige Aussagen als blanken Zynismus.

Wie wir anlässlich des Mikrowellensyndroms sahen, wurde über „Elektrosensibilität" bereits 1966 von Gordon aus der ehemaligen Sowjetunion berichtet. Von deutschen Autoren finden sich erste Veröffentlichungen schon 1932 von Schliephake, 1934 von Horn u.a., und 1938 von Danzer u.a.. Aber auch neuere, groß angelegte Studien belegen wissenschaftlich die Existenz des Phänomens der „Elektrosensibilität", so ein schweizerisches Studienprojekt mit der assoziationsreichen Bezeichnung „NEMESIS".

12b. „NEMESIS"

Damit ist freilich nicht das antike rächende Schicksal angesprochen, sondern die Anfangsbuchstaben dieser Arbeit über Niederfrequente Elektrische und Magnetische Felder und Elektrosensibilität In der Schweiz. Die Studie wurde über fünf Jahre im Auftrag des „BUWAL", des eidgenössischen Bundesamtes für Umwelt, Wald und Landschaft, unter der Leitung von Prof. Dr. H. Krueger, Institut für Hygiene und Arbeitsphysiologie der Technischen Hochschule Zürich durchgeführt. Wenn NEMESIS auch ausschließlich messbare Elektrosensitivität gegenüber dem niederfrequenten elektromagnetischen Feld der 50 Hz-Stromversorgung erforschte, ist diese Arbeit im Regierungsauftrag ebenso wie die TNO-Studie bezüglich Hochfrequenzen aufgrund ihrer wissenschaftlichen Akribie zur Widerlegung derart unsinnig-flotter Professoren-Sprüche wie „Elektrosensible sind Elektrochonder" von exemplarischer Bedeutung. Zweierlei wurde bei NEMESIS untersucht:

Im 1. Teil der Studie wurden 50 elektrosensible Probanden für vier Wochen auf ihr Schlafverhalten mittels eines Schlafregistriergerätes, eines „Dormographen", auf ihre Schlaftiefe, das Aufwachbefinden am Morgen, die Traumphasen (= „REM-Phasen"), die Herzfrequenz, die Variabilität der Herzschlagperiode und die Körperbewegungen während des Schlafes überprüft. Im Doppelblindverfahren wurde gefahndet, ob sich unter Einfluss eines elektromagnetischen Feldes von 50 Hz (Hausstrom) unterhalb zulässiger Immissionswerte nachts ein anderes Schlafverhalten feststellen ließ als ohne Elektrostress.

Das Ergebnis war eindeutig: überdurchschnittlich viele Versuchspersonen schliefen unter 50 Hz-Provokation generell oberflächlicher als in Nächten ohne Exposition. Gleichzeitig zeigte sich, dass die Unterschiedlichkeit der Herzfrequenz unter Feldprovokation geringer ausfiel, was übertragen gesprochen bedeutet, dass sich der Herzschlag unter Exposition nicht in dem Ausmaß erholt, wie dies sonst in Tiefschlafphasen geschieht. Die so genannte „Herzratenvariabilität" war deutlich vermindert. Weiterhin zeigte sich, dass die Schläfer überdurchschnittlich oft versuchten, während des Schlafes den Feldern auszuweichen.

Teil 2 der Studie dagegen befasste sich mit unbewusstem Wahrnehmen des EMF-50 Hz-Feldes im Wachzustand. In 20 Sitzungen erkannte von 49 „Elektrosensiblen" und 14 „Nichtelektrosensiblen" (eigene Einschätzung) ein überdurchschnittlicher, nebenbei gleichgroßer Teil, ob das EMF-Feld eingeschaltet war oder nicht (siehe TNO-Studie Seite 15).

Kurz zusammengefasst waren die Haupterkenntnisse von „NEMESIS" im 50 Hz-Bereich:

- Es gibt Elektrosensitivität!

_ Die „Elektrosensiblen" zeigten keine psychischen Auffälligkeiten. Es bestand ein signifikanter Unterschied zu Vergleichsgruppen einer psychosomatischen Klinik.

- Bei einem Untersuchungskollektiv von 63 Personen (49 „Elektrosensible" und 14 „Nichtelektrosensible") waren 25,2% in der Lage, in verschiedenen Tests das 50 Hz-EMF-Feld wahrzunehmen. Dabei schnitt die kleine Gruppe der selbst eingeschätzten „Nichtsensiblen" sogar etwas besser ab als die „Elektrosensiblen".

- Unspezifische indirekte Elektrosensitivität und Wahrnehmung elektrischer und magnetischer Felder in Form von Beschwerden (Befindlichkeitsänderungen) war im Schlaflabor an einer überzufälligen Zahl objektivierbar durch Messgrößen, wie verminderte Schlaftiefe, Ausweichen gegenüber der Stromquelle im Schlaf, Änderungen der Atemperiode und des Herzschlages, veränderte Morgenbefindlichkeit und anderes mehr.

Leider geizt diese ausgezeichnete Arbeit in ihrer Auswertung mit verbindlichen, allgemein verwertbaren Aussagen. Zudem war ja auch nur messbare „Elektrosensitivität" im Rahmen der subjektiven „Elektrosensibilität" Ziel der Untersuchung, nicht dagegen die medizinischen Ursachen. Der Studie ist jedoch eine messbare Elektrosensitivität bei zumindest 5% aller am Projekt beteiligten Versuchspersonen (Seite 102) zu entnehmen, ein Ergebnis, das bei dem ja in 25% der Versuchspersonen nachweisbarem Aufspüren des EMF-Feldes im Wachzustand offenkundig prozentual erheblich „untertreibt". In jedem Falle zeigt NEMESIS eindeutig: „Elektrosensitivität" ist als wissenschaftliches Phänomen heute nicht mehr wegzudiskutieren.

Nun mag es müßiger Streit sein, ob sich „Elektrosensibilität" nur als „Elektroallergie", als überschießendes Reagieren auf Elektrosmog und Aufspüren bereits schwächster Felder definiert, oder ob darunter auch die sowohl bewusst als auch unbewusst wahrgenommenen Befindlichkeits- und Krankheitsstörungen des „Mikrowellensyndroms" zu verstehen sind. In jedem Falle aber hat man die bestürzenden Erhebungen von Prof. Mild und seiner Mitarbeiter zur Kenntnis zu nehmen (s.o.), der bei jedem Zweiten, also bei 50% von 11.000 handynutzenden Skandinaviern EMF-ausgelöste Symptome, noch dazu in wissenschaftlich schlagender „Dosiswirkungsrelation" vorfand. Wie immer man „Elektrosensibilität" auch definieren mag, es ist alles andere als ein „Randproblem".

Zu erwähnen ist in diesem Zusammenhang auch eine Studie von Prof. P. David, 2002, Universität Witten Herdecke. Untersucht wurde im Doppelblindverfahren eine Gruppe von Elektrosensiblen sowie von Teilnehmern, die sich als „unempfindlich" bezeichneten. Exponiert wurden die Probanden mit einem schwachen magnetischen 50 Hz-Feld mit einer magnetischen Flussdichte von 10 µT („Tesla"). Zum Vergleich: der deutsche Grenzwert für Magnetfelder liegt für die EMF von 50 Hz bei 100 µT und das Magnetfeld eines Elektromotors beläuft sich direkt am Anker auf 1.200 µT. Im Versuch wurden die Magnetfelder ohne Wissen der Teilnehmer in bestimmten Abständen ein- und ausgeschaltet. Bestand zunächst kein Unterschied in der Trefferquote zwischen der sensiblen und der unsensiblen Gruppe, so änderte sich das Bild, wenn nur die richtigen Antworten bei „Feld ein" bewertet wurden. In diesem Falle lag die Trefferquote bei den Elektrosensiblen wesentlich höher als bei der normalen Kontrollgruppe. Dies zeigt, dass es Mechanismen im menschlichen Organismus gibt, die auch kleinste physikalisch messbare Reaktionen aufdecken. Bei Kenntnis der Biophotonen und der Mikromagnetitkristalle sollte dies nicht verwundern.

Zum identischen Ergebnis wie sein Kollege David und wie das Schweizer Studien-Projekt kam im Jahr 2003 auch Prof. N. Leitgeb der Universität Graz, nebenbei einer der Autoren von „NEMESIS". In einer ausgedehnten Studie untersuchte er 708 erwachsenen Probanden, es waren 349 Männer und 359 Frauen im Alter zwischen 17 und 60 Jahren, das Studienobjekt war die Wahrnehmungsschwelle für EMF-Felder von 50 Hz. Auch hier konnte bei einer Untergruppe signifikant erhöhte „Elektrosensitivität" als Fähigkeit, EMF-Felder auszuspüren, festgestellt werden. Nach Leitgeb ist das Phänomen der Elektrosensibilität somit signifikant größer als bisher offiziell angenommen, jedoch „nicht in dem Ausmaß, als ihm von Selbsthilfegruppen zugeschrieben wird" (Bioelektromagn. 24: Seite 387-394, 2003).

Die Untersuchungen von Prof. Leitgeb und Prof. David sind auch insofern brisant, weil beide eher zur Gruppe „mobilfunkfreundlicher" Wissenschaftler gezählt werden, und sich bisher in jedem Falle nicht als „Mobilfunkkritiker" exponiert haben.

12c. Die „Herzraten-Variabilität"

Ebenfalls zum Ergebnis messbarer Elektrosensibilität wie seine oben zitierten Kollegen kommt auch der bekannte Mobilfunkkritiker und Medizinphysiker Prof. v. Klitzing, ehemals Universität Lübeck. Die Messstrecke, an welcher er Elektrosensibilität am Menschen misst, ist das vegetative Nervensystem. Dessen Bioregulation ist im Hypothalamus angesiedelt, welcher der Hirnanhangsdrüse, der Hypophyse vorgelagert ist, die ja zentral die Körperhormone steuert. Auf Funktionen wie den Herzschlag, die Hautdurchblutung, die Aktivität der Kapillargefäße und der Reaktionen, die wir im EKG und teilweise auch im EEG messen können, hat der Mensch keinen unmittelbaren Einfluss, sie sind den Rhythmen unseres Vegetativums und somit des Hypothalamus unterworfen.
Durch Hochfrequenz- und Mobilfunkstress wird aber diese natürliche Rhythmik aufgehoben und z. B. die „Herzraten-Variabilität" weicht einer Regulationsstarre. Daher empfiehlt Prof. v. Klitzing, das Ausmaß HF-bedingter Elektrosmogbelastung am Kriterium vorhandener bzw. aufgehobener „Herzraten-Variabilität" zu messen.

Dies war auch Forschungsgegenstand der polnischen Wissenschaftlerin Frau Prof. A. Bortkiewicz u. a. (1996). Untersucht wurde dabei der Einfluss von Hochfrequenzen auf das vegetative Nervensystem bei 71 Mitarbeitern einer Mittelwellen-Radiostation. Die Mitarbeiter waren alle im Alter zwischen 20 und 68 Jahren und hatten eine berufliche Expositionszeit von 2 bis 40 Jahren. Hauptsächliches Ergebnis: aufgrund der permanenten Reizung des Sympathikus, zuständig für das „Angriffs- und Fluchtverhalten" durch Sekretion der Stresshormone Adrenalin und Noradrenalin, war sein Gegenspieler der Parasympathikus, welcher die Erholungsphasen der inneren Organe reguliert, permanent unterdrückt. Da der Parasympathikus auch für eine Verlangsamung des Pulsschlages zuständig ist, wird es nicht verwundern, dass die vom Parasympathikus zu erfolgende Ruhigstellung des Pulses deutlich abnahm und mit ihr die Schwankungsbreite der Pulsabfolge, die „Herzraten-Variabilität".

Diese Untersuchung wurde mittels der Langzeitmessung von EKG und Blutdruck durchgeführt, wobei die EKG-Abnormitäten und Rhythmusstörungen bei der exponierten Gruppe signifikant höher waren. Dies spricht für eine Entkoppelung der Herzfunktionen von seiner neurovegetativen Kontrolle und betraf auch den Blutdruck. Das Resümee: EMF-Exposition ist als Dauerstress zu werten, es vermindert den Einfluss des parasympathischen Nervensystems auf die Herz-Kreislauf-Funktionen und damit dessen Erholungsfähigkeit. Dies waren auch die Ergebnisse sowjetischer Forscher in den 70er Jahren, wie z.B. Sadchikova, M. N. und Orolova A. A. (1964, 1973, 1974) sowie des polnischen Genetikers Prof. Czerski P. (1974). Nach Prof. v. Klitzing „ist diese Variabilität für die Bioregulation notwendig, sie wird aber bei Stresszuständen, z.B. aufgrund von Chemikalien oder EMF-Feldern eingeschränkt".

Dadurch ließe sich eine Mobilfunkbelastung zuverlässig nachweisen (ÖdP-Interview 2003).

Einen interessanten, ebenfalls die Kreislauf- und die Durchblutungsverhältnisse betreffenden Beitrag zur Abklärung des Phänomens der Elektrosensibilität lieferte eine japanische Forschungsgruppe 2003 von Dr. Ko Sakabe vom Kitasato-Institut und der Umweltorganisation „Offspringfond". Sie fanden bei elektrosensiblen Personen, die unter EMF-Expositionen besonders litten, eine deutliche Minderdurchblutung verschiedener Gehirnareale. Untersucht wurden zehn Personen, fünf gaben sich als elektrosensitiv und fünf als unempfindlich aus. Bei den Elektrosensiblen fanden die Forscher eine reduzierte Gehirndurchblutung in Abhängigkeit von EMF-Expositionen. Dies macht Beschwerden wie Kopfschmerzen, Schwindel, Tinnitus, Erschöpfung und andere Symptome verständlich. Als Ursache der verminderten Gehirndurchblutung unter EMF-Belastung sind denkbar:

- eine Störung des Nervensystems mit seiner Regulation der Gehirndurchblutung sowie unseres Erachtens plausiblerweise die erstmals von
· Dr. Petersohn 1997 beschriebene und im Dunkelfeldmikroskop sichtbare Verklumpungstendenz der roten Blutkörperchen („Geldrollenformationen") unter EMF-Exposition. Dies behindert natürlich stark die Kapillargängigkeit der roten Blutkörperchen, der „Erythrozyten" und ihre „Mikrozirkulation" im Gehirn und allen Organen. Als Hinweis für die EMF-Auslösung ist natürlich stets das Verschwinden der Symptome nach Verlassen der Exposition und die Normalisierung der Durchblutung zu werten.

Jeden, der sich mit Materie und Literatur mobilfunkbedingter Gesundheitsschäden und „biologischer Effekte" im athermischen Bereich befasst, muss es bei der Fülle wissenschaftlicher Erkenntnis und beim Ausmaß mobilfunkbedingten Leidens mehr als befremden, wenn Staat, Betreiber und wirtschaftsnahe „Wissenschaftler" die gutgläubige Öffentlichkeit mit nie da gewesener Penetranz weltweit hinters Licht führen. Mobilfunkerkrankte werden genauso wie die chemisch Umwelterkrankten nach gängigem Strickmuster „psychiatrisiert", jeder kritische Umweltmediziner weiß davon ein Lied zu singen, und als „Depressiver" oder gar „Paranoider", an Wahnvorstellungen Erkrankter in die „Psychoecke" gestellt. Denn „wer den Schaden hat, spottet jeder Beschreibung". So empfahl z.B. der Telekomsprecher Wagner auf einer vielfach als Akzeptanzveranstaltung empfundenen Tagung der Evangelischen Akademie Tutzing am 11. November 2003, „dem durch Scharlatane und selbsternannten Experten verängstigten Bürger neben psychotherapeutischer auch pastorale Hilfe zu gewähren." Fast fühlt man sich an die Bibelstelle erinnert: „Nachdem sie ihn aber gegeißelt hatten, setzten sie ihm eine Dornenkrone aufs Haupt, spien ihn an und verhöhnten ihn."

13. Die „Psychiatrisierung":
gängige Masche mit heißer Nadel gestrickt

Dass die Psychiatrisierung von Hochfrequenzbelasteten bei der immer noch vorherrschenden Desinformation großer Teile der Ärzteschaft gängige Masche ist, ist bekannt. Wie brisant diese Psychiatrisierung einzustufen ist, wurde im „Big-Brother-Kapitel" aufgeführt. Eine psychisch aktive Modulation der Taktung von 8,34 Hz beim GSM-Funk muss jeden, der sich um persönliche Integrität bemüht, alarmieren. Besteht doch mit Taktung und ihrer Veränderung die Möglichkeit der Manipulation des Gefühlslebens der Bestrahlten im gesamten Einflussbereich von Mobilfunkantennen.

Welch groteske Formen die Psychiatrisierung annimmt sei nachfolgend an Beispielen erläutert. So berichtet die Schweizer Bürgerinitiative „Gigahertz" von drei körperlich und vegetativ erschöpften Patienten, die mit Neuroleptika-Medikation, sonst nur Schizophrenen vorbehalten, in der Psychiatrie von Bern, der „Insel", landeten.

Dass an der Unschuld psychiatrischer Fehldiagnostik und Klinikeinweisung häufig gezweifelt werden darf, dass sie zuweilen auch als Waffe missbraucht wird, zeigen folgende Beispiele:

Der Hausarzt Dr. med. N. aus Fleewoland, Niederlande, weist in den Jahren 1997/1998 nach, dass im Umkreis des staatlichen Kurzwellensenders von NOZEMA statistisch signifikant gehäufte Krebs- und Gehirntumorfälle auftreten. Darauf wird jedoch dem Arzt Dr. N. behördlich die Praxisbewilligung entzogen und er wird zwangsweise in eine psychiatrische Klinik eingeliefert. Zwar wird er wegen psychischer Gesundheit rasch wieder entlassen, bis er jedoch seine Praxisbewilligung wieder zurückerhält, hat sich sein Klientel verlaufen, er muss seine Praxis schließen, sein Haus verkaufen und richtet, der Not gehorchend, sein Hausboot als „schwimmende Praxis" ein, mit der er von Insel zu Insel fährt. Der Dienst findet zwar guten Anklang, doch die Einsamkeit, die Kälte und Enge auf dem Boot machen den Arzt depressiv. Zunehmend greift er zum Alkohol und zerbricht daran: die Psychiatrisierung erwies sich fatal als Lebensknick.

Traurige Berühmtheit in Sachen Psychiatrisierung erlange auch der Fall Dr. Munzert.

13a. Der Fall Dr. Munzert

Dr. R. Munzert ist Wissenschaftler und Lehrbeauftragter an der technischen Fakultät Erlangen. Er befasst sich u.a. mit dem Thema „Mikrowellen als Waffen" und erhält aufgrund internationaler Publikationen eine Einladung zu einem Vortrag in den USA mit dem Thema „Terrorismus mit elektromagnetischen Wellen", Termin 06. September 2002. Offenbar ist dieses Thema jedoch nicht opportun und passt einigen „Hintergrundpersönlichkeiten" nicht ins Konzept. Schnell wird ein psychiatrischer Oberarzt der Universitäts-Psychiatrie Erlangen, der gleichen Universität an der Dr. Munzert lehrt, gefunden, der Dr. Munzert eine Psychose andichtet und ihn, eine Ungeheuerlichkeit für eine Demokratie, gegen seinen Willen zwangsweise in die geschlossene Abteilung der Psychiatrischen Universitätsklinik einliefert. Gutachterliche Begründung: Die Hörbarkeit von Mikrowellen - (siehe Kapitel „Tinnitus") bereits 1991 vom mobilfunkbefürwortenden Prof. Bernhard, dem damaligen Leiter der SSK als existent beschrieben - sei „Wahnvorstellung"! Die Existenz von Mikrowellenwaffen sei „Teil seines Wahnsystems", die Vortragseinladung in die USA sei demnach „schizophrener Größenwahn".

Psychiatrie als Waffe! Jedenfalls wird Dr. Munzert vom Oberarzt und dem Chef der Klinik, beide habilitierte Ärzte, beinahe vier Wochen festgehalten. Er tritt in Hungerstreik, wird auf einen Tisch geschnallt und von Ärzten und Schwestern (sind sie Schergen?) mit der Drohung auf Zwangsernährung zur Beendigung seines 22-tägigen Hungerstreiks genötigt. Aufgrund eines deutschland- und weltweiten Sturmes der Empörung wird Dr. Munzert am 10. September 2002 jedoch per Gerichtsbeschluss aus der Erlanger Psychiatrie entlassen.
(http://www.gigahertz.ch). Der Kongresstermin vom 06. September war natürlich verstrichen, die Aktion hatte damit wohl ihren Zweck erfüllt. Archipel Gulag, ehemaliges KGB-KZ, mitten unter uns, lässt grüßen!

13b. Psychiatrische Betriebsprobleme

Dass jede psychiatrische Diagnostik schon generell mit Vorbehalt zu genießen ist, wies der amerikanische Psychiater und Psychologieprofessor David Rosendal bereits im Jahr 1968 durch ein spitzbübisches, aber umso aussagekräftigeres Experiment nach. Psychisch völlig intakte Freiwillige ließen sich in verschiedene psychiatrische Kliniken aufnehmen und gaben an, „Stimmen gehört zu haben", sich aber jetzt wieder ganz gesund zu fühlen. Während den 7 bis 42 Tagen ihres Klinikaufenthaltes verhielten sie sich völlig normal und kooperativ, nahmen die verabreichten Psychopharmaka aber – heimlich - nicht. Alle wurden mit der Fehldiagnose „Schizophrenie in Remission", also in vorübergehender Besserung, entlassen. Nachdem das aufschlussreiche Experiment bekannt geworden war, meldete sich eine renommierte Klinik mit der Überzeugung, ein derartiger Reinfall könne ihr nicht passieren. Prof. Rosendal teilte der Klinik mit, im Verlaufe der nächsten drei Wochen eine unbestimmte Zahl von Scheinpatienten einzuweisen. Vor diesem Hintergrund beurteilte man im fraglichen Zeitraum insgesamt 193 Patienten. Folge: 41 Patienten wurden für Simulanten gehalten. In Wahrheit aber hatte Prof. Rosendal keine einzige Testperson in die Klinik geschickt (http://www.gigahertz.ch/519/ vom 29. Mai 2003).

13c. Dr. Kargl – der Rebell von Salzburg

In das zweifelhafte Privileg unfreiwilliger Psychiatrisierung durch einen Gerichtsgutachter geriet auch der in Österreich und Salzburg stadt- und landbekannte Psychologe Dr. Herbert Kargl in einem Gerichtsverfahren 2003/2004, das in erster Instanz für den mobilfunkgeschädigten „Rebellen" negativ ausfiel, weil das Gericht offenbar nicht willens war, bestehende Machtstrukturen anzutasten.

Vorerst zum Hergang: im Sommer 1996 gestattete die Caritas der Erzdiözese Salzburg der Betreiberfirma T-Mobile, auf dem Dach des Caritas-eigenen Alten- und Pflegeheims eine D-Netz-Mobilfunkantenne zu installieren. Dr. Kargl, der im benachbarten Caritas-Gebäude für „betreutes Wohnen" im vierten Stock wohnte, war jetzt in horizontaler Blickhöhe 30 Meter von der Antennenanlage entfernt. Ursprünglich lebten im gleichen Stockwerk fünf Senioren, von denen der zudem sehr sportliche Dr. Kargl mit seinen 62 Jahren der jüngste war. Von den anderen Mitbewohnern der Etage, sämtliche über 70 Jahre alt, doch zuvor gesund und rüstig, starben innerhalb der ersten drei Jahre nach der Antenneninstallation drei Mitbewohner an Krebs. Auch Dr. Kargls Mutter, früher Paradebeispiel robuster Gesundheit, begann seit Beginn der Mobilfunkexposition zunehmend zu kränkeln, bis sie drei Jahre später an galoppierender Zunahme ihrer Schluckbeschwerden und völliger Verunmöglichung von Nahrungs- und Flüssigkeitsaufnahme bei rapide zunehmender Altersdemenz verstarb. Sprich, ihr Tod des Verdurstens und Verhungerns konnte mit Infusionstherapien nur notdürftig aufgefangen werden. Erschrocken musste Dr. Kargl feststellen, dass nach so dramatischer Zunahme der Morbidität (Erkrankung), insbesondere an Krebs, und der Mortalität, der Sterblichkeit er der letzte Überlebende der ursprünglich fünf Bewohner seines Stockwerkes war. Zudem erkrankte eine Etage tiefer ein weiterer Mieter an einem Gehirntumor.

Da vielfältigste Briefe weder an die Caritas noch an den Erzbischof zum Ziele führten, und die Erzdiözese moralisch um kein Jota zu bewegen war, entschloss sich Dr. Kargl bei zunehmenden eigenen Beschwerden zu einem Schritt, auf den die Gegenseite reagieren musste. Er kürzte den Mietzins um 50% mit dem Hinweis auf die wissenschaftlich erwiesene Gefahr und auf das rasante Seniorensterben unter dem Dach der Caritas.

Nun mag sich zwar das lateinische Wort „Caritas" mit „Nächstenliebe" übersetzen und die Kirchen auch angetreten sein, die Ethik unter Menschen hochzuhalten. Die Reaktion der Erzdiözese aber war alles andere als karitativ. Sie verbündete sich mit T-Mobile und verklagte in unheiliger Allianz den gesundheitlich zunehmend Geschädigten.

Im Zuge des Verfahrens stellten Messungen in Dr. Kargls Wohnräumen und seinem Stockwerk abenteuerlich hohe Strahlenbelastungen bis zu $200\ nW/cm^2$ fest (Dr. Oberfeld, Sanitätsdirektion Salzburg). Der Umweltmediziner und Prof. Varga bescheinigten, einer der Pioniere biologischer Hochfrequenzforschung, dass „gesundes Wohnen innerhalb dieser Expositionspegel unmöglich sei". Auch schaffte der emsige Psychologe brisante wissenschaftliche Literatur in Fülle herbei und bestürmte das Ohr des Erzbischofs. Alleine der blieb hart, eröffnete besagtes Verfahren und gewann, trotz minuziöser, wissenschaftlich bestens fundierter Gutachten von Dr. Oberfeld sowie des Autors Dr. Scheiner. Ein Umstand eines Gerichtsgutachters wirkte dabei offensichtlich dolchstoßartig: der vereidigte psychiatrische „Sachverständige", der seine umweltmedizinische Ignoranz selbst zuvor eingestanden hatte, bescheinigte dem psychisch völlig unauffälligen, hochintelligenten, sportlich äußerst aktiven und gesellschaftlich kommunikativen Dipl. Psych. Dr. Kargl eine „paranoide Störung", eine Wahnkrankheit, wobei er delikater Weise offen ließ, ob es sich „nur" um eine schwere Persönlichkeitsstörung oder bereits um eine Psychose aus dem schizophrenen Formenkreis handele. Trotz Aufdeckens eklatanter Fehler entschied das Gericht formalistisch und der Prozess war in erster Instanz verloren.

Nun hatte Dr. Kargl im Zuge vorheriger Recherchen eine Blitzumfrage im umliegenden Wohngebiet der Mobilantenne durchgeführt und war dabei auf eine Rate von zumindest 70% von Schlaflosigkeit bei den unmittelbaren Anrainern gekommen. Zudem gab es glaubwürdige Berichte des Pflegepersonals der Caritas, dass im Stockwerk direkt unter dem Dach die Sterberate von einem Todesfall pro Monat auf zwei bis drei Todesfälle angewachsen sei. Eine junge Pflegeschwester, die im Heim wohnte, erkrankte ebenfalls an Leukämie. Doch auch dieses vielfältigste Leiden war für die Caritas sowie für den Erzbischof kein Grund zur Aufregung und auch kein Grund, hier einzulenken. Während seine Partei gemeinsame mit T-Mobile vor Gericht jegliche Möglichkeit gesundheitlicher Beeinträchtigung durch Mobilfunkstrahlen abstritt, wurde uns eine Kunde zugetragen, die ein völlig anderes Bild zeichnet und geeignet ist, die umweltmedizinische Unwissenheit seiner Eminenz – und damit seiner Unschuld – in Zweifel zu ziehen:

Von absolut glaubwürdiger Seite wurde uns zugetragen, dass der Erzbischof von Salzburg durchaus um das Gefahrenpotential hochfrequenter Mobilfunkstrahlung wusste. Hatte er doch nachweislich Fenster und Wände von Räumen im erzbischöflichen Palais am Salzburger Kapitelplatz mit den aktuellsten derzeit auf dem Markt erhältlichen hochfrequenzabhaltenden Nato-Materialien abgeschirmt. Zynismus pur? Was sind Menschenleben und die Wahrheit wert? Der Hirte sorgt für eigene Sicherheit und überlässt seine ihm schutzbefohlenen Senioren und Schäflein sehenden Auges der Gefahr?

13d. Kirchen am Scheideweg

Dass die Einstellung der Erzdiözese Salzburg in keiner Weise die generelle kirchliche Einstellung widerspiegelt, zeigt ein Blick über die Grenzen. In Deutschland hatten sich bereits im August 2003 zwölf katholische Bistümer und drei evangelische Landeskirchen für ein klares Verbot von Antennen auf ihren Kirchtürmen und Gebäuden ausgesprochen, auch das Bistum Würzburg, Bamberg sowie das Erzbistum München/Freising und andere. Dabei kritisieren Kirchenvertreter beider Konfessionen offen das Anbringen von Antennen auf Kirchen als profitgesteuerte Blasphemie. Neben erfreulich ethisch-religiösen Bedenken klingen dabei gelegentlich auch ökologische Aspekte an, wenn etwa der Würzburger Diözesanbaumeister J. Schädel nicht nur auf das biologische Risiko für Menschen, sondern auch für Tiere hinweist, ob es sich nun um Schleiereulen, Falken oder Fledermäuse handelt, die unter dem Dach des Kirchturms nisten. Diese Kirchenvertreter haben erkannt, dass sie sich gegenüber dem Mobilfunk für die gesamte Schöpfung einzusetzen haben (Maes, 2000).

14. GSM-Taktung 8,34 Hz und Infraschall: wann bröckeln unsere Kathedralen?

Aber auch unter einem profanen, jedoch elementaren Aspekt könnte das Freihalten der Kirchtürme und Baudenkmäler von Mobilfunkantennen Bedeutung gewinnen; gibt es doch erste ernstzunehmende Hinweise, dass die ELF-Taktung des Mobilfunks mit 8,34 Hz Materiewellen im unhörbaren Bereich, sogenannte Infraschallwellen, auszulösen in der Lage ist. Auch wenn dies noch weiter aufzuklären ist: für unsere Gesundheit und die gesamte Bausubstanz in unserem Land wäre dies von größtmöglicher Bedeutung. Denn dann wäre die Frage: Wann bröckeln unsere Kathedralen? Und wann sind unsere Brücken morsch? Etwa die Autobahnbrücken – die kosten was. Daher sei Nachfolgendes als ein Appell verstanden, in dieser Richtung nachzuforschen und Licht in ein noch wenig abgeklärtes Kapitel des Mobilfunks zu bringen.

Und dazu gleich eine authentische Geschichte: ein Gemeindearzt und seine Familie hielten es in ihrer Wohnung nach Errichtung einer Mobilfunkantenne, geschätzte Entfernung etwa 200 Meter, nicht mehr aus. Die Familienmitglieder hatten urplötzlich das unerträgliche Gefühl, ihre Bauchdecken, Zähne, Kiefer, ja das ganze Skelettsystem würde vibrieren. Fluchtartig musste die Familie das Haus verlassen. Der Arzt, ein technisch heller Kopf, forschte nach den Ursachen und kam zu dem Schluss, es könne nichts anderes als Infraschall sein. Messungen wurden durchgeführt, und das Ergebnis bestätigte die Vermutung: Es war Infraschall mit einer Intensität von 80 Dezibel! Die Frequenz betrug 8,34 Hz. Die Quelle, auch dies zeigte die Messung offenkundig, war der neu errichtete Mobilfunkmast. Das Haus und die Menschen darin waren messbar und spürbar von Materiewellen, vom „unhörbaren Lärm", betroffen. Dabei entsprechen 80 Dezibel Infraschall als Schallstärkeneinheit, wenn wir diese Wellen hören könnten, der Geräuschkulisse eines aufsteigenden Düsenjägers. Die Frequenz von 8,34 Hz aber ist, wie wir wissen, neben 217 Hz als Untertaktung dem GSM-Mobilfunk beigemischt!

Es ist bekannt, dass ELF-Wellen als sehr niedrigfrequent schwingende EMF über eine sehr große Wellenlänge verfügen. 300.000 km / 8,34 = 35.971 km. Dies entspricht in etwa dem Umfang der Erde. Von den Schumann-Resonanzen wissen wir, dass die niedrigste Frequenz, der Grundton mit 7,8 Hz durch Ausbildung einer stehenden Welle zwischen Ionosphäre und der Erdoberfläche zustande kommt und die Wellenlänge dieser stehenden Welle letztlich dem Erdumfang gleichkommt. Gleichnishaft könnten wir sagen, dass diese Frequenz den ganzen Globus umrundet und gesehen hat und die ganze Welt in ihrem Umfang trägt.

Nicht erstaunen wird uns die physikalische Tatsache, dass ELF-Wellen Materie weit besser durchdringen als höherfrequente Strahlung. Amerikanische Experimente kamen im Rahmen des so genannten HAARP-Projektes zu dem Ergebnis, dass ELF-Wellen größter Intensität, wie man sie zu Spionagezwecken, etwa zur Ortung feindlicher fremder Bunkeranlagen oder fremder Unterseeboote verwendet, bei ausreichender Intensität sogar in der Lage sind, aufgrund ihrer hohen Durchdringungsfähigkeit von Materie und des Resonanzverhaltens der Erdkruste Erdbeben und Vulkanausbrüche auszulösen. Science Fiction? Mitnichten. Darüber gibt es US-Patente (Dr. Nick Begich, „Angels dont' play this Haarp"). Es sei daher als abzuklärende Hypothese in den Raum gestellt, ob die niederfrequente ELF-Taktung des GSM-Funks mit 8,34 Hz aufgrund der dadurch (wie bei ELF-Wellen) wohl anzunehmenden erhöhten Durchdringungsfähigkeit von Wänden zur Verbesserung der Mobilfunkqualität innerhalb geschlossener Räume dienen mag. Freilich würde dies auch die Gefahr von Resonanzerscheinungen in Gebäuden, Brücken, Türmen, usw. beinhalten.

Resonanzerscheinungen in Form von Infraschall, also in Form von Materiewellen, müssen aber zwangsläufig zu einer Lockerung des Baugefüges, von Mörtel und von Stuck, zur Zerstörung von Fassaden und zum beschleunigten Verfall von Bausubstanz, etwa von Baudenkmälern, führen. Ein Aspekt, der dringendst von Bürgerinitiativen und offiziellen Stellen aufgegriffen werden sollte, um Bauschäden unkalkulierbarer Größenordnung zu verhindern oder möglicherweise den unwiederbringlichen Verlust von Kirchen, Schlössern und Burgen zu vermeiden. Könnte es sein, dass die „pfiffigen Jungs der Industrie" fanden, dass mit einer „Brise" ELF als Untertaktung sich der Handyempfang in geschlossenen Räumen spürbar bessern ließ? Dann hätten sie natürlich nicht vergessen dürfen, dass dieser hypothetische „ELF-Diamantbohrkopf" nicht nur Wände besser durchdringen und Sachschäden durch Materiewellen und Resonanzverhalten unbekannten Ausmaßes produzierten müsste, sondern dass die getakteten HF-Signale zwangsläufig auch Schädelknochen, Röhrenknochen und die Bauchdecken schwangerer Frauen leichter durchdringen und den viel beschworenen „Skin-Effekt" überwinden könnten (hohe Frequenzen haben angeblich nur eine geringe Eindringtiefe). Dies aber würde mehr abgestorbene Hirnzellen, vermehrt Leukämie, mehr Genschädigung im Mutterleib mit der Folge von Totgeburten, Missbildungen, Krebs, etc. nach sich ziehen. Dass Gesundheitsschäden durch Infraschall heute unstrittig sind, sei nur am Rande bemerkt.
Interessanter Hinweis: bei der Lund-Studie hatten die niederfrequent getakteten 900 MHz-Signale (8 Hz, 16 Hz bis 50 Hz) die größte Gehirnschädigungsrate. Ist es zusätzlich die Frequenz von 8,34 Hz, die sich in die Köpfe und in die Gehirne frisst?

14a. Massivbelastung unter Dachantennen – die Vertikalkeule, die immer trifft

Apropos Handymasten auf Dächern, Türmen, usw., was da zu beachten wichtig ist: Die Mobilfunklobby wirbt bei Hausbesitzern mit dem Ziel, Antennenanlagen (mit geringerer Höhe als 10 Meter) genehmigungsfrei auf Dächern zu installieren mit dem Argument, die Strahlung ginge über das Gebäude „flach wie eine Pizza hinweg und die Bewohner im Haus würden durch keinerlei Strahlung gestört".

Abb. 33a:

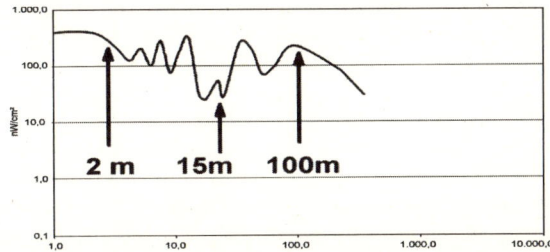

Messung Dipl. Ing. Honisch (mit freundlicher Genehmigung der Bürgerwelle e.V.)

Abb. 33b:

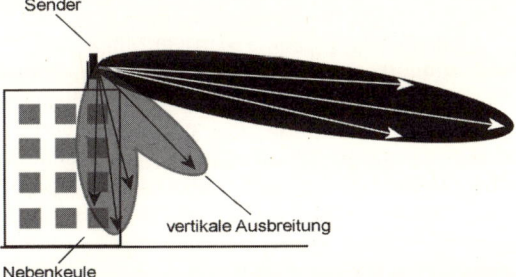

Diese Aussage ist freilich unhaltbar und hat es „faustdick hinter den Ohren". Nur allzu häufig konnten Messtechniker und Bürgerinitiativen direkt unter Antennenanlagen Leistungsflussdichten von mehreren 100 nW/cm^2 vorfinden, z.B. jene 670 nW/cm^2, die wir beim Auftreffen des Hauptstrahls einer 15 W-Antenne (multipliziert mit dem „Antennengewinn" von z.B. 56!) auf dem Boden in 100 Metern Entfernung von der Sendeanlage vorfinden. Doch jetzt ist es amtlich: anlässlich eines wissenschaftlichen Kongresses im Mai 2003 in Dublin teilte Dr. C. Bornkessel vom renommierten „Institut für Mobil- und Satellitenfunktechnik GmbH" mit, dass sein Institut bereits im August 2002 eine Studie im Auftrag des Umweltministeriums von NRW vorgelegt hätte. Interessantes Ergebnis: Messungen ergaben, dass in den Häusern mit Dach- und Mobilfunkantennen „sehr große Immissionen gemessen wurden". Fazit: Diese Forschung im Auftrag des Umweltministeriums beinhaltet Sprengstoff! Die Mobilfunklobby muss jetzt von ihrer bisher üblichen Falschaussage Abstand nehmen. Wenn sie jetzt die Vertikalkeule verschweigt, besteht der strafwürdige Sachverhalt arglistiger Täuschung mit allen juristischen Konsequenzen.

15. Kronzeuge des Geschehens: der Calcium-Ionen-Mechanismus

Wie die Geschichte der „Biometeorologie" zeigt, gelang schon in den 60er/ 70er Jahren des letzten Jahrhunderts der EMF-Forschung in Deutschland der Nachweis, dass bereits niedrigste Leistungsflussdichten im Billionstel Watt/cm^2-Bereich (Piko = pW/cm^2) mit ihren aufmodulierten ELF-Wellen eindeutige biologische Wirkung hervorrufen. Dies war hinsichtlich der „Tag-/ Nachtrhythmen", welche unsere Körperprozesse zeitlich synchronisieren, festzustellen. Besonders die Versuche von Wever veranschaulichen, wie die Ausschaltung der Schumann-Resonanzen diese Rhythmen und unser Zeitempfinden entgleisen lässt.

Zur gleichen Zeit wiesen amerikanische Forscher wie Prof. Ross William Adey und Prof. Susan Bawin nach, dass diese Störungen unseres Nervensystems in zutiefst athermischen Bereichen mit einem verändertem Calcium-Ionen-Einstrom und -Ausstrom aus den Gehirnzellen vonstatten geht. Und weitere Erkenntnis: dass diese vermehrten Ca^{2+}-Ionen-Flüsse in so genannten „Frequenzfenstern" von ELF-Signalen und ELF-modulierten Hochfrequenzen sowie in „Intensitätsfenstern" auftreten, dass demnach die Zellen bei ganz bestimmten Frequenzen und Intensitäten in Resonanz geraten und mit vermehrten Ca^{2+}-Ionen-Strömen reagieren. Dass dies außerordentliche gesundheitliche und biologische Gefährdung von Mensch, Tier und Pflanze durch ELF-Wellen und durch ELF-modulierte Hochfrequenzen beinhaltet, liegt auf der Hand. Durch Kenntnis der Fenstereffekte ergibt sich mit ganz gezielten Frequenzen zudem die alptraumartige Möglichkeit der ja bereits skizzierten Manipulation menschlichen Verhaltens (s.o.). Und selbstverständlich besteht damit auch die Möglichkeit der Wissenschaftsmanipulation durch simples „Vorbeiforschen" an diesen „Fenstern" im Sinne erwünschter „Null-Studien".

Abb. 34a: Was sind „biologische Fenster"? (mit freundlicher Genehmigung der Bürgerwelle e.V.)

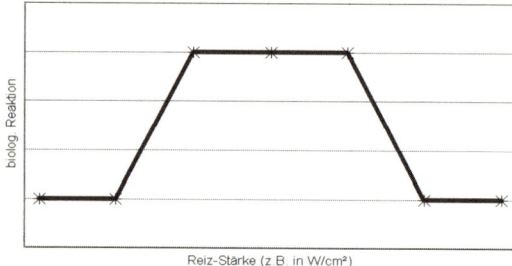

biolog. Reaktion

Reiz-Stärke (z.B. in W/cm²)

Der „Fenstereffekt" zeigt, dass biologische Effekte keineswegs immer linear nach der Gleichung „mehr Dosis, mehr Wirkung" verlaufen müssen, auch wenn wir dies etwa bei der HF-bedingten Krebsentstehung beobachten können. Bei Aktivitätsfenstern finden wir Effekte in eng umschriebenen Frequenz- und Intensitätsbereichen, wodurch schwache Reize ausgeprägtere Reaktionen hervorrufen können als stärkere EMF-Signale. Auf welche ultraschwachen athermischen EMF-Intensitäten biologische Systeme aufgrund dieser Fenstereffekte reagieren können, das zeigte plakativ und bereits im Jahre 1980 die Ca^{2+}-Ionen-Forschung der Professoren Adey und Bawin: Gehirngewebe von Katzen und Küken reagiert bei reinen ELF-Wellen mit einer Frequenz zwischen 6 und 20 Hz, also genau im Bereich unserer „Psycho-Theta- und Alpha-Wellen", bereits bei der minimalen Feldstärke von 10^{-7} V/m, also dem zehnmillionsten Teil eines V/m, was der unglaublich schwachen Leistungsflussdichte von 3×10^{-8} nW/cm^2, oder in Worten ausgedrückt, dem 3 x hunderttausendsten Teil eines pW/cm^2, entspricht. Mit derart minimalen Leistungsflussdichten arbeiten im Tierreich etwa die Navigations- und Beutesuchsysteme von Fischen und Meeressäugern. Freilich, mit der gleichen unglaublichen Sensibilität kontrolliert auch unser menschlicher Organismus mit seinem Zentralnervensystem seine biologischen Prozesse und Rhythmen (Adey, 1980).

Dieser Fenstereffekt ließ sich jedoch auch bei Radio- und Mikrowellen, die mit ELF-Wellen von 6 bis 20 Hz amplitudenmoduliert (AM-RF) waren, nachweisen, allerdings bei der deutlich höheren, aber immer noch tief athermischen Feldstärke von 10^{-1} V/m, was einer Leistungsflussdichte von 3 nW/cm^2 entspricht (Adey), einem Pegel, dem wir etwa bei unseren Gehirnströmen im EEG begegnen. Es verwundert daher nicht, wenn Prof. Popp die Empfindlichkeit und Leistungsfähigkeit biologischer Systeme aufgrund ihrer Resonatorgüte als zehnmilliardenfach höher errechnet als technische Systeme.

So reagiert unser Körper bei atmosphärischen Schwankungen von „Hochdruck" mit 0,027 nW/cm^2 zu Tiefdruckverhältnissen mit 2,7 nW/cm^2 mit deutlichen Symptomen der Wetterfühligkeit, und „antwortet" mit seinen Tag-/Nachtrhythmen auf die Hintergrundstrahlung der Schumann-Resonanzen von 0,003 pW/cm^2, also von ganzen 0,000003 nW/cm^2.

15a. Wissenschaftlich unstrittig: körpereigene Telekommunikationssysteme

Wissenschaftlich unstrittig: unser Körper verfügt über hochkomplexe Telekommunikationssysteme. Zunächst ist da das übergeordnete System der mit Lichtgeschwindigkeit agierenden Biophotonen (Popp), zum Weiteren aber das im ganzen Organismus arbeitende Calcium-Ionen-System (Adey und Bawin, sowie Blackman und andere, 1992; Schwartz und andere, 1990). Und ebenso, wie Calcium in Form von „Kalksalzen" den tragenden Bestandteil unseres Skelettsystems darstellt, sind Ca^{2+}-Ionen unabdingbar für unser gesamtes Körpermilieu; und das betrifft sowohl das Innere der Körperzellen als auch die Zwischenzellräume.

- Diese zentrale Rolle der Ca^{2+}-Ionen zeigt sich etwa in der Aufrechterhaltung funktionsfähiger Zellmembrane. Beispiel: bei Allergien der Haut oder beim allergischen Bronchialasthma benötigen wir zur Abdichtung der Zellwände und zum Abschwellen des Gewebes gegen Ödeme eine Calciumspritze.
- Die zentrale Rolle der Ca^{2+}-Ionen zeigt sich in ihrer Fähigkeit, Neurotransmitter (Botenstoffe) wie das Acetylcholin, wichtig für die Nervenleitung und Muskelkontraktion, freizusetzen (Adey, Katzmarek u.a.).
- Calcium-Ionen sind in der Lage, Aktionspotentiale in Nerven- und Muskelzellen auszulösen, d.h. die Nervenleitung sowie die Muskelkontraktion überhaupt erst zu ermöglichen.
- Doch Calcium-Ionen können noch mehr: sie regulieren auch die innerzelluläre sowie die zwischenzelluläre Kommunikation.

So spricht Adey von einem „Calcium-Ionen-Geflüster" unserer Zellen, das durch Ionen-Flüsse und Frequenzsignale zustande kommt: „Wie geht es Dir?" „Mir geht es gut!" – das wäre der ungestörte Dialog. Wenn allerdings auf das „Wie geht es Dir?" keine Antwort kommt, dann ist der Regelkreis gestört und Reparaturprozesse werden durch veränderte Ca^{2+}-Flüsse in Gang gesetzt. Denn Ca^{2+}-Ionen sind die „kommunikativen Blaumänner" unseres Organismus, die frequenz- und amplitudenmoduliert ihre Botschaften mittels Funk- und Morsezeichen zwischen und innerhalb der Zelle austauschen (Cherry, 2002).

„Wir sehen: die Natur vermittelt mit Ca^{2+}-Ionen die Signale, mittels derer die schwingenden Zell- und Organstrukturen zusammengefasst werden. Denn nichts in der Biologie ist starr. Alles ist im Fluss. Und codierte „morsende Ca^{2+}-Ionen synchronisieren unseren Körper und fassen ihn zu einer in Regelkreisen arbeitenden Einheit zusammen", so der im Jahre 2003 tragischerweise an einer Lähmungskrankheit verstorbene neuseeländische Wissenschaftspionier Prof. N. Cherry.
Und auch die Elektroindustrie kennt das Problem: „Die Frequenz, mit welcher die Zellen kommunizieren, liegen zwischen 10 und 100 Hz", so das Mannheimer Elektrizitätswerk MVV in „Mensch und Elektrik" (1997) und, „In der Sprache der Nachrichtentechnik darf man Nervenleitbahnen als digitale Übertragungskanäle ansehen. Dabei vollzieht sich die Informationsübermittlung in Impulsen. Meist wird eine Pulsfrequenz von 1.000 Hz nicht überschritten" (RWE-Arbeitsinformation 1984).

Um diese Informationsübermittlung besser zu verstehen, begeben wir uns ins Innere der Zelle. Und die ist elektrisch aufgeladen, negativ an ihren Außenflächen, während im Zellinneren die positive Ladung überwiegt. Diese Ladung wird durch Ionen bewerkstelligt, durch Natrium$^+$ (Na^+), Kalium$^+$ (K^+) und Calcium-Ionen^{2+} (Ca^{2+}), die überwiegend in den Zellorganellen der Mitochondrien, den Energiefabriken der Zelle, gespeichert werden und an der Produktion des „ATP", des Adenosin-Tri-Phosphats, des „Zellsprits", mitbeteiligt sind. Weiterhin finden wir Ca^{2+}-Ionen im „endoplasmatischen Retikulum" sowie in den Strukturen der Zellmembran. Dort ist es an das Protein

„Calmodulin" gebunden und wird durch die EMF- Signale (Blackman, 2000) freigesetzt. Zellorganellen finden wir aber nicht nur im Zellinneren, sie sind auch außen an den Zellmembranen, z.B. in Form von Rezeptoren. Wenn dort Botenstoffe andocken, löst das ganze Kaskaden von Prozessen aus. Und diese Botenstoffe sind wiederum Ca^{2+}-Ionen!

Dass Zellen und Zellmembranen mit ihren innen positiven und außen negativen Aufladungen „elektrosensibel" sind, liegt auf der Hand. Leicht vorstellbar ist, dass EMF- Signale von außen die Spannung der Zelloberfläche ändern können. Ebenfalls, dass sich dadurch die Rate der Ionenflüsse durch die Zellmembran in beiden Richtungen verändert und damit auch die Calcium-Ionen, die sich als Botenstoffe an die Rezeptoren heften. All dies ist leicht nachvollziehbar, denn es bleibt im Rahmen konventioneller Physik (Cherry, 2002).

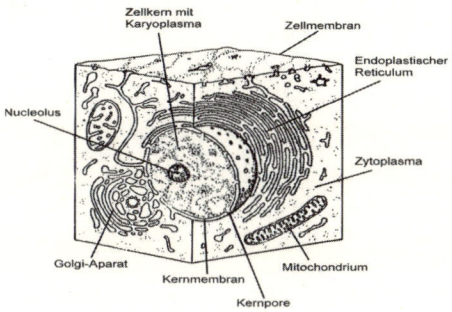

Abb. 34b:
*Schematische Darstellung einer Zelle mit ihren Zellorganellen: Calcium-Ionen finden sich in den **Mitochondrien** (Energiefabriken der Zelle, mit ATP), im **endoplasmatischen Retikulum** und in der **Zellmembran**.*

In Anbetracht daß Ionenkanäle in ihrer Funktion spannungsabhängig sind, versteht es sich von selbst, dass ein moduliertes Signal die Calcium-Ionen zwingen kann, über die spannungsabhängigen Ionen-Kanäle aus der Zelle heraus oder in die Zelle hinein zu fließen. Dieses Phänomen wird als Calcium-Ionen-Efflux- bzw. -Influx bezeichnet, wobei „Efflux" Fluss nach außen und „Influx" Fluss nach innen bedeutet. Veränderte Ca^{2+}-Ionen-Flüsse in beide Richtungen verändern aber natürlich das ganze Leben der Zelle.
Weiterer Ansatzpunkt der Ca^{2+}-Ionen: die „Lückenverbindungen", die „Gap-Connections" zwischen den Zellen (siehe Blut-Hirn-Schranke). Diese Lückenverbindungen bestehen aus einer sechsfachen Proteinbrücke zwischen den Zellen. Über diese Brücken fließt ebenfalls die Kommunikation von Zelle zu Zelle. Prof. Adey und Prof. Cherry nannten es stets das „Calcium-Ionen-Geflüster". Dabei wird das Öffnen und Schließen dieser Lückenverbindungen zusätzlich durch den pH-Wert der Zellen sowie durch die Magnesium-Konzentration in den Zellen beeinflusst. Neuere Studien zeigen, dass Magnetfelder, die z.B. mit 50 Hz oszillieren, die Lückenverbindungen öffnen und schließen, d. h., diese „Gap-Connections" werden durch elektromagnetische Felder dosis- und zeitabhängig beeinflusst (Cherry, 2000).

113

Was bewirken nun die Ca^{2+}-Ionen als chemische Boten? Zum einen sind sie Informationsträger von Zelle zu Zelle, sie spielen eine Rolle beim Öffnen und beim Schließen der Lückenverbindungen. Die Ca^{2+}-Ionen sind grundsätzlich wichtig für die Regulation unserer Nerven- und Gehirnzellen. Sie sind mitbeteiligt am Aufbau des Melatonins aus dem Serotonin unserer Zirbeldrüse (s.u.). Da Melatonin der wichtigste „Radikalenfänger" ist, sind die Ca^{2+}-Ionen direkt beteiligt an der Reparatur des Erbgutes. Calcium-Ionen haben ferner eine Schlüsselrolle beim Prozess der Zellteilung und der „identischen Replikation", der Synthese der DNS und ihres identischen Wiederaufbaus bei der Zellteilung. Calcium-Ionen sind des weiteren wichtig für die Zelldifferenzierung, wenn es also darum geht, ob eine Zelle eine Haut- oder eine Muskelzelle wird, je nach Organ, in welchem sie zu liegen kommt (Cherry). Und auch damit sind unsere Ca^{2+}-Ionen mit ihrem Latein noch nicht am Ende, sie signalisieren, ob Körperzellen schneller arbeiten als normal, auch, ob sie sich plötzlich wild zu teilen beginnen, kurz, ob eine Zelle zur Krebszelle geworden ist.

15b. Folgen von EMF- Signalen: gestörte Calcium- Ionen- Flüsse

Erste wissenschaftliche Untersuchungen über den Calcium- Ionen- Mechanismus wurden von Adey und Bawin im Jahr 1973 in US-Amerikanischen und Kanadischen Institutionen wie dem EPA (Environmental Protection Agency) durchgeführt, zudem wurden sie in hochangesehenen Wissenschaftsblättern veröffentlicht. So schreibt etwa Prof. C. Blackman im Sammelband der internationalen Konferenz über EMF- athermische Wirkungen der Universität Wien im Jahr 2000 (Seite 80): „Die hier vorgetragene Forschung und Bewertung wurde vom National Health and Environmental Effect Research Laboratory und dem U.S. Environmental Protection Agency revidiert und zur Publikation freigegeben." Auch wenn diese Freigabe nicht notwendigerweise Ansicht und Politik des EPA widerspiegelt, ist zu fordern, dass staatliche Institutionen wie Umwelt- und Gesundheitsministerium oder die Strahlenschutzkommissionen diese wissenschaftlichen Ergebnisse, von Steuergeldern im Regierungsauftrag durchgeführt, zur Kenntnis nehmen, wenn sich Politiker nicht dem Vorwurf der Irreführung der öffentlichen Meinung und des Bürgerbetrugs aussetzen wollen. Eine schizophrene Situation, die wir auch in Deutschland vorfinden, wo z.B. EEG-Forschungsergebnisse des Dr. v. Klitzing (s.u.) von der Bundesanstalt für Arbeitsschutz und Arbeitssicherheit in Berlin reproduziert wurden, gleichzeitig aber vom Umweltministerium behauptet wird, „für athermische Wirkungen gäbe es keinen wissenschaftlichen Beleg".

Übersichtsarbeiten über den Ca^{2+}-Mechanismus wurden unabhängig voneinander von Prof. W. R. Adey (Universität von Kalifornien und NASA) und Prof. Susan Bawin (1992) sowie der Gruppe um Prof. C. Blackman (1992) erbracht. Beide Gruppen forschten an Hirngewebe von Küken, Adey und Bawin auch an Katzenhirnpräparaten. Die Gruppe um Dutta (1984, 1989, 1992) verwandte Neuroblastomzellen, während Prof. Schwartz und andere (im Auftrag des National Research Cuncil of Canada und des US-amerikanischen EPA) schlagende Froschherzen verwandten.

Neben den staatlichen Auftraggebern war ihnen noch eines gemeinsam: die wissenschaftliche Methode. Die Ca^{2+}-Flüsse wurden durch radioaktive $^{45}Ca^{2+}$-Isotope markiert. Dazu legte man die Organpräparate 15 bis 30 Minuten in eine physiologische Kochsalzlösung, welche mit radioaktiven Calciumisotopen versetzt war. Durch Ionenaustausch kommt es dadurch zu einer messbaren Aufnahme von Ca^{2+}-Isotopen ins Gewebe. Wurden die Organpräparate bzw. die Zellkulturen darauf in eine neue, nicht radioaktiv versetzte Kochsalzlösung gebracht und durch gepulste EMF- Wellen verschiedener Frequenz, Intensität, Modulation sowie unterschiedlicher Taktung bestrahlt, dann war der Ca^{2+}-Ionen-Efflux radioaktiv nachweisbar. Die Ergebnisse waren unglaublich:

- Bei reinen ELF-Wellen von 16 Hz reagierten die Organpräparate bereits bei 10^{-7} V/m, was der minimalsten Leistungsflussdichte von etwa 3×10^{-8} nW/cm² entspricht.
- Bei ELF- modulierten Hochfrequenzen fand Adey Ca^{2+}-Ionen-Flüsse bei 0,1 V/m, was ebenfalls der zutiefst athermischen Leistungsflussdichte von 3 nW/cm² entspricht.
- EMF-ausgelöste Calcium-Ionen-Flüsse zeigen nichtlineares Verhalten bezüglich der Strahlendosis und der aufmodulierten bzw. getakteten ELF-Frequenzen. Ihre Ausschüttung ging in so genannten „Aktivitätsfenstern" vonstatten. So fand Blackman verstärkte Ionenflüsse bei der ELF- Modulation von 16 Hz (Frequenz des Bahnstroms).

Fazit auch hier: der Organismus reagiert höchst sensibel auf geringste Impulse von ELF-Signalen oder ELF- modulierten Hochfrequenzen. Wir erinnern uns:
- Klapperschlangen erkennen mittels Infrarotsensoren noch 1/100°C.
- Wale reagieren auf 10^{-8} Volt/m, was der unvorstellbar geringen Leistungsflussdichte eines millionsten Teiles von 3 pW/cm² entspricht.
- Fischschwärme registrieren über mehrere 100 Kilometer Distanz die Feldstärke einer Taschenlampenbatterie bei Fütterungsversuchen.
- Haie „riechen" Blut selbst über viele Kilometer hinweg (Prof. F. A. Popp, 1980).

Durch die Versuche von Adey und Bawin werden jedoch auch die biometeorologischen Körperveränderungen verständlich. Denn die Experimente mit ELF-Wellen und ELF- modulierten Hochfrequenzen zeigen, dass der Körper die ELF- Botschaften, ihre feine Melodie, auch aus dem Orchester der Hochfrequenzen heraushört, zwar nicht mehr in einem so exzessiv niedrigen Pikowatt- Bereich, aber immer noch bei athermischen 3 nW/cm².

Abb. 35: Graphik Ca-Ionen-Efflux bei ELF und ELF- Modulation der Hochfrequenz nach Adey.

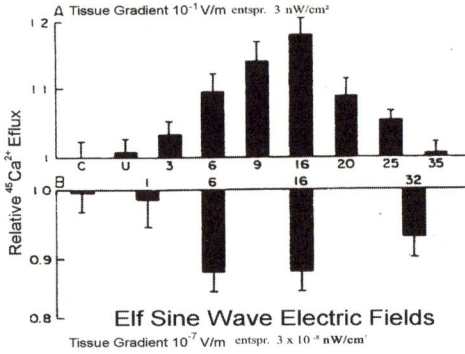

Radio- und Mikrowellen, die mit ELF-Wellen von 6 bis 20 Hz amplitudenmoduliert waren, lösten Ca^{2+}-Efflux bei 10^{-1} V/m entspr. 3 nW/cm^2 aus.

Ca^{2+}-Efflux durch reine ELF-Wellen mit einer Frequenz zwischen 6 und 20 Hz („Psychobereich" der Theta-, Alpha- und niederen Betawellen) bereits bei der minimalen Feldstärke von 10^{-7} V/m entspr. 3×10^{-8} nW/cm^2.

15c. HF und „Apoptose":
wenn verhinderter Zell-Selbstmord Krebs entfacht

Auch wenn noch vieles über die innerzelluläre Signalübertragung durch Calcium-Ionen im Dunkeln liegt, es wird bei dem bisher Gesagten nicht verwundern, dass Calcium-Ionen zentrale Bedeutung für die Überlebensfähigkeit jeder Zelle haben und diese stabilisieren. Dies geht soweit, dass im HF-gestörten Regelkreis durch vermehrtes Calcium sogar Zellen am Überleben gehalten werden, die bereits entartet sind und normalerweise das in jeder Zelle eingebaute Suizidprogramm durchlaufen müssten. Im Klartext: Die kranke Zelle zerstört sich normalerweise selbst. Denn der Schutz des Gesamtorganismus hat Vorrang. Man nennt diesen sinnvollen Vorgang des selbst ausgelösten Zelltods „Apoptose" (Balcer-Kubiczek, 1995). Wird jedoch zu viel Ca^{2+} durch EMF- Signale aus gesunden Zellen mobilisiert (vermehrter Calcium-Ionen-Efflux), dann stehen auch den kranken Zellen als den „Abschusskandidaten" zu viele Ca^{2+}-Ionen im Zellzwischenraum zur Verfügung. Dadurch können auch sie stabilisierende Ca^{2+}-Ionen aufnehmen. Das Selbsttötungsprogramm, die Apoptose, wird gestoppt und die Gen-veränderten Zellen beginnen sich unkontrolliert zu teilen. Kurz: wir haben den Ausgangspunkt einer Krebserkrankung.

Weitere Gesundheitsstörungen durch den „Calcium-Ionen-Mechanismus":

- Vermehrt Ca^{2+} = vermehrte Aktionspotentiale und vermehrte Neurotransmitter = vermehrte nervale Reaktionsbereitschaft (Versuche von Semm und Beasond, 1995, 2001), bei 60% Veränderung im Tierversuch, 80% Über- und 20% Unterreaktivität, ab 40 nW/cm^2; Veränderungen des Verhaltens, der Reaktionszeit sowie des EEG (Adey und Bawin, 1978).
- Destabilisierung der Zellmembran (Marinelli, 1999) bei 20 nW/cm^2

Calcium-Ionen-Veränderung innerhalb der Zelle (Schwartz und andere, 1990)
- Vom Mechanismus her noch nicht restlos geklärt – aber wohl auch auf das
Konto des „Calcium-Ionen-Mechanismus" gehend: die „Geldrollenbildung"
der roten Blutkörperchen.

15d. Von verklumpenden roten Blutkörperchen bis Herzinfarkt

Im Jahre 1997 machte der Düsseldorfer Umweltmediziner Dr. Hans-Joachim
Petersohn mittels der „Dunkelfeldmikroskopie" eine aufregende Entdeckung:
Patienten mit einem völlig gesunden Blutbild zeigten bereits nach einem
dreiminütigen Handytelefonat eine massive Zusammenballungs- und
Verklumpungstendenz der roten Blutkörperchen. Bereits eine relativ kurz-
zeitige Mobilfunkexposition war ausreichend, um ihr Verkleben in Form so
genannter „Geldrollen" zu verursachen (Dr. Hans-Joachim Petersohn:
„Geldrollenformationen und Verklumpungstendenz von roten Blutkörperchen unter Mobilfunkeinfluss in der Dunkelfeldmikroskopie", Ausstrahlung
im Spiegel TV 1998 und Focus TV 1997). Grund: gleiche Ladungen stoßen
sich ab, ungleiche ziehen sich an. Das aber macht Probleme, denn in den
Kapillaren, den sogenannten Haargefäßen, geht es eng zu. Besonders die
roten Blutkörperchen, die Erythrozyten, schwimmen in der Blutflüssigkeit,
im „Serum", dicht bei dicht. Im Quadratmillimeter finden sich astronomische 4,5 bis 6,3 Millionen. Nur ihre gleichartige negative Aufladung ermöglicht es den Erythrozyten, sich aufgrund ihrer gegenseitigen Abstoßung als
einzelne Sauerstoffträger im Blut frei zu bewegen. Dies aber ist wichtig, da
sich die Erythrozyten zumeist nur als Einzelkämpfer durch die engen zarten
Haargefäße der Blutkapillaren hindurchzwängen können, um das Körpergewebe mit Sauerstoff zu versorgen. Gerade die Gewebsdurchblutung und
die Sauerstoffversorgung des Gewebes aber ändert sich dramatisch, wenn
EMF-ausgelöste elektrisch positive geladene Flüsse etwa von Ca^{2+}-Ionen aus
dem Zellinneren nach außen strömen und die negative äußere Zellaufladung
aufheben.

Die Folgen könnten fataler nicht sein: da die roten Blutkörperchen als kleine
Scheiben mit ihrer verdickten Randwulstung die Form von in der Mitte zu-
sammengepressten Tischtennisbällen haben, lagern sie sich ohne gegen-
seitige Abstoßung schlagartig zu den oben beschriebenen geldrollenartigen
Konglomeraten zusammen. Durch die Zusammenlagerung mehrerer „Geldrollen" können sich zum Teil korallenstockförmige Figurationen bilden. In
jedem Fall verlieren sie in erheblichem Ausmaß ihre Kapillargängigkeit. Die
Sauerstoffversorgung des Gewebes wird stark reduziert und es drohen neben verstärkter Gewebsübersäuerung („Azidose") Gefäßverschlüsse und
Minderdurchblutung mit Folgekrankheiten wie „Mini-Organinfarkte", Herzinfarkt, Schlaganfall, Thrombosen und Embolien.

15e. Was BfS und SSK von Schülern lernen könnten

„Was ist das Schwierigste im Leben", fragt Goethe im Zuge seiner Beschäftigung mit der Farbenlehre? Seine Antwort: „das zu sehen, was uns unmittelbar vor Augen liegt"!

Gerade an dieses Goethe-Wort fühlt man sich erinnert, wenn man als mobilfunk-kritischer Geist auf Podiumsdiskussionen von Vertretern unsrer bundesdeutschen „Strahlenschutzkommission" (SSK) und des „Bundesamtes für Strahlenschutz" (BfS) zu hören bekommt, „Einzelpersonen seien für eine Gesamtbewertung des Gesundheitsrisikos von Hochfrequenzen überfordert". Und: „Nur internationale Expertenkommissionen können bei so komplexen Themen zu einer abschließenden Bewertung kommen." Wobei natürlich zu fragen ist, warum diese Kommission denn „international" sein müsse. Und warum die Zusammenfassung vieler einzeln Inkompetenter jetzt plötzlich die erleuchtete Wahrheit ergeben sollte und sich nicht nur ihre Inkompetenz summiert? Oder bildlich gesprochen: warum viele Lahme gemeinsam plötzlich schneller laufen? Und warum die Blindheit vieler plötzlich freie Sicht verspricht?!

Wie dem auch sei: es sollte keinen Wissenschaftler überfordern, etwa vor hochsignifikanten Krebsrisiken zu warnen, oder die fatale gesundheitliche Brisanz der oben beschriebenen Geldrollenbildung im Sinne verminderter Mikrozirkulation und Organdurchblutung sowie vermehrter Thrombose-, Embolie-, und Infarktgefährdung zu erkennen - schließlich wird dies zu Recht von jedem klinisch tätigen oder niedergelassenen Arzt gefordert. Mag sich ein Wissenschaftler des Bundesamtes für Strahlenschutz da demnach auch hart tun- für Gymnasiasten des Gymnasiums Spaichingen war das anders. Ihre Arbeit wurde im Rahmen „Jugend forscht" staatlich ausgezeichnet:

Ritter Maria und Wolski Wasgan, Gymnasium Spaichingen, betreuender Lehrer Dr. Ziegler: „Geldrollenbildung durch Handystrahlen", Abgabe 3.03.2005 . In dieser Studie untersuchten die jungen Autoren anhand von 51 freiwilligen Probanden, im Alter von 17-20 Jahren, die Frage der „Geldrollenbildung durch Handystrahlen". Mit einem normalen Mikroskop und einer computergestützten digitalen Kamera bewaffnet rückten sie dem Problem zu Leibe. Mit ihrer methodisch und statistisch peniblen Studie konnten die Schüler signifikant nachweisen, dass

- ein 20 Sekunden während Handygespräch ausreicht, um die „Verklebungstendenz" in Form der „Geldrollenbildung" größenmäßig auf das etwa 10-fache zu steigern,
- diese die Gewebsdurchblutung zwangsläufig beeinträchtigende Verklebung auch 20 Min. nach dem Handy-Telefonat immer noch vorhanden ist,
- diese Blutbildveränderung im Placebo-Versuch ausgeschlossen werden kann,

- die Geldrollenbildung unter Exposition von Handystrahlen sich auch im Reagenzglas am Citratblut (Citrat verhindert die Gerinnung) nachweisen lässt,

Und, nicht zuletzt:

- Dass Schüler wissenschaftlich dies nach dem Goethewort so Schwierige schaffen, nämlich:

„Zu sehen, was uns unmittelbar vor Augen liegt!" Das BfS könnte von ihnen lernen!

15f. Von Geldrollenbildung, Blutverklebung und den Folgen

Diese verminderte Organdurchblutung und Sauerstoffversorgung des Organismus und der inneren Organe aufgrund der Geldrollenformation ist eines der hauptsächlichen Erklärungsmodelle, warum etwa Prof. Kundi u.a. von der Universität Wien in einer epidemiologischen Studie in Kärnten und Wien rund um Mobilfunksendeanlagen signifikant gehäuftes Auftreten von Herz-Kreislauf-Erkrankungen vorfand (2003).

Abb. 36: Rote Blutkörperchen auf dem Weg in die Verklumpung: das Geldrollenphänomen.

Abb. 36a: Ohne Mobilfunkeinfluss

Abb. 36b: mit Mobilfunkeinfluss: 3 Minuten Handytelefonat

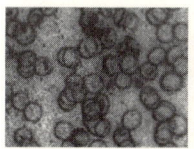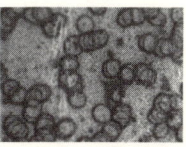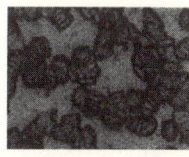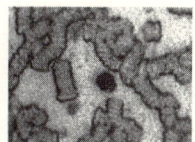

Im Jahre 2002 veröffentlichten Wissenschaftler des Instituts für Umwelthygiene der Universität Wien, die Professoren Hutter, Moshammer und Kundi, erste Ergebnisse zweier Feldstudien. Nach Ausschaltung des Einflusses anderer Belastungen (z.B. Lärmbelästigung durch Straßenverkehr) konnten signifikante Zusammenhänge der Mobilfunkimmission mit Herz-Kreislauf-Beschwerden sowie einer Verschlechterung des Kurzzeitgedächtnisses ermittelt werden. Aufgrund der Beobachtungen über das zuverlässige Auftreten des Verklumpungsphänomens sowohl bei Handynutzern als auch bei unmittelbaren Anrainern mit zwangsläufiger Folge einer deutlichen Verschlechterung der Mikrozirkulation ist das Ergebnis dieser Studie keineswegs verwunderlich.

Doch liegen auch epidemiologische Erhebungen aus anderen Frequenzbereichen vor. Prof. A. Savitz von der John-Hopkins-Universität und der Hygieneschule für öffentliche Gesundheit führte eine ausgedehnte epidemiologische Felduntersuchung durch. Dabei handelte es sich um nicht weniger als

138.903 Elektrizitätsarbeiter und Angehörige von fünf US-amerikanischen Konzernen über den Zeitraum von 1950 bis 1988. Erkrankung und Tod durch Herz-Kreislauf-Erkrankungen wurden eingeteilt in Herzrhythmusstörungen, akuten Myokardinfarkt, Arteriosklerose und koronare Herzerkrankung. Die Exposition wurde beurteilt nach Dauer der belasteten Arbeitsverhältnisse mit erhöhter Magnetfeldexposition und Hinweisen auf Kumulation von Magnetfeldbelastungen. Zwar wurde keine Vermehrung für Arterienverkalkung oder Herzkranzverengung (koronare Herzerkrankung) innerhalb der exponierten Gruppe gefunden, signifikant vermehrt waren in den Berufen mit erhöhter Magnetfeldexposition aber Erkrankung und Tod an Herzrhythmusstörungen und akutem Myokardinfarkt. Die Sterblichkeit an diesen Erkrankungen war 1,5 bis dreifach so hoch wie bei nichtexponierten Erkrankten. Beide Erkrankungs- und Todesursachen wurden nur bei langjähriger Magnetfeldexposition vorgefunden, kürzere Belastung hatte nur geringere Auswirkungen (Prof. Savitz u.a., Magnetic field exposure, cardiovascular disease mortality, among electric utility workers, 1999, Epidemiology149 (2): 135-142).

Aus der eigenen umweltmedizinischen Praxis können Herzrhythmusstörungen sogar bei jungen Patienten bestätigt werden, die in der Nähe von Mobilfunkantennen leben bzw. DECT-Schnurlostelefonen, welche bekannterweise 24 Stunden unablässig und unabhängig von ihrem Gebrauch bei 1,8 GHz mit einer Pulsung von 100 Hz strahlen. Diese Rhythmusstörungen wie Herzrasen oder Rhythmusunregelmäßigkeiten sind vor allem bei jüngeren Patienten oft funktioneller Natur und zumeist nicht lebensbedrohlich und können meist durch Abschalten dieses DECT- Mobil-Haustelefons innerhalb kurzer Zeit behoben werden. Als Alternative empfiehlt sich nach wie vor das gute alte Schnurtelefon oder das analoge CT1-plus-Schnurlos-Telefon, das ungepulst arbeitet und nur während der Gesprächszeiten - also wesentlich kürzer funkt und dadurch – trotz Strahlung - als deutlich harmloser einzustufen ist.

Für Senioren und Patienten mit Herzkranzgefäßverengung (koronare Herzerkrankung), mit Zustand nach Herzinfarkt und schweren Rhythmusstörungen z.B. nach Infarkt, nach Herzinnenhautentzündung (Endokarditis) sieht es natürlich bedrohlicher aus. Komplikationen können sich freilich auch für jüngere Patienten ergeben, deren Rhythmusstörungen z.B. aufgrund von „Störfeldern" entstanden. Durch Mobilfunkexposition und die damit verbundene Melatoninreduktion kommt es bei ihnen zu einer generellen Abwehrschwäche, die nicht selten zu einem entzündlichen Aufflammen bis dato kompensierter „Störfelder", etwa in Form von latent belasteten Gaumen- und Rachenmandeln oder von kranken oder toten Zähnen, führt. Die hiervon ausgehende bakterielle Streuung, etwa durch aggressive Streptokokken, kann zur Herzinnenhautentzündung (Endokarditis) und zu schweren Nierenentzündungen, etwa in Form einer „Glomerulonephritis", führen. Dies wird auch durch einen Blick in die diesbezügliche wissenschaftliche Literatur bestätigt:

Eine Verminderung der Herzratenvariabilität, aber auch vermehrte Herzrhythmusstörungen unter Hochfrequenzexposition fanden die polnischen Wissenschaftler Prof. Bortkiewicz (1995, 1996, 1997) und Smigielski u.a. (1998). Vermehrt Herzerkrankungen und eine erhöhte Sterberate auf Grund von Herzattacken durch akute Herzrhythmusstörungen und Herzinfarkte beschrieben Forman u.a. (1986) sowie Hamburger, Loclogue und Silverman (1983). Eine signifikante Blutdruckerhöhung unter Mobilfunkexposition fand Braune von der Universität Freiburg (1998). Interessant in diesem Zusammenhang: auch künstliche Herzschrittmacher werden (s.o.) massiv durch Mobilfunk gestört. Verständlich, dass auch der sehr viel sensiblere natürliche Herzschrittmacher letztlich bei jedem von uns da bedroht ist.

15g. Tinnitus: wenn das Innenohr verrückt spielt

Weit weniger bedrohlich als die Herzprobleme, aber quälend und „nervend bis zum Anschlag" ist eine weitere, häufige HF-bedingte Symptomatik. Sie geht „nur" vom Ohr aus, tut nicht weh, und kann doch jeden fast „zur Weissglut" treiben. Es sind die Ohrengeräusche, auch „Tinnitus" genannt, der in Form von Zischen, Rauschen, Klingeln und Zirpen in verschiedenen Höhen und Frequenzen, pulsierend oder dauerhaft, an einem Ohr oder auch beidseitig, in Erscheinung tritt. (Siehe dazu z.B. die Arbeiten der Professoren Mild und Santini).

Wenn der Tinnitus durch Verletzung, Entzündungen oder einen Ohrtumor entstand, ist die Ursache klar. Bei Ohrgeräuschen anderer Genese aber wird über den Entstehungsmechanismus noch heftig diskutiert. Schulmedizinisch wird dabei zumeist verminderte Durchblutung angenommen. Und das könnte, bei der oben ausgeführten verminderten „Mikrozirkulation" durch die Mobilfunk-bedingte Geldrollenbildung der roten Blutkörperchen, zwar nicht der einzigste, aber zumindest auch exakt der Fall sein.

Freilich: nicht nur schlechtere Durchblutung durch erschwerte und verminderte „Mikrozirkulation" in den Kapillaren scheint beim Tinnitus eine Rolle zu spielen. Wir wissen, dass die winzigen, 1/50 Millionstel Millimeter großen Mikromagnetitkristalle (nach Kirschvink) im Gehirn durch die Pulsung von 217 Hz in Schwingung geraten und zu akustischen Phänomenen im Gehirn Anlass geben können.

Interessanterweise hat gerade die Strahlenschutzkommission (SSK) das Phänomen „Tinnitus" im Bundesanzeiger Nr. 43 vom 03. März 1992, (er dokumentiert die 107. Sitzung der SSK vom 12. Dezember 1991) eingestanden – eine Sensation, wenn man bedenkt, dass „athermische biologische Mobilfunkeffekte" sonst in Bausch und Bogen geleugnet werden - und weiß über diese Gehörphänomene sowie über das Vernehmen des Brummtons selbst folgendes mitzuteilen:

„Bei gepulster oder modulierter Hochfrequenzstrahlung können periodische thermische Ausdehnungen der „HOTS SPOTS" im akustischen Frequenzbereich auftreten und zu hörbaren Wahrnehmungen führen." Auch beim Betrieb von Funkfeststationen und anderen HF-Sendern ist die Begrenzung der Ganzkörper-SAR- Werte wichtig. Sie sind jedoch der direkten Messung nur schwer zugänglich. Spezielle Effekte: „sie können nach den bisher beobachteten Wirkungen der Hochfrequenzstrahlung vor allem dann auftreten, wenn die Strahlung gepulst oder niederfrequent amplitudenmoduliert ist. Hierbei ist der „Höreffekt" durch gepulste oder niederfrequent modulierte Strahlung gut untersucht." (Ende des Zitats)

Und nun der Kommentar der Bürgerwelle e.V. auf diese doch bemerkenswerten „Enthüllungen" der SSK:
„Dies ist nur ein Teil des bereits 1992 vorhandenen Wissens über die Auswirkungen unter der gepulsten Mobilfunkstrahlung. Bei der rasanten Zunahme von Brummton-Tinnitus-Opfern ist es unverständlich, warum Ohrenärzte darüber nicht informiert werden, dass der Auslöser einer solchen Erkrankung unter anderem auch der Mobilfunk sein kann. Bereits vor einigen Jahren wurde von unserer Seite über das Mikrowellenhören berichtet. Die GSF, Forschungsgesellschaft der Bundesregierung und des Landes Bayern mit über 1.000 Mitarbeitern, hat einen Bericht von Prof. Jürgen Bernhardt, dem damaligen Leiter des Bundesamtes für Strahlenschutz, veröffentlicht, mit der wissenschaftlichen Erkenntnis, dass gepulste Mikrowellen durch eine Erwärmung von nur 1/10.000°C im Gehirn eine Druckwelle in der Gehörschnecke auslösen können, also Geräusche ins Gehirn des Menschen implantiert werden, die außen akustisch nicht vorhanden sind."
Man sieht: staatliche Erkenntnisse über gesundheitliche Schäden von Mobilfunkstrahlen im unstrittig athermischen Bereich lagen bereits im Jahre 1992 vor, lange vor der explosionsartigen Ausbreitung des Mobilfunks. Lassen die staatlichen Organe also in Sachen Mobilfunk das ganze Volk bewusst in ein fatales Gefährdungsszenario gleiten?

Offenbar muss dies bejaht werden. Denn in dem gleichen SSK-Papier, veröffentlicht im Bundesanzeiger Nr. 43 vom 03. März 1992, werden die athermischen Effekte noch in einem anderen Bereich, nämlich als Zellmembraneffekt mit der Folge eines Calcium-Ionen-Ausstroms unter Hochfrequenzeinfluss unterhalb der Grenzwerte klipp und klar eingestanden. Wörtlich ist auf Seite 6 zu lesen:
„Die Membraneffekte wurden vielfach bestätigt, so dass ihre Existenz heute als gesichert gilt. Hervorzuheben ist, dass die SAR-Werte hierbei teilweise kleiner als 0,01 W/kg sind und damit erheblich unterhalb thermisch relevanter Intensitäten liegen."
Bedenken wir weiter die personellen Verquickungen der „SSK" mit der WHO-beratenden „ICNIRP", dann können wir erahnen, wie ungeniert die Weltbevölkerung in Sachen gesundheitlicher Mobilfunkrisiken hinters Licht geführt wird.
Von der SSK aber sollte man doch fordern können, dass sie ihre eigenen Veröffentlichungen liest, bevor sie in Bausch und Bogen jedwede nichtthermischen biologischen Effekte negiert, besonders, wenn sie diese selbst höchst offiziell persönlich eingestanden hat.

15h. Mikrowellen aufs Gehirn: „Alzheimer" gefällig?

Doch es gibt noch mehr problematische mobilfunkbedingte Körperreaktionen, die hinsichtlich der aktuellen und künftigen Volksgesundheit größte Sorge bereiten müssen, wenn das zelluläre Calcium-Ionen-Gleichgewicht durch Mikrowellensignale aus der Balance kommt: bei vermehrtem Ca^{2+}-Ionen-Ausfluss aus den Zellen kommt es zur besprochenen vermehrten Calcium-Ionen-Konzentration zwischen den Zellen. Dabei spalten die Zellen ein schleimartiges sogenanntes amyloides Vorläuferprotein ab, welches über die geöffnete Blut-Hirn-Schranke zur Anhäufung im Gehirn führt. Dort bildet es nervengiftige, unlösliche Schichten sogenannter „amyloider Fibrillen", die über „senile Plaques" zur Alzheimer-Erkrankung führen (Sobel und Davaniapour, 1996).
Dass dieser aufgezeigte Mechanismus mit einer geöffneten Blut-Hirn-Schranke eine üble Mischung in Sachen Alzheimer-Erkrankung eingeht, versteht sich von selbst.

Calcium-Ionen-Forscher wie Adey und Blackman wiesen nach, dass bereits niedrigste Leistungsflussdichten von ELF-Wellen sowie ELF- modulierter Hochfrequenzen zu vermehrtem Calcium-Ionen-Ausstoß führen. Nach Prof. Cherry (siehe „ICNIRP- Richtlinienkritik" Seite 20) hat das Labor von Prof. Blackman hinsichtlich Lebenszeichen bei schwächsten Leistungsfluss-dichten mit einer folgenschweren Entdeckung den goldenen Schuss getätigt, gleichsam „den Vogel abgeschossen". Blackman berichtet von einem Calcium-Ionen-Efflux aus Nervenzellpräparaten selbst noch bei einer Leistungsflussdichte von $2,4 \times 10^{-9}$ nW/cm^2, das Signal bestand aus einer ELF- modulierten Trägerfrequenz von 50 MHz. Lebenszeichen bestehen auch in ultrafeinsten Bereichen. Nach Cherry wäre diese Leistungsflussdichte nur 24-mal stärker als die Strahlkraft eines total schwarzen Körpers, der Licht bzw. elektromagnetische Wellen zwar absorbiert, aber nicht abstrahlt. Dessen Strahlkraft liegt bei 10^{-10} nW/cm^2!
Praktisch bedeutet dies, dass auch in den Abgründen des Meeres, vor der finstersten schwärzesten Nacht der Tiefsee die auch dort noch vorhandenen minimalsten Lichtimpulse zellulärer Lebensprozesse in Form von Calcium-Ionen-Flüssen aus den Zellmembranen auslösen können.

Wie wir der Abb. 35 entnehmen können, fand Adey bei seinen Forschungen an Küken- und Katzenhirngewebe eine signifikante Freisetzung von Calcium-Ionen aus dem Gewebe bei der ELF- Frequenz bzw. der ELF- Modulation einer Hochfrequenz mit 6 Hz, 9 Hz, 16 Hz, 20 Hz bis 32 Hz, mit einem Maximum bei 16 Hz und der beschriebenen Signalstärke von 3 nW/cm^2. Es steht demnach zu befürchten, dass ähnlich wie bei der Blut-Hirn-Schranke auch das Säugetiergehirn des Menschen auf derartige ELF- Signale, z.B. auch auf die Taktung von 8,34 Hz, mit vermehrtem Calcium-Ionen-Ausstrom reagiert, die Apoptose, also die Selbstzerstörung genetisch und damit krebsig entarteter Zellen unterbricht und Gehirntumore auslöst. Ein Phänomen scheint dabei besonders abklärungsbedürftig: von ELF-Wellen wissen wir, dass sie auch Materie und Gestein durchdringen und daher, wie oben besprochen, etwa durch das US-HAARP- System zu Spionagezwecken verwandt werden. Wenn von ELF- modulierten Radiostrahlen bekannt ist, dass man damit unterirdische Höhlungen wie Bunkeranlagen, aber auch Bodenschätze wie Erdöl und Erdgas finden kann, dass bei entsprechender Strahlungsintensität und einem entsprechendem Resonanzverhalten sogar Erdbeben und Vulkanausbrüche ausgelöst werden können, dann könnte die ELF-Taktung von 8,34 Hz wie eine ELF-Modulation wirken und gleichsam als besagter „Diamantbohrkopf" die Durchdringungsfähigkeit der Hochfrequenzen erhöhen.

Diese ELF- Modulation könnte folgende fatale hypothetische, teilweise bereits angesprochene Wirkungen zeitigen:
Leichte Durchdringung der ELF- modulierten Mikrostrahlen in Häuser, dadurch besserer Empfang innerhalb der Wohnungen für Handys (siehe oben!)
Auslösung von Resonanzerscheinungen der durchdrungenen Materie, etwa der Hauswände und Mauern, und Ausbildung von Materiewellen in Form von Infraschall, der auf Dauer für jede Bausubstanz natürlich ruinös wirken müsste. (siehe dazu Kapitel 14)

Leichtere Durchdringung nicht nur mineralischer Baustoffe, sondern auch von Knochen, etwa des Schädels und des ganzen markhaltigen Skelettsystems. Der viel beschworene „Skin-Effekt" der Mikrowellen („Mobilfunkstrahlen dringen kaum ins Gewebe") würde durch die Taktung aufgehoben, und die 8,34 Hz-Taktung wäre, mit der 217 Hz-Taktung evtl. synergistisch zusammenwirkend, der gewaltsame Türöffner zum Körper- und Schädelinneren.
Unterstützt wird dies durch das Faktum, dass bei der Lund- Studie ein vermehrtes Aufbrechen der Blut-Hirn-Schranke bereits bei niedrigen Strahlenintensitäten bei einer Taktungsfrequenz von 8 Hz, 16 Hz, 50 Hz und natürlich auch bei 217 Hz vorzufinden war. Genauso steht zu befürchten, dass diese Taktung bereits schon im niedrigsten Nanowatt- Bereich (Adey 3 nW/cm^2 beim ELF- modulierten 147 MHz-Signal) wirksam würde. Der „Skin-Effekt" würde wie gesagt überwunden. Genetisch veränderte Zellen würden durch den Calcium-Ionen- Ausstrom stabilisiert. Die Apoptose, das Selbstmordprogramm krebsiger Zellen würde verhindert. Ein Gehirntumor oder ein sonstiger Tumor – oder auch eine Alzheimererkrankung - wäre „geboren". Dass zusätzlich psychische und vegetative Störungen durch die psychische Frequenz von 8,34 Hz zu befürchten sind, ist klar. Und dass nebenbei auch der Bahnfrequenz, mit etwa 16 Hz hinsichtlich vermehrten Calcium-Ionen-Ausstrom und den damit verbundenen Gesundheitsstörungen, mehr Bedeutung zugemessen werden muss, geht aus Adeys Forschungen klar hervor.

16.Wenn sich auf Grund von Mobilfunkstrahlung das „Wunder-Hormon" Melatonin vermindert...

Wenn wir uns nahfolgend mit dem verminderten nächtlichen Ausstoß unseres Schlaf- und Abwehrhormons Melatonin unter dem Einfluss von EMF-Feldern insbesondere des Mobilfunks befassen wollen, dann betreten wir eines der interessantesten Kapitel der Physiologie der Säugetiere und des Menschen. Denn die Wirkungen des Melatonins sind vielfältig und umfassend. Zugleich stellt seine durch EMF bedingte Verminderung einen der wichtigsten „Rangierbahnhöfe" mobilfunkbedingter Erkrankungsursachen dar. Denn dem Melatonin kommt eine zentrale Stellung nicht nur in Hinblick auf Schlaf-Dauer und -Tiefe sowie auf unsere Träume zu. Melatonin steuert direkt oder indirekt vielfältigste Funktionen unsres Körpers, sei dies nun psychisch, vegetativ oder organisch, von unserer Abwehrlage bis in jede Zellteilung, gleichsam von A bis Z, und ermöglicht uns so überhaupt erst das Überleben auf diesem Planeten. - Doch zunächst:

- Wo wird Melatonin im Körper eigentlich hergestellt? Begeben wir uns daher ins Zentrum unseres Gehirns. Dort finden wir oberhalb des verlängerten Rückenmarks unter dem hinteren Teil des „Balkens", des „corpus callosum", welcher die beiden Hirnhemisphären an ihrer Basis verbindet, und oberhalb des Kleinhirns die Zirbeldrüse, die „Epiphyse", auch „corpus pineale" genannt. Diese ist ein etwa 12 mm langes zäpfchenförmiges Organ, das in seinen Zellen, den „Pinealozyten", das Neurohormon Melatonin, eines der erstaunlichsten Substanzen unseres Organismus überhaupt, produziert. Dabei wird Melatonin zum überwiegendsten Teil in der Epiphyse hergestellt, während ein sehr geringer Anteil interessanter Weise in der Netzhaut des Auges hergestellt wird (Cornelius W. 1995), mit welcher die Epiphyse in einem engen Regelkreis steht.

Abb.37a

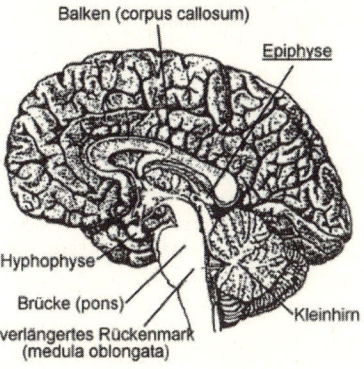

Eigene Variante nach Reiter 1994

Bei allen Wirbeltieren besitzt Melatonin zudem eine Schlüsselrolle in der Regulierung der „circadianen Rhythmen", und das betrifft sowohl die Tag-Nacht- als auch die jahreszeitlichen Rhythmen (Halberg et al 1973) .

Betrachten wir das Melatonin nun von seiner Strukturformel und seinen chemischen Eigenschaften, so ist seine gleichzeitige „Fettlöslichkeit" als auch „Wasserlöslichkeit" („lipophil" und „hydrophil") von fundamentaler Bedeutung. (Grad und Rosencwaig 1994) Dadurch breitet sich Melatonin sowohl in den „wasserlöslichen" Körperproteinen als auch in fetthaltigen Strukturen des ZNS, des Zentralnervensystems aus. Als vitamin-entsprechendes „Antioxydans", das alle Membranen aller Zellen durchdringt, passiert es im Gegensatz zu wasserlöslichen Vitaminen wie dem Vitamin C und dem Vitamin-B-Komplex demnach auch die Blut-Hirn-Schranke, erreicht auch unsere Gehirnzellen (Lai und Singh), und kann so seine vielfachen segensreichen Schutzfunktionen auch in unserem Gehirn entfalten. Es schützt uns also auch vor Hirnerkrankungen und Hirntumoren!

Abb.37b:

Melatonin

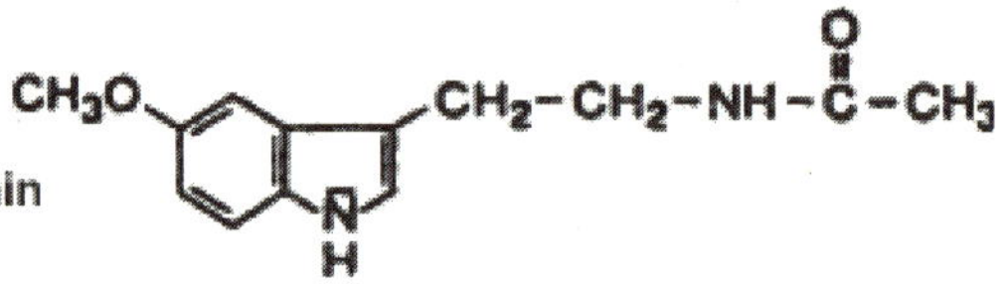

Die Epiphyse produziert aber nicht nur Melatonin in ihren Pinealozyten. Sie stellt auch

- Serotonin, unser „Stimmungshormon" her. Serotonin wird aus der essentiellen, mit der Nahrung notwendigerweise aufzunehmenden Aminosäure „Tryptophan" produziert und bildet seinerseits eine Vorstufe des Melatonin! (Klein 1978, Klein u. Weller 1970) Der Reiz zur Melatoninproduktion kommt dabei von der Netzhaut des Auges, und zwar gegenläufig zum Lichteinfall:

- Wenn die sichtbare elektromagnetische Welle (EMF) „Licht" das Auge trifft, wird wenig Melatonin hergestellt - absolut sinnvoll, da wir sonst am Tage „stehenden Fußes" einschlafen würden. Der Serumspiegel am Tag beträgt dann 8-18pg/ml (p = Billionstel).

- Beim Erlöschen des Lichtreizes aber, in der Tiefe der Nacht zwischen 2 und 3 Uhr wird vom Augenhintergrund her mittels der Botensubstanz „Noradrenalin" die Epiphyse maximal zur Produktion des Schlafhormons Melatonin aus dem Serotonin angeregt. (Reiter 1994)

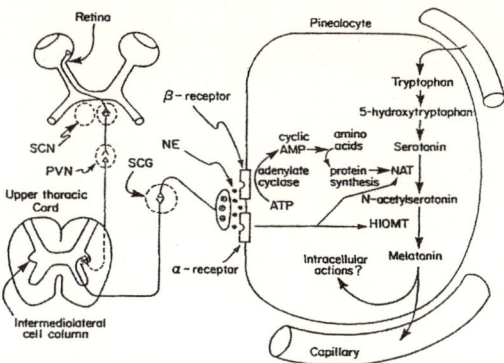

Nach Cherry 2003 u. Reiter 1994: Von der Retina wird der Reiz des ausbleibenden Lichtes über das verlängerte Rückenmark (ein Gehirnanteil) in Form von Noradrenalin (= NE = Norepiphrenin) über die „Alpha" und „Beta"-Rezeptoren zu den Pinealozyten, den Zellen der Zirbeldrüse geleitet. Durch Umwandlung und Verbrauch des Zellsprits ATP in „zyklische AMP" wird über die „N-Acetyltransferase" (NAT) das Stimmungshormon Serotonin in Melatonin umgewandelt.

Neben der Hemmung durch einfallende Lichtimpulse auf die Retina ist heute noch eine weiterer Mechanismus unstrittig: und das sind die Calcium-Ionen! (Cherry 2003)

- Vermehrter Calcium-Ionenausstrom aus den Pinealozyten vermindert das zyklische AMP (Adenosin-Monophosphat), das aus dem ATP (Adenosintriphosphat), dem Energieträger, dem „Sprit" der Zelle produziert wird! Das aber führt zu geringerer Umwandlung von Serotonin in Melatonin. So kommen wir wieder zu unseren Calcium-Ionen zurück! Und: wie bereits erwähnt, erfährt auch

- die Produktion des ATP in den Mitochondrien eine HF-bedingte Verminderung. (Warnke „Pathologisches Energiedefizit"). Ab einem gewissen Ausmaß dieser ATP-Minderung muss zwangsläufig eine Verminderung der zyklischen AMP-Produktion und damit auch der Serotonin-Melatoninumwandlung erfolgen! (siehe Funktion der zyklischen AMP Abb.37)

Unter physiologischen nicht-HF-exponierten Bedingungen kommen dem gegenläufigen Verhältnis von Melatonin und Serotonin (wenig Melatonin am Tag / viel Serotonin am Tag; viel Melatonin Nachts / wenig Serotonin Nachts) vielfältige physiologische Funktionen zu. Wenn nachts der Melatonin-Spiegel steigt, schlafen und träumen wir und sammeln neue Energien. Doch nicht nur unser Nervensystem und unsere Psyche erholen sich dann: auch unser Körper! Aus der in US-amerikanischen Kliniken bereits vielfach praktizierten „Psycho-Neuro-Immunologie" nach Dr. C. O. Simonton ist gerade aus der Arbeit mit Krebspatienten bekannt, dass

- in den Traum- und REM- Phasen auch unsere Körperzellen in ihre Heilungsphasen gelangen. *(Siehe dazu das Standard-Werk von C.O. Simonton:„Wieder
gesund werden", Rowohlt-Verlag)*

Am Tag dagegen wird kaum Melatonin aus dem Serotonin umgewandelt, der
Serotoninspiegel ist erhöht, und wir fühlen uns durch dies Stimmungshormon beschwingt! Da Depressive unter Serotoninmangel leiden, kann z.B.
durch Schlafentzug und Lichtzufuhr die Melatoninproduktion gedrosselt
werden. Dadurch steigt der Serotoninspiegel, und wir fühlen uns psychisch
belebt! Nebenbei: auch eine Reihe von pharmakologischen „Antidepressiva"
erhöhen Serotonin im Gehirn, indem sie seinen Abbau blockieren!

Abb.37d:

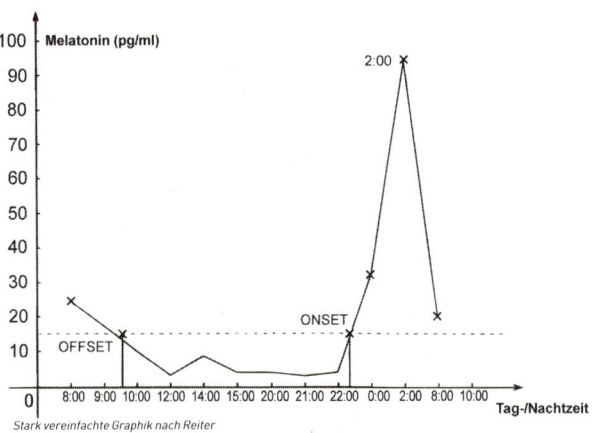

Stark vereinfachte Graphik nach Reiter

*Melatoninausschüttung in Abhängigkeit zur Tageszeit, max. zwischen 2-3 Uhr nachts.
Die nächtliche Melatoninausschüttung wird am besten im nächtlichen Sammelurin
(von 23 Uhr bis zum Wasserlassen beim morgendlichen Aufstehen) gemessen, und
zwar durch das Melatonin- Abbauprodukt 6-OH-Melatoninsulfat, Mittelwert 70 ng/
ml bei Erwachsenen, während Kinder im Allgemeinen deutlich höhere
Melatoninwerte aufweisen.*

Im Gegensatz zur physiologischen Verminderung des Melatonin am Tag geht
die chronische mobilfunkbedingte Melatoninreduktion jedoch mit vermindertem Serotonin einher (Burch 1997,2002). Melatoninmangel wird dabei mit
vielfältigsten psychischen Störungen in Zusammenhang gebracht. Diese reichen von allen Formen der Depression bis zur Schizophrenie, (Siehe dazu
den im EEG-Kapitel geschilderte Fall einer kindlichen Psychose, des „kleinen Maxl"...).

Selbst eine deutliche Erhöhung des Selbstmordrisikos von Melatonin-ver-
armten HF-Exponierten ist zu beklagen (Baris und Armstrong, 1990, Perry et
al. 1991, van Wijngarden et al.2000).

16a. Melatonin als Abwehrhormon - und einiges mehr!

Wie bereits erwähnt, besitzt Melatonin als Hormon eine erstaunliche Wirkungsbreite. Bevor wir aber auf seine so wichtige schlaffördernde Wirkung eingehen, wollen wir uns mit seiner vielfältigen nicht weniger wichtigen abwehrstärkenden Wirkung befassen, freilich immer in dem Wissen, dass gesunder Schlaf und Körperabwehr sowie die allgemeine Vitalität vielfältigst miteinander verwoben sind. Dabei lässt sich nach Prof. R. Reiter, einem der weltweit führenden Melatoninforscher, die gesundheitsstiftende Rolle des Melatonin wie folgt zusammenfassen: (Reiter und Robinsohn,1995)

- Melatonin als Radikalenfänger:
(Reiter, Chen u.a. 1984, Halliwell u. Gutteridge 1986),
Bekanntlich werden etwa 3% unserer Sauerstoffaufnahme und Zellatmung zur Bildung sogenannter „freier Radikale" verwandt (Reiter u.a.). Dies sind äußerst reaktionsfreudige, elektrisch aggressive ungesättigte Moleküle wie OH-, H_2O_2, NO- O_3., als sigulärer Sauerstoff und andere, die der menschliche Organismus zur Abwehr von Krankheitserregern wie Viren, Bakterien und Pilzsporen einsetzt. Zudem sind sie wichtig für die Entgiftung von körperfremden Chemikalien. Werden durch chemische Schadstoffe oder durch EMF wie Radio-Fernseh-Radar- sowie Mobilfunk-Signale zu viele freie Radikale gebildet (Phelan u.a.1992), vermehren sich diese lawinenartig explosiv in einer Kettenreaktion und attackieren die Zellmembranen, die Körper-Proteine sowie die Zellkernsubstanz, insbesondere die DNS des Erbgutes.

Auf diese Weise werden aus „Radikal-Nützlingen" „Radikal-Schädlinge", die jetzt körpereigene Moleküle und Strukturen wie die DNS des Erbgutes und körpereigene Proteine anfallen und aufbrechen.
Nun besitzen Körpermoleküle wie z.B. die Doppelspirale unseres Erbgutes der DNS auch eine räumliche Struktur - man nennt dies die „Tertiärstruktur". Nicht nur Hochfrequenzen mit ihren „Wring-Resonanzen", ihren Verdrillungs-Resonanzen, greifen diese räumlichen Gebilde an. Dies geschieht auch durch freie Radikale.

Und hier tritt unsere „Wunderwaffe" Melatonin auf den Plan:
Um jene freien Radikalen abzufangen, vor allem nachts, wenn das Melatonin im Körper seine höchste Konzentration erreicht, dringt das Melatonin durch die Zellwände, gelangt selbst in die Kernsubstanz und bindet freie Radikale, um unsere DNS zu schützen! Insofern ist das Melatonin als „Antioxydans" auch ein „Vitamin", welches das Übermaß an Oxidationsprozessen als „inneres Verrosten" abfängt und somit vorzeitige Alterungsprozesse stoppt. Da es (s.o.) auch die Blut-Hirnschranke durchdringt, fängt es auch in unserem Gehirn die freien Radikale und schützt es so vor Krebs und neurodegenerativen Erkrankungen. Dies ist auch deshalb für unser Gehirn so wichtig, weil in ihm wegen seines hohen Eisengehaltes vermehrt OH⁻ Radikale produziert werden. Dabei ist Melatonin der potenteste bekannte Radikalenfänger überhaupt. Seine antioxydativen Fähigkeiten sind doppelt so stark wie die des Vitamin E

und vier-fach so stark wie die von Glutathion, einem medizinisch gern gebrauchten Entgiftungsmittel!

Wie Abb.37d zeigt, ist gerade der Stickstoff-(=N)-haltige Indolring in der Lage, das gefährliche OH-Radikal zu entgiften und antioxydativ Sauerstoff (O) aufzunehmen.

Nach Proeggeler (1994), modifiziert von Reiter (1996).

Interessant in diesem Zusammenhang: Prof. H. Lai und Dr. N.P. Singh von der Univ. Washington in Seattle haben bereits 1995 in ihren viel beachteten Forschungen darauf hingewiesen, dass sich sowohl durch ungepulste als auch durch gepulste Hochfrequenzen vermehrt Genbrüche in Gehirn und Hoden von Ratten nachweisen ließen. Im Jahr 1997 konnten sie aufzeigen, dass die sogenannten „Doppelstrangbrüche" der Erbgutsubstanz vor allem durch eine starke Vermehrung eben jener freien Radikale auftraten, und dass zum anderen durch die Zugabe von Melatonin diese DNS-Schäden verhindert werden konnten. Dies zeigt, dass dem Melatonin im Gehirn und in den Organen die Funktion eines Reparaturtrupps zukommt, und dass DNS-Schäden umso größer sind, je geringer Melatonin zur Verfügung steht.

Aus diesen und anderen Gründen ist Melatonin unser wohl wichtigstes, in der Schulmedizin leider sowohl therapeutisch wie prophylaktisch so gut wie völlig ignoriertes

- Krebsabwehrhormon!
(Grad u. Rosencwaig 1993, erste Berichte über antitumoröse Eigenschaften des Melatonin siehe Rodin und Overall 1967)

Da Melatonin in alle Körperzellen und Zellkerne dringt, schützt es auch alle Körperstrukturen und -substanzen, insbesondere unsere DNS! (Siehe dazu Lai und Singh: Zugabe von Melatonin bei HF-bestrahlten Tieren verhindert großteils Doppelstrangbrüche!)

Von Wichtigkeit ist dabei für unsere Senioren und Frauen in den Wechseljahren: Melatonin bietet besonderen Schutz auch bei hormonabhängigen Tumoren wie Brustkrebs und Prostatakarzinom! (Reiter 1994)

Durch den gleichzeitigen Schutz von DNA und unserer Körperproteine ist es zudem als

- **d a s** „**Anti-Aging-Hormon**" zu betrachten (siehe dazu z.B. Rosencwaig et al. 1987, Maestroni et al. 1988,Reiter 1992 et.al.). Man könnte auch sagen: es hilft uns in einer Zeit, in welcher unser Organismus durch vielfältigste Umweltchemikalien und physikalische Einflüsse vom „inneren Verrosten" und vorzeitigem Altern bedroht ist. Dabei ist die antioxydative Potenz des Melantonin heute wichtiger denn je: Phelan u.a. (1992) konnten bei ihren Zellmembran-Forschungen eine deutliche Vermehrung freier Radikale im Körpergewebe unter HF-EMF nachweisen. Fatal ist dies, wenn

- gleichzeitig der Schutzfaktor Melatonin durch EMF-Exposition reduziert wird und

- andere Radikalenfänger bzw. Antioxydantien wie die Vitamine in unserer agrarchemisch überfrachteten Nahrung gegenüber z.B. den Bio-Produkten massiv vermindert sind,

- und EU- und Bundes-Politiker - angeblich im Sinne des Verbraucherschutzes

- den freien Zugang zu Vitaminen legislativ erschweren bzw. verbieten. - Sadismus pur?

Eine zentrale Rolle bildet das Melatonin weiterhin bei der Aufrechterhaltung unseres

- **Abwehrsystems** durch Stimulierung der Lymphozyten, welche als weiße Blutkörperchen vor Bakterien, Viren, Pilzsporen und Krebszellen schützen. Insbesondere vermehrt es die T-Zellen unter den Lymphozyten. Dabei besitzen die Lymphozyten Rezeptoren für Melatonin. Wenn Melatonin an ihnen andockt, setzt das eine ganze Kaskade von Reaktionen in Gang, so die Freisetzung von Abwehrstoffen wie den Interleukinen, mit denen die „Killer-zellen", „Phagozyten" („Fresszellen" von Erregern) und die T-cytotoxischen Zellen unter den T-Lymphozyten vermehrt und aktiviert werden. Weiterhin stimuliert Melatonin die „B-Zellen", unter den Lymphozyten, ebenfalls Abwehrzellen, sowie das Immunglobulin IgA! Dabei sind die oben genannten Lymphozyten Spezialisten unsere „Körperpolizei" für den Angriff auf Krebszellen, Bakterien und Viren, überlebensnotwenig innerhalb einer Flut von Krankheitserregern. (Siehe dazu z.B. Maestroni, Pierpaoli 1981 u.a.)

Nach Reiter und Robinson (1995) ist die zwangsläufige Folge der Melatoninreduktion auf Grund vermehrter freier Radikale und der Schwächung unseres Immunsystems eine drastische Zunahme von Infektionskrankheiten, von Krebs, Arthritis, Diabetes, fötalen Fehlbildungen, neurologischen und kardiologischen Erkrankungen und Todesfällen. Außer für Arthritis finden sich dabei für alle oben angeführten Erkrankungsbereiche epidemiologische Arbeiten.

Nach Cherry (2003) und R.Reiter u.Robinson (1995) kommt dem Melatonin weiterhin eine wichtige

- **Schutzfunktion** gegenüber neurodegenerativen Leiden wie etwa der Alzheimerkrankheit, dem Morbus Parkinson und der Multipler Sklerose, und generell bei Autoimmunerkrankungen und anderen mehr.

- Melatonin senkt den Blutdruck und das Cholesterin und mindert somit das Risiko für Arteriosklerose, koronare Herzerkrankung, Herzinfarkt und Schlaganfall.

- Melatonin senkt die Thrombose- und Emboliegefahr z.B. bei Venen- und Herzerkrankungen, indem es das Blut „dünnflüssiger" macht und das Zusammenkleben der gerinnungsfördernden fibrin-bildenden Blutplättchen vermindert. (Leach u. Thorburn 1980, Del Zar et al.1990) Und, nicht zuletzt:

- Melatonin ist beteiligt an der Bildung der Stresshormone Adrenalin und Noradrenalin. Diese verleihen uns aber erst unsere „Stresstoleranz" und helfen uns, nicht bei jeder Kleinigkeiten „in die Luft zu gehen". (Pierpaoli W.u. Maestroni G.J. 1987)

16b. Melatonin als „Schlafhormon"

Nun aber zur wohl bekanntesten Rolle des Melatonin:

- Melatonin spielt als „Schlafhormon" eine vitale Rolle für den gesunden Schlaf! Dabei vermindert es die Körpertemperatur und ermöglicht die Heilungsabläufe der Zelle in den REM-Phasen. Auf Grund seines verzögerten Wirkungseintrittes beim „Jet- Lag" und bei Substitution wird es etwa 30-60 Min. vor dem Schlafengehen eingenommen (Cornelius W., 1995). Es entfaltet seine Schlafwirkung nicht direkt, sondern über die Zwischen- und Mittelhirnregionen. Seine schlaffördernde „hypnotische" Fähigkeit ist Tranqillizen-vergleichbar! (Cramer et.al. 1974, Hugher R. 1994, Singer C. 1994) Und dazu gleich eine Anmerkung:

Bereits 1980 beklagte der Spiegel-Autor Dr. Hans Halter 400-800.000 Tranquillizer-Süchtige („Tranquillizer" sind „Benzdiazepine" wie Valium, Adumbran, Tavor u.a.) innerhalb der Bevölkerung der alten Bundesländer. Eine Melatoninsubstitution könnte eine nebenwirkungsfreie Lösung dieses nach Alkohol und Nicotin drittgrößten Suchtproblems darstellen! Leider geht die Schuldmedizin dem Melatonin noch weitestgehend aus dem Weg. Ja, von der Bundesdeutschen Zulassungsbehörde wurde 1995 der in den USA-übliche freie Verkauf des Melatonin verboten! Melatonin ist derzeit nur über Apotheken aus den USA zu beziehen. - Melatonin- zu gut für uns?

Und, da wir beim Gehirn sind: es reguliert auch unsere Träume, denn es fördert die „REM-Phasen", in welchen wir träumen. Da Träume aber nicht

nur eine zentrale Rolle für unsere psychische Gesundheit besitzen, sondern während den REM-Phasen Inhalte aus dem Kurzzeit- ins Langzeitgedächtnis transportiert werden, ist
- Melatonin auch ein Behüter des Gedächtnisses! „Gedächtnisschwäche und Gedächtnisverlust" sind ja führende Symptome des „Mikrowellensyndroms", wie es Mild u.a. 1998 bei 11000 skandinavischen Handynutzern beschrieben und wie sie auch Santini bei 530 Anrainern rund um Handy-Antennenanlagen vorfand. (Gehirnleistungsabfall siehe EEG-Kapitel!)

Durch Schlafverbesserung bietet uns Melatonin ferner
- Schutz vor dem „Chronischen Erschöpfungssyndrom", dem CFS (Chronic Fatigue Syndrome). Denn Melatonin gibt den Körperzellen Gelegenheit, sich während der REM-Phasen zu regenerieren und ihren „Reparatur-Aufgaben" nachzukommen.

Da Melatoninmangel auch mit dem „SID" (Sudden Infant Death), dem plötzlichen Kindstod in Zusammenhang gebracht wird, der häufig im Einflussbereich von nieder- und hochfrequenten Feldern etwa entlang von Bahnlinien, Hochleitungstrassen, nahe bei Transformatorenstationen etc. beobachtet wird, ist
- Melatonin auch als zentraler Schutzfaktor für das ungestörte kindliche Wachstum und Gedeihen in der Säuglingszeit zu betrachten.

16c. EMF- und HF-bedingte Melatoninreduktion

Im Jahre 1998 berichteten Rosen, Barber und Lyle von 7 Forschergruppen, welche die Unterdrückung der nächtlichen Melatoninproduktion durch EMF-Felder im Tierversuch nachweisen konnten. Mehr als 10 experimentelle Studien kamen zu dem Ergebnis, dass bei einem 60Hz-Feld mit 0,06µT im Säugetierorganismus eine durchschnittliche Melatoninreduktion von 46% resultiert. Yaga u.a. (1993) fanden bei Versuchen mit Ratten, dass die Zirbeldrüse auf gepulste Magnetfelder während des Tag-Nacht-Zyklus signifikant mit unterschiedlicher Melatoninausschüttung antwortet. Es zeigte sich, dass die Aktivität des Melatoninsynthese-fördernden Enzyms „N-Acetyl-Transferase (NAT)" durch Magnetfelder in der Nachmitternachtsphase signifikant unterdrückt wurde. Dies hatte verminderte Melatoninsynthese zur Folge. Stark u.a. (1997) konnten bei einer kleinen Herde von 5 Rindern eine signifikante Melatoninvermehrung im Speichel nachweisen, als der Kurzwellensender in Schwarzenburg/Schweiz für 3 Tage abgeschaltet wurde. Als Kontrollgruppe diente eine Herde von 5 Kühen, die weniger strahlenbelastet waren. Bis zum Jahr 2003 gab es demnach etwa 10 voneinander unabhängige Beobachtungen der Melatoninverminderung bei Tieren unter elektromagnetischer Exposition.

Cherry zählte in seiner Arbeit „EMF/MR Reduces Melantonine in Animals and People" im Jahre 2003 (erhältlich im Internet) nicht weniger als

- 19 Studien auf, welche die Melatoninreduktion durch EMF-ELF-Wellen durch NF-und HF-Signale beim Menschen belegten. Gleichzeitig war häufig eine Serotoninvermehrung auf Grund des verminderten Umbaus in Melantonin festzustellen, so etwa durch Wang (1989), der bei Arbeitern, die hoher Radio- und Mikrowellenbelastung ausgesetzt waren, dosisabhängige Serotonin-vermehrung und Melatoninverminderung nachweisen konnte. Dies betrifft den weiten Frequenzbereich der

- ELF-Wellen im Bereich der Schumann-Resonanzen, den

- 16 Hz-Strom der Bahn, (Pfluger u.a.1996), das

- 50/60 Hz-Feld des üblichen Hausstroms (Wilson u.a. 1990, Greyham u.a. 1994, Wood u.a. 1998, Karasek u.a. 1998, Burch u.a. 1997, 1998, 1999, 2000, 2002) Juutilaninen u.a. (2000) und Grayham u.a. (2000), aber auch die

- kombinierte Exposition durch ein 60 Hz-Feld plus Mobilfunk, wie sie von Burch u.a. im Jahre 1997 und 1999 nachgewiesen wurde. Interessanterweise fand Burch u.a. (1999) auch bei beruflicher 50 Hz-Exposition und vermehrter geomagnetischer Aktivität durch Sonnenstürme und Sonnenflecken eine signifikante Verminderung des Melatonin.

Dosisabhängige Melatoninverminderung von Elektroarbeitern in direktem Bezug zur
- Häufigkeit ihres Handygebrauchs beschrieb Burch im Jahre 2002. Auch nach Cherry (2003) werden daher Schlafstörungen durch das Melatonin vermindernde Faktoren ausgelöst.

- Prof. T. Abelin von der Univ. Bern führte eine Studie über Schlafstörungen der exponierten Bevölkerung rund um den Scharzenburger Kurzwellensender durch und fand einen kausalen Zusammenhang zwischen HF-Exposition und verminderter Melatoninausschüttung bei Mensch und Tier. Der Melatoninspiegel im Morgenurin in Form des Melatoninabbauproduktes 6OH-Melatoninsulfat, welcher recht genau die nächtliche Melatoninausschüttung bzw. Verminderung im Blutserum widerspiegelt, wurde sowohl vor als auch nach dem Abstellen des Schwarzenburger KW-Senders geprüft. Nach dem Abschalten war eine signifikante Erhöhung des Melatoninspiegels bei den Anrainern feststellbar (Abelin).

Wie höchst sensibel unser Körper dabei auf EMF-Exposition z.B. in Form der ELF-Wellen reagiert, zeigen die Schumann-Resonanzen, die üblicherweise um die 0,003 pW/cm^2 betragen (Cherry 2002). Zweifellos sind hierbei auch Fenstereffekte sowohl hinsichtlich der Frequenz als auch der EMF-Intensität im Spiel. Jedenfalls resultiert Melatoninverminderung bei Sonnenstürmen durch vermehrte natürliche Exposition im Pico-Watt/cm^2-Bereich! (Burch u.a. 1999, Cherry 2002, Weydahl u.a. 2001, Rapoport 1997, 1998, 2001 Bardasano u.a. 1989)

16 d. Schlafstörungen als Bio-Indikator für Krebsgefährdung durch Melatonin-Reduktion

Hauptsächlicher „Bio-Indikator" für Melatoninverminderung sind: Schlafstörungen! Sie spiegeln sehr deutlich das Ausmaß der Melatoninreduktion wieder. Da dem Melatonin eine derartig zentrale Rolle bei der Erhaltung unserer Gesundheit zukommt und sich seine Reduktion in Form von Schlafstörungen wiederspiegelt, ist dem Schlaf künftig eine zentrale Rolle in unserer Gesunderhaltung zuzugestehen. Das betrifft EMF- Expositionen selbst niedrigster Dosierung. Wie insbesondere die Schwarzenburg- Studien der Professoren Altpeter (1995) und Abelin (1999) zeigten, konnte eine kausale Beziehung zwischen Schlafstörungen und Kurzwellenexposition durch den Sender sogar mit signifikanter Dosis-Wirkungsrelation nachgewiesen werden und dies durch zwei Experimente:

1. Die Senderichtung wurde verändert und damit andere Anrainer bestrahlt.
2. Die Sender wurden für 3 Tage abgeschaltet. Dies Experiment lief ohne Wissen der Anrainer. Gleichzeitig wurde Befindlichkeit und Schlafverhalten in Tagesprotokollen festgehalten. (Altpeter u.a.,1995): Die Ergebnisse waren eindeutig:

wie Abb.38: zeigt, war sowohl bei der

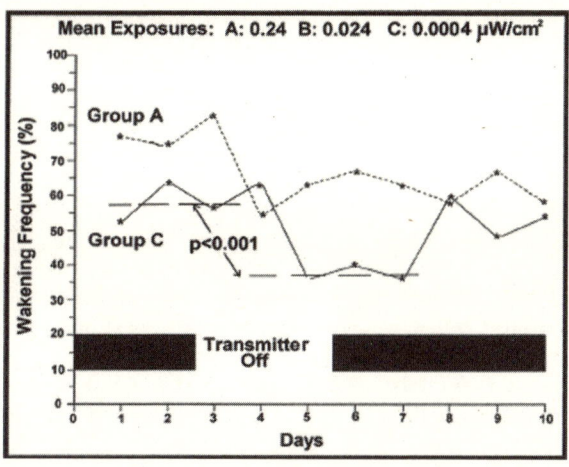

- hoch exponierten Gruppe A mit 240 nW/cm² als auch der
- extrem niedrig exponierten Gruppe C mit nur 0,4nW/cm² (=0,0004 µW/cm²) mit 24 Stunden Verzögerung eine deutliche Verringerung der Schlafstörungen festzustellen. Mit der gleichen zeitlichen Verzögerung nahmen die Schlafstörungen nach erneutem Einschalten der Sender wieder zu! Diese eindeutige Beweiskette war einer der Gründe, welche nach langen Kämpfen zum Abschalten der Sendeanlage im Jahre 1997 führten. Derartige kontrollierte Versuche könnte auch beim Mobilfunk in kleineren Ortschaften mit nur einem Sendemasten unschwer wiederholt werden!

Prof. Abelin (Univ. Bern) nutzte die einmalige Situation des Abschaltens des Senders noch für ein weiteres Experiment:

- Die nächtliche Melatoninproduktion wurde bei einem größeren Kollektiv von Anrainern und von einer exponierten kleinen Kuhherde vor sowie nach dem Abschalten des Senders gemessen. Es zeigte sich nicht nur eine signifikante Besserung der Schlafstörungen, sondern ein signifikantes Ansteigen des Melatonins durch Beendigung der Exposition bei Mensch und Tier!

Die Tatsache, dass Schlafstörungen sogar bei einer analogen HF-Belastung von nur 0,4 nW/cm² bei mehr als der Hälfte der Bewohner auftraten, und sich bei Abschalten und Nichtexposition hochsignifikant verbesserten, muss betroffen machen. Zeigt sich doch, dass auch eine Dauerbelastung von 0,4 nW/cm² im Schlafbereich nicht akzeptabel ist! Zu fordern wäre daher ein Wert von 0,001 nW/cm² als maximal zulässige Dauerbelastung („Bürgerwelle e.V.", Partei „AUFBRUCH"). Da davon auszugehen ist, dass Symptome des Mikrowellensyndroms durch Melatoninreduktion bedingt sind (Cherry), und die Melatoninverminderung rund um Antennenanlagen innerhalb von zumindest 400 Metern (Santini, Naila) offenbar massiv stattfindet, wäre eine ebenso dramatische Grenzwertsenkung um den Faktor von 1 Milliarde dringend geboten!

Wenn wir das bisher Gesagte Revue passieren lassen, müssen wir zwangsläufig feststellen, dass Staat und Mobilfunkkonzerne derzeit der Weltbevölkerung eine Technologie aufbürden, die durch Melatoninreduktion nachweisbar die Abwehrbereitschaft der Menschen in globalem Maßstab senken muss. Und das in einer Zeit, in der etwa das renommierte „Journal of the American Medical Association" (JAMA) am Ende des 2. Jahrtausends weltweit von einem 58 % Anstieg von Infektionskrankheiten seit 1990 zu berichtet. Die anfälligste Gruppe neben den Kindern sind dabei die Menschen über fünfzig Jahre. Vielfach prophylaktische Antibiotikagabe in den Kliniken und als „Mastverstärker" in den Futtermitteln von Nutztieren haben mittlerweile derartig aggressive resistente Keime gezüchtet, dass selbst harmlose Schnittwunden immer öfter zu einer lebensbedrohlichen Sepsis und grippale Infekte zu tödlichen Lungenentzündungen ausarteten. Von einer außergewöhnlichen Zunahme von Hirnhautentzündungen in den letzten Jahren weiß die amerikanische Mayo-Klinik zu berichten. Zudem schätzt die WHO die Anzahl der weltweit an Tuberkulose Erkrankten auf einige Hundertmillionen, jährlich würden etwa eine Millionen Menschen daran sterben!

Nicht weniger erschreckend nimmt sich die Krankheitsartenstatistik des wissenschaftlichen Institutes der AOK heraus: Bereits im Jahre 1998 war im Vergleich zu 1985 trotz Milliardensteigerung im Gesundheitswesen (derzeit mehr als 300 Milliarden €) eine Steigerung von 65% an Herz-Kreislauf-Krankheiten festzustellen. Eine Steigerungsrate von ebenfalls 65% fand sich auch beim Krebs und bei den bösartigen Tumoren! Rheumatische Erkrankungen nahmen um etwa 80 % zu, neurologische Erkrankungen „nur" um ca. 60 %, psychiatrische Krankheiten dagegen um beinahe 100%! Diese Zahlen demonstrieren mehr als viele Worte, in welchem Ausmaß sich sowohl Industrie als auch unsere Gesundheitspolitik auf Kollisionskurs mit der Gesundheit der Bürger und ihrer Familien befinden!

In dieser Zeit die natürliche Abwehrkraft mutwillig durch eine verzichtbare Technologie zu untergraben, mutet geradezu diabolisch an. Doch die EU verabschiedet Gesetze, die den freien Verkauf von Vitaminen, wichtig für das Abfangen der mobilfunk- und chemiegenerierten freien Radikale, zusätzlich verbietet (EU-Parlament Frühjahr 2003, Inkrafttreten 2008) und den Zugang zu Naturheilverfahren erschwert!

Aus Sicht der Konzerne ist dies freilich logisch: Denn neben Pharma- und Chemiegiganten sind die ersten Profiteure dieses globalen Krankheitsflächenbrandes: die Elektronik-Multis, die Brandstifter persönlich! Gerade sie profitieren von dem von ihnen gesäten Leid – als Medizinapparatehersteller! Und ebenso wie bei den Chemie-Multis zeigt sich hier ein Kreislauf, zynisch in sich abgeschlossen: die Chemie-Konzerne als einer der Haupt-Umweltverschmutzer fahren mit ihren krankmachenden Agrar- und Petrochemikalien den Primärprofit ein! Doch verdienen sie an den von ihnen initiierten Umweltkrankheiten gleich ein zweites Mal: denn Kranke brauchen Pharmaka: der Sekundärprofit!

Genauso steht es bei der Elektronikindustrie: Mobilfunk als Primärprofit sorgt für Krebs, Gehirntumore, Leukämie. Dafür aber braucht man Computer, Röntgen- und Kernspin-Geräte, Operationssäle, Krankenhäuser, Intensivstationen, kurz - die ganze milliardenschwere Apparatemedizin: der Sekundärprofit! Und ist bei der Chemie „je schmutziger - desto besser" die Devise, so sind für die Elektro-Multis und ihre Mobilfunktöchter hohe krankmachende Grenzwerte ein (Geld)-Segen! Krank machen erlaubt, heilen verboten? Auf Einsicht dieser Profiteure wird der Bürger lange warten müssen!

Zurück zum Thema: wie offenkundig der Melatoninmangel schon epidemische Ausmaße angenommen hat, geht aus der Tatsache hervor, dass mehr als 8 Millionen Menschen in Deutschland an gefährlichen Schlafstörungen leiden, so Prof. G. Hajak, Bundesärztekammerkongress in Köln 2004. Bei 5 Millionen wäre die Schlaflosigkeit behandlungsbedürftig, 3-4 weitere Millionen würden unter übermäßiger Tagesschläfrigkeit leiden. ¼ aller Unfälle im Verkehr und Haushalt gingen darauf zurück. Zudem würde durch Schlafmangel die Sterberate erhöht!

Wie massiv sich unter Mobilfunkeinfluss die Körperabwehr mindert, davon weiß jeder Umweltmediziner ein Lied zu singen. Werden durch die Infektabwehrschwäche doch ganz neue Krankheitsbilder generiert: viral-bakterielle Mischinfektionen etwa durch Coxackie-Viren, Ebstein-Barr-Viren („Pfeiffersche Drüsenfieber"), Zoster/Varizellen-Viren plus Befalle durch Streptokokken, Staphylokokken, Coli-Bakterien, und viele andere mehr! Plötzlich finden Ärzte den Befall der inneren Organe z.B. durch Pilzinfektionen in früher nie da gewesener Häufigkeit. So fand etwa auch Prof. Coghill

(1998) bei Handynutzern nach drei Stunden Standby-Betrieb (Bereitstellungsimpuls 2 Hz) eine Verminderung der Lymphozytenaktivität um 32,1 %, nach 27 Stunden gar um 52,2 % !

Zahlen, die mehr als viele Worte zeigen, dass Industrie und staatliche Gesundheits-Politik im Schlepptau der Konzerne unserer Gesundheit den Kampf angesagt haben, in dem es für uns um alles geht.

16 e. Melatonin-Reihenuntersuchungen: ein bundesweites Gesundheits-Projekt

Die oben skizzierte wissenschaftliche Faktenlage und die vielfältigen Klagen von Patienten und gesundheitlich geschädigten Anrainern rund um Mobilfunkantennen über Schlafstörungen, chronische Erschöpfungszustände, rheumatische und vielfältige infektiöse Erkrankungen bis hin zu Depressionen und Konzentrations- sowie Gedächtnisstörungen ließ beinahe zwangsläufig den Entschluss zu einem umfassenden Melatonin-Untersuchungsprojekt reifen. Zu unübersehbar entsprach die Symptomatik dem Symptomenbild des Mikrowellensyndroms! Zu unübersehbar war das Leiden der Menschen, zu unfassbar, dass Staat (etwa die SSK) und Betreiber dies Leid schlichtweg negierten!

Als wir im Jahr 2001 mit einer derartigen Melatonin-Erhebung erstmals in Percha/Obb. mit Betroffenen und der Hilfe einer Bürgerinitiative begannen, machten wir zunächst eine herbe Erfahrung: Kein ärztliches Labor - selbst renommierte Großlabors - verfügte über Melatonin betreffendes praktisches „Know-how"! Das Melatonin befand sich samt Laborabklärung gleichsam noch in der wissenschaftlichen Theorie-Schatulle. Wenn heute verschiedene bundesdeutsche Groß-Labors Melatoninuntersuchungen nach internationalen Standards anbieten, dann ist dies nicht zuletzt der Hartnäckigkeit der Mitautorin Ana Scheiner zuzuschreiben, die von den Labors ein praktikables Untersuchungs-Prozedere forderte. Jedenfalls freuen wir uns, heute allen Interessierten diese Untersuchung zur Verfügung stellen zu können, und möchten Ärzte und Betroffene sowie die so wichtigen Bürgerinitiativen herzlich zu diesem Projekt eines bundesweiten Großversuches einladen. (Technische Hinweise siehe im Anhang des Buches!)

Wenn die bisherigen Erhebungen auch noch studienmässig zu bearbeiten sind, und auch die statistische Zusammenschau der erhobenen Laborwerte mit den von den Betroffenen ausgefüllt mitgelieferten Fragebogen noch nicht abgeschlossen ist, möchten wir doch die Ergebnisse einiger Untersuchungsreihen gleichsam als Pilotprojekt bereits jetzt veröffentlichen, um aufzuzeigen, in welcher Richtung wir wissenschaftlich erfolgreich gemeinsam gehen können. Gleichzeitig können die erhobenen Fakten helfen, die kollektive Krebsgefährdung durch Mobilfunk zu erkennen

- siehe dazu die ausgezeichnete „Naila-Studie" (Eger u. Kollegen, s. u.), um dieser Gefährdung mit allen medizinischen und rechtsstaatlichen Mitteln, die uns als Bürger bleiben, zu begegnen!

Als aussagekräftige Untersuchungselemente („Untersuchungs-Parameter") in einer gleichzeitigen Laborabklärung haben sich bewährt: die Bestimmung von

- 6-OH-Melatonin-S („Sechs-Hydroxy-Melatonin-sulfat") im nächtlichen Sammel-Urin, (Mittelwert 60-70ng/ml), gesammelt ab 23.00 Uhr bis zum Aufstehen und morgendlichen Wasserlassen.
- Melatonin im Serum am Tag (8-20 pg/ml), Blutabnahme 8.30 Uhr morgens.
- Serotonin im Serum am Tag (120-380 µg/l) Blutabnahme ebenfalls 8.30 Uhr.
- Die händige Auszählung des Blutbildes durch eine Laborantin mit der Abklärung auf vermehrtes Auftreten unreifer Vorstufen der roten Blutkörperchen (Erythrozyten), wobei man unter ihnen die „Erythroblasten" und die „Reticulozyten" unterscheidet. Unter Mobilfunkeinfluss wurden Reifungsstörungen und ein vermehrtes Auftreten unreifer Vorformen im roten Blutbild als Ausdruck einer Blutbildungs- und Knochenmarksirritation vorgefunden (v. Klitzing).

16 f. Melatonin-Erhebung Percha 2001

Unsere erste Reihenuntersuchung bezüglich mobilfunkbedingter Melatoninreduktion mit einer Testung des Melatonin vor und nach Inbetriebnahme einer Mobilfunkantenne kam mit der engagierten Mithilfe der Bürgerinitiative Percha zustande. Untersucht wurde dabei mit Hilfe eines Münchner Großlabors Melatonin aus dem Urin.

- Die 1. Untersuchung fand am 07.02.2001 statt,

- die Inbetriebnahme der Antennenanlage erfolgte am 13.06. 2001.

- die 2. Untersuchung wurde am 26.09.2001, also etwas mehr als ¼ Jahr nach Beginn der Dauerexposition der Bevölkerung in Percha vorgenommen.

Melatonin- Erhebung Percha 2001

Abb.39a

Nr.	Alter	Geschlecht	Entfernung v. Sender m	Melatonin 7. 2.01	Melatonin 26.9.01	Differenz	Differenz in %
1.	39	w	200 m	44.0	81.0	+ 37.0	
2.	38	m.	200 m	48.2	41.4	- 6.8	- 14.11
3.	17	m.	150 m	47.9	44.3	- 3.6	- 7.52
4.	56	m.	450 m	49.3	40.1	- 9.2	- 18.66
5.	35	m.	300 m	55.5	56.4	+ 6.9	
6.	47	w.	500 m	42.9	73.3	+ 30.4	
7.	55	m.	200 m	59.0	74.8	+ 15.8	
8.	49	w.	200 m	77.3	34.0	- 43.3	- 56.02
9.	72	m.	400 m	70.9	40.9	- 30.0	- 42.31
10.	67	w.	400 m	10.3	65.1	+ 54.8	
11.	60	m.	500 m	72.3	68.7	- 3.6	- 4.8
12.	62	w.	500 m	19.4	13.0	- 6.4	- 32.99
13.	7	w.	200 m	269.0	228.0	- 41.0	- 15.24
14.	8	w.	200 m	90.0	51.7	- 38.3	- 42.56
15.	5	w.	200 m	234.0	119.0	- 115.0	- 49.15
16.	12	w.	200 m	123.0	5.5	- 117.5	- 95.53
17.	53	w.	150 m	192.0	73.8	- 118.2	- 61.56
18.	13	w.	450 m	110.0	83.8	- 26.2	- 23.82
19.	14	w.	450 m	122.0	114.0	- 8.0	- 6.56
20.	52	w.	450 m	211.0	49.3	- 161.7	- 76.64
21.	24	w.	450 m	80.0	47.7	- 32.3	- 40.38
22.	14	m.	450 m	104.0	57.9	- 46.1	- 44.33
23.	36	w.	300 m	147.0	95.3	- 51.7	- 35.17
24.	37	m.	300 m	162.0	101.0	- 61.0	- 33.72
25.	12	w.	300 m	183.0	122.0	- 61.0	- 33.33

Wie Abb.39a.zu entnehmen ist, zeigten 20 von 25 Personen, also 80% der untersuchten Gruppe, eine signifikante Melatoninreduktion von durchschnittlich 36.7% (minimal 6.56%, maximal 95.53%)

8 der 25 Teilnehmer waren Kinder und Jugendliche von 5-14 Jahren. Wie ihre Ausgangswerte zeigen, bestätigt sich auch bei ihnen die in der Literatur beschriebenen erhöhten Melatoninwerte im Vergleich zu den erwachsenen Altersgruppen als Zeichen des erhöhten Melatoninbedarfs zum Schutz des Erbgutes und der Körperproteine bei der wachstumsbedingten erhöhten Zellteilungsrate.

Dabei wies die untersuchte 8-köpfige Gruppe der Kinder und Jugendlichen eine durchschnittliche Melatoninreduktion von 36,4% auf, bei einem 12-jährigen Mädchen war bei einem Abfall von 123ng/ml auf 5ng/ml die höchste Melatoninreduktion nach Mobilfunk-Exposition mit 95,5% des gesamten Kollektivs zu verzeichnen.

Eine wie auch immer bedingte durchschnittlich 19,58%ige Melatoninerhöhung wiesen dagegen 5 Personen (20%) auf, (minimal 6,9%, maximal 54,8%).

Eine generell bedenkliche Melatoninminderung der Percha- Gruppe von im Durchschnitt 36,7% nach 3,5 Monaten Exposition durch einen GSM-Sender ist somit unübersehbar. Selbst die 450- 500 m vom Sender entfernten 9 Anrainer reagierten dabei nach Inbetriebnahme der Sendeanlage mit teilweise massiver Melatoninreduktion von min. 6,5% bis zu max. 76,6%. Zusätzliche Melatonin mindernde Cofaktoren, wie z. B. vermehrt Straßenlärm, Nachtschichtarbeit, vermehrte HF- bzw. NF-Exposition, andere Beleuchtungsverhältnisse etc. des Ortsteiles in Percha waren dabei nicht zu verzeichnen (siehe unten). Dies deckt sich mit den Bobachtungen im oberfränkischen Städtchen Naila (Dr. Eger und Kollegen, 2004, siehe im Krebskapitel). Dort war in einer auf einen Zeitraum von 10 Jahren zurückblickenden Studie im Umkreis von 400 m rund um 2 nahe beieinander stehenden Sendemasten nach 10 jähriger Exposition ein 3-faches Krebsaufkommen der Anrainer zu beklagen. Als eine Hauptursache der Krebsentwicklung ist dabei zweifellos die Melatoninreduktion anzuschuldigen.

16 g. Melatonin- und Serotonin-Erhebung Vogt 2004

Bei der Untersuchungsreihe Vogt aus dem Jahr 2004 wurde sowohl das M-Abbauprodukt

- 6-OH-Melatonin-S (6-OH-M-S) im Nachturin (von 23 Uhr bis zum Aufstehen), das
- Melatonin im morgendlichen Tages-Serum (um 8,30 Uhr) als auch das
- Serotonin im Tages-Serum um 8.30 Uhr gemessen.

Die Situation in Vogt gestaltet sich besonders belastend: Die Familien werden dort gleich von 4 Mobilfunktürmen simultan bestrahlt, expositionsmäßig gleichsam „in die Zange genommen", und zwar seit Jahren durch zwei hohe Fernseh-, Rundfunk- und Mobil-Funktürme der Telekom und vom Süd-West-Rundfunk. Die Türme stehen mit einem Abstand von 500 m jeweils auf der Gemeindegrenze zwischen Waldberg und Vogt, und sind von Vogt 1000 bis 1500 m entfernt. (Abb.39b. „Distanz zum Sender"). Eine dritte Sendeanlage befindet sich verborgen im Kirchturm der katholischen Kirche in der Mitte der Ortschaft seit dem Jahr 2000. Da diese T-Mobile-Anlage von außen kaum wahrgenommen werden kann, war sie den Vogter Bürgern lange Zeit unbekannt. Die vierte Anlage wurde von Vodafone in einem Wohngebiet installiert. Vor ihrer Inbetriebnahme wurde die Melatonin/Serotonin-Erhebung durchgeführt. Obwohl eine umfassende Expositionsmessung noch aussteht, ist doch von einer außerordentlich hohen Strahlenbelastung auszugehen.

- Entsprechend massiv vermindert zeigten sich auch die Melatoninwerte im Serum (Norm 8-20 pg/ml). In 100% der Fälle war eine Reduktion von durchschnittlich 83,94% zu verzeichnen, Zahlen, die ein Kommentar über die gleichzeitig massive Absenkung der Körperabwehr bei diesen Mitbürgerinnen und Mitbürgern und ihren Familien überflüssig macht.
- Diese problematische Situation spiegelt sich auch in den Werten des 6-OH-Melatonin-Sulfats im Urin (6-OH-M-S, Norm 60-70 ng/ml) wieder (siehe Tab. vom 10.8.04):

Nur noch 2 von 13 Personen wiesen Werte im Normbereich auf! Die übrigen 11 Vogter Mitbürger/innen zeigten bereits bei der 1. Messung auf Grund der schon bisherigen Mobilfunk-Exposition durchgehend massivst verminderte Melatonin-Ausgangswerte, zwangsläufig Hinweis auf eine massive Resistenzschwäche sowie ein bedenkliches Krebs-Erkrankungsrisiko.

Auch bei der 2. Untersuchung lagen 10 von 13 Untersuchten, also 77 % der Gruppe, erheblichst unter den Norm-Werten! Bei 3 dieser Fälle war trotz geringer Erhöhung ein Pendeln um höchst pathologisch niedrige Werte feststellbar. (Fall 3, 7 und 13!) Bei 7 der 13 Untersuchten (53,8 %) war eine erneute Verschlechterung des 6-OH-Melatonin-S-wertes um 43,9% feststellbar. Alarmierend ist die Melatoninabsenkung im Serum bei 100% des Kollektivs. Personen mit gleichzeitiger 6-OH-M-S-Minderung sollten diagnostisch und therapeutisch speziell betreut werden, um späteren Krebs-Erkrankungen vorzubeugen. Dabei wäre (siehe unten) natürlich auch eine Melatonin-Substitution z.B. abends 3 mg oral ½-1 Stunde vor dem Schlafengehen zu diskutieren!

Melatonin-Erhebung Vogt (2004)

Abb.39 b.: Melatonin im Blut (Serum) am Tag: 8-20pg/ml;   6-OH-Melatonin-S im Nacht-Sammelurin 60-70ng/ml, (T-M = T-Mobile, E-P = E-Plus, Vod = Vodafone)

Geschl	Nr.	Alter	Distanz zum Sender	Melaton in Blut 10.08.04 pg/ml	Melatonin Blut 15.12.04 pg/ml	Diffe-renz	Distanz zum Sender zusätz-lich in Betrieb ge-gangen nach 1. Versuch	6-OH-Melato-nin-S Urin 10.08.04 ng/ml	6-OH-Melato-nin-S Urin 15.12.04 ng/ml	Diffe-renz
W.	1.	28	1000 m/T-M	50.0	5.0	-45.0	60 bis 100 m/ Vod	73	172.0	+99
W.	2.	58	1000 m/T-M 1500 m/E-P	90.0	11.1	-78.9	200 m/ Vod	45	23.0	-22
M.	3.	53	1000 m/ T-M	15.4	3.6	-11.8	60 m bis 100 m/ Vod	25	27.0	+2
W.	4.	66	1000 m/T-M 1500m/ EP	59.0	8.2	-50.8	30 m/ Vod	22	12.0	-10
W.	5.	35	1000m/T-M	47.0	3.9	-43.1	100 m, Arbeit 400 m, Heim/ Vod	88	46.0	-42
W.	6.	19	1000 m/T-M, 1500 m/E-P	52.0	3.6	-48.4	300 m/ Vod	34	103.0	+69
M.	7.	62	1000 m/T-M 1500 m/ E-P	10.5	2.1	-8.4	300 m/ Vod	8	19.0	+11
W.	8.	46	1000 m/T-M 1500 m/ E-P	25.0	4.2	-20.8	300 m/ Vod	33	97.0	+64
W.	9.	51	1000 m/T-M 1500 m/ E-P	14.0	2.5	-11.5	300 m/ Vod	50	39.0	-11
M.	10.	53	1000 m/T-M 1500 m/ E-P	11.0	1.5	-9.5	300 m/ Vod	50	42.0	-8
W.	11.	68	1000 m/T-M 1500 m/ E-P	14.6	2.9	-11.7	40 m/ Vod	52	13.0	-39
M.	12.	71	1000 m/T-M 1500 m/ E-P	7.4	1.5	-5.9	40 m/ Vod	16	6.9	-9.1
W.	13.	42	150 m/ T-M	6.7	1.7	-5.0	500 m/ Vod	6	16.9	+10.9

Serotonin- Erhebung Vogt (2004)

Die Mobilfunkvorbelastung bereits vor der 1. Blutabnahme kommt auch in der erheblichen Serotonin- Verarmung der Vogter Mitbürger/innen zum Vor-schein:

Vor der 1.Untersuchung wurden die Normwerte von Serotonin (120-380µg/l) nur von 5 der 13 Personen, also nicht einmal von 50% erreicht!

Die 2. Untersuchung - siehe Abb. 39c - wie es bei 10 von 13 Personen = in 77% eine im Durchschnitt 28%-ige Serotonin-Minderung der ja bereits abgesenk-ten Werte auf!

Da eine Absenkung unseres Stimmungs-Hormons Serotonin sich nur bei einer durch Dauerbelastung bedingten Melatoninreduktion einstellt (unter Normalbedingungen steigt beim Gesunden das Serotonin bei einer Melatoninabsenkung), muss neben einer Zunahme von Melatoninmangel-Erkrankungen wie Schlaflosigkeit, zunehmende Infektanfälligkeit, steigen-des Krebsrisiko bei Erwachsenen und insbesondere Kindern, ferner Herz-kreislauf-Krankheiten wie Hochdruck, Herzinfarkt, Schlaganfall sowie mit einer Zunahme von depressiven und psychischen Leiden gerechnet werden.

Abb.:39c. Normwerte des Serotonin im Tages-Blutserum: 120-380µg/l

Geschl	Nr.	Alter	Distanz zum Sender	Serotonin wert vom 10.08.200 4 µg/l	Serotoninwert vom 15.12.2004 µg/l	Distanz zum Sender zusätzlich in Betrieb gegangen nach 1. Versuch	Diffe- renz
W.	1.	28	1000 m/ T-M	315	214	60 bis 100 m/ Vod	- 101
W.	2.	58	1000 m/ T-M 1500 m/ E-P	47	71	200 m/ Vod	+ 24
M.	3.	53	1000 m/ T-M	282	219	60 m bis 100 m/ Vod	- 63
W.	4.	66	1000 m/ T-M 1500 m/ E-P	103	13	30 m/ Vod	- 90
W.	5.	35	1000 m/ T-M	85	70	100 m, Arbeit 400 m, Heim/ Vod	- 15
W.	6.	19	1000 m/ T-M 1500 m/ E-P	129	111	800 m/ Vod	- 18
M.	7.	62	1000 m/ T-M 1500 m/ E-P	75	100	800 m/ Vod	+ 25
W.	8.	46	1000 m/ T-M 1500 m/ E-P	213	148	800 m/ Vod	- 65
W.	9.	51	1000 m/T-M 1500 m/ E-P	197	163	300 m/ Vod	- 34
M.	10.	53	1000 m/T-M 1500 m/ E-P	108	44	300 m/ Vod	- 64
W.	11.	68	1000 m/T-M 1500 m/ E-P	117	54	40 m/ Vod	- 63
M.	12.	71	1000 m/T-M 1500 m/ E-P	60	77	40 m/ Vod	+ 17
W.	13.	42	150 m/ T-M	261	205	500 m/ Vod	- 56

T-M = T-Mobile, E-P = E-Plus, Vod = Vodafone

16 h. Melatonin- und Serotonin-Erhebung Dresden 2004

Handelte es sich bei den Melatonineerhebungen in Percha 2001 und Vogt 2004 um Vergleichsuntersuchungen vor und nach Inbetriebnahme einer Sendeanlage, wobei in Vogt die Situation einer bereits massiven Mobilfunk- und Hochfrequenz-Vorbelastung bestand, so fand in Dresden 2004 eine Verlaufskontrolle einer Dauerbelastung durch einen GSM-(D-Netz) und UMTS-Sender statt, der inmitten einer denkmalgeschützten Holzhaus-Siedlung 3 Monate vor der Erstuntersuchung ans Netz gegangen war. Bei der zweiten Untersuchung war die Antenne 6 Monate in Betrieb. Alle 11 Untersuchten Personen lebten in unmittelbarer Nachbarschaft von der Antenne, 10 Anrainer in 40-80 m, der 11. Anrainer in 120 m Entfernung. Insofern können die Ergebnisse der in nächster Nähe zum Sender lebenden Dresdener Gruppe gleichsam als Erhebung eines „Innenbereiches" rund um einen Sender gewertet werden. Gleichzeitig lag hier eine, wenn auch zu GSM vergleichsweise schwache UMTS-Exposition (10% der gesamten Sendeleistung) ‚vor.

Abb39d.:
Untersucht wurden dabei das Melatonin- Abbauprodukt 6-OH-Melatonin-S im Nacht-Urin, gesammelt von 23 Uhr bis zum morgendlichen Aufstehen, (Normwerte 60-70 ng/ml) sowie das Serotonin im Serum um 8 Uhr 30 (Normwerte 120-380µg/l) (siehe Seite 145)

Geschl.	Entfer-nung (m)	6-OH-Melato-nin-S (Urin) 27.03.04	6-OH-Melato-nin-S(Urin) 12.06.04	Serotonin im Serum 27.03.04	Serotonin im Serum 12.06.04
m	25	40,9	14,2	88	73
m	40	93,2	47,3	96	104
w	40	14,7	10	88	102
m,K	40	103,0	57,1	124	132
m.K	40	388,0	146,1	99	84
m.K	40	57,5	48,7	121	105
w	70	50,3	43,5	110	95
m	70	17,6	18,2	105	81
w	80	23,9	20,1	186	135
m	80	14,8	8,2	64	41
w	120	25,8	20,4	82	77

m= männlich , w= weiblich, K= Kind;

Bedauerlicherweise liegen bei der Dresdner Gruppe keine Melatonin- und Serotonin- Werte vor Expositionsbeginn vor. Die betroffenen Bürger kamen erst 3 Monate nach Inbetriebnahme der Sendeanlage auf Grund erheblicher Gesundheitsbeschwerden auf uns zu. Gegenüber den Norm-Werten waren die Melatonin-(6-OH-M-S-) als auch die Serotonin-Werte bereits bei der Erst-untersuchung in 8 von 11 Fällen erheblichst vermindert. Die 6,5 Monate spä-tere Zweituntersuchung wies eine erneute Melatoninreduktion von durch-schnittlich 47,6% auf, betroffen waren 10 von 11 Personen. Bei einem Senior unter den Teilnehmern hatte sich der Wert von 17,6 auf 18,2 unerheblich verschoben und war damit immer noch tief pathologisch.

Von allen bisherigen Untersuchungen zeigt die Dresdner Gruppe demnach die gesundheitlich bedenklichsten Werte auf. Bei den drei Kindern der Dres-den-Gruppe war sogar eine 53% Melatoninreduktion feststellbar! Auch wenn den Laborbefunden einer 3-köpfigen Kinder-Untergruppe allenfalls Pilot-funktion zukommt, könnte dies doch die bekannte Tatsache unterstreichen, dass kindliche Leukämie die Malignom-Erkrankung mit der kürzesten Vor-laufzeit darstellt (Prof. Buchner) - Ergebnisse, die alle, denen das Schicksal von Kindern nicht gleichgültig ist, hellhörig machen sollte.

Mittlerweile sind wir mit einer ganzen Reihe von Ärzten und Bürgerinitiati-ven zu Gange, die Untersuchungen von Percha, Vogt und Dresden mit weite-ren Erhebungen und einer Fragebogenaktion sowie Expositionsmessungen statistisch zusammenzufassen und daraus eine umfassende Studie zu ge-stalten. Eine Änderung und vermehrte Belastung durch andere Melatonin senkende Faktoren wie Koffein (Kaffee, Tee, u.a.), Alkohol, Betablocker und Cortison sowie Nicotin und Stress waren bei den untersuchten Gruppen z.B. durch vermehrte Schicht- und Nachtarbeit, vermehrten chemischen Belas-tungen oder vermehrten psychosozialen Stress u.a. nicht gegeben. Von be-einträchtigenden Cofaktoren, sog. „Confounders", in einem statistisch ver-ändernden Sinne ist deshalb nicht auszugehen.

17. Bürger im Strahlenschutzkeller:
Der Familie Kind-Skandal

Dass Mobilfunk mit seinen Antennenanlagen nicht nur Gesundheits- und Freiheitsberaubung inklusive Enteignung beinhaltet, sondern bereits an kriegsähnliche Zustände gemahnt, beweist die Geschichte der Familie Kind aus Dresden, stellvertretend für viele Familien in Deutschland und weltweit: In 40 m Entfernung des Hauses der Familie Kind in der Sachsenmetropole Dresden, in einer idyllischen denkmalgeschützten Siedlung von Holzhäusern und Jugendstilbauten, wurde im Dezember 2003 eine kombinierte UMTS- und D1-Netz-Antenne auf einem nachbarlichen Dach installiert. Dabei wurde das Wohnhaus der Familie Kind voll vom Hauptstrahl der horizontalen Sendekeule der Mobilfunkantenne erfasst.

Die 6-köpfige Familie, bis dato von bester Gesundheit, litt seit diesem Zeitpunkt zunehmend unter erheblichen Schlafstörungen, Kopfdruck und Kopfschmerzen, immer wiederkehrenden Durchfallerkrankungen, Übelkeit, Ohrgeräuschen/Tinnitus, Schwindel, Erschöpfung, Herzrhythmusstörungen und anderen Beschwerden.
Da sich bei den Eheleuten O. und C. (42 und 39), den Söhnen R. (10), W.(12) und J. (14) sowie dem Nesthäkchen A.-M (18 Monate) die Einschlaf- und Durchschlafstörungen, die Kopfschmerzen, das Erschöpfungsgefühl, der quälende Tinnitus bei Frau Kind und den drei Söhnen, das Herzjagen und die Herzrhythmusstörungen und bei dem höchst sportlichen Herrn Kind mehr und mehr verschärften, und Eltern wie Kinder durchwegs unter Appetitlosigkeit und chronischen Durchfällen litten, das Kleinkind A.-M. (1,5 J.) sogar erhebliche Wachstumsstörungen aufwies, entschloss sich die Familie trotz schwierigster Umstände, künftig wie in Kriegszeiten ihren Schlafbereich in die engen Kellerräumlichkeiten (Heizung, Sauna etc.) zu verlegen! Erst dort war es ihnen möglich, nachts wieder etwas Schlaf zu finden.

Zugleich wurde eine Wohnungsausmessung mit einem Spektrumanalyzer durchgeführt. Die Ergebnisse waren alarmierend: Die Kinderzimmer der jüngeren Söhne im Dachgeschoss wiesen dramatische 600 – 1000 nW/cm² auf;
In der ersten Etage waren 200 bis 300 nW/cm² messbar, das Erdgeschoss zeigte 10 bis 30 nW/cm². Ausschließlich im Keller waren „nur" 1-2 nW/cm² feststellbar.

Nun treten nach Erkenntnissen der Baubiologie Maes (2003) und vielfältigen- auch eigenen- umweltmedizinischen Erfahrungen die beschriebenen Gesundheitsprobleme wie Kopfschmerzen, Übelkeit, Konzentrationsschwäche, Schlafstörungen, Leistungseinbrüche, bei Kindern Schulversagen, Verhaltensauffälligkeiten, Ohrgeräusche, Bluthochdruck, Herzrhythmusstörungen u.a., auch als „Mikrowellensyndrom" bekannt, (A. Johnson-Liakouris 1998 u.a.) bereits bei Dauerexpositionen um 1 nW/cm² im Schlafbereich auf. Dies sollte nicht verwundern: veränderter Calcium-Ausstrom aus Gehirnzellen beobachtet Bahmeier bereits bei 0,01nW/cm², und um den Kurzwellensender „Schwarzenburg (Prof. Abelin, 1999) zeigten sich Schlafstörungen bei Dauerbelastung von 0,4 nW/cm²! Wie bereits erwähnt, forderte daher die „Bürgerwelle e.V." bereits 1999 von Umwelt-Minister Trittin eine Absenkung der Immissionswerte im Ruhe- und Schlafbereich auf 0,001nW/cm² - ein Wert nebenbei, bei welchem Mobilfunk immer noch möglich ist. Nach Maes 2003 ist optimaler Handyempfang selbst noch bei 0,0005 nW/cm² (0,005µW/m²) gewährleistet! Dieser gewünschte Wert wurde bei der Familie Kind sogar im provisorischen Schlafbereich des Kellers um das Tausendfache überschritten!

„Mikrowellensyndrom" der Familie Kind, nochmals in Kürze zusammengefasst:

Schwindel: verstärkt bei vermehrter Exposition im Garten und im 1. und 2. Stockwerk.

Unwohlsein: zu Hause fühlten sich weder Kinder noch Eltern mehr wohl! Konzentrationsmangel: bei den Eltern, Lernschwierigkeiten bei den Kindern!

Gedächtnisverlust: vermehrte Vergesslichkeit bei allen!

Erschöpfung: bei allen! Auf Grund der Müdigkeit der Kinder im Unterricht ermahnten die Lehrer die Eltern, die Kinder rechtzeitig ins Bett zu schicken!

Kopfschmerz: bei allen. Auch das Kleinkind Anna-Marie sagt:" Kopfi Aua!"

Hitzegefühle: Kinder und Eltern klagen häufig über „Hitze in der Wohnung".

Hörstörungen: in Form von Tinnitus bei allen, sogar den Söhnen!

Schlaflosigkeit: das Haupt und Leitsymptom bei allen Familienmitgliedern! Im Keller trotz geringerer aber immer noch bedenklicher Dauerexposition besser!

Reizbarkeit: bei allen durch die Erschöpfung etc. bedingt!

Übelkeit: Die Küche musste in das Parterre verlegt werden, weil wegen Übelkeit und Appetitlosigkeit keiner mehr essen wollte und Eltern sowie Kinder erheblich an Gewicht verloren !

Werfen wir zur Orientierung nochmals vergleichsweise einen Blick auf einige wissenschaftlich vorgefundenen Eckdaten, wobei sich die Liste fast beliebig verlängern ließe (siehe unten): „Biologische Effekte" im athermischen Bereich in Probanden- und in Tierversuchen und epidemiologischen Erhebungen fanden sich bei:

250 nW/cm²:	5,5 faches kindliches Krebsrisiko, 11 faches kindliches Hirn-Tumor-Risiko (Selvin1992, Hammet u. Edison 1997)
100nW/cm² :	pathologische Zacken im menschlichen EEG im sog. Alphabereich, Bereich unseres Unterbewussten u. unserer Träume (v. Klitzing 1995);
50 bis einigen 100 nW/cm²	Öffnen der Bluthirnschranke, was zu einem Einströmen von wasserlöslichen Stoffwechselschlacken, Ökogiften und Eiweißsubstanzen aus dem Blut mit der Folge von „Mikroödemen" im Gehirn und dem Absterben von nicht erneuerbaren Gehirn- und Nervenzellen führt. Dies beinhaltet die Gefahr späterer neurodegenerativer Erkrankungen wie Alzheimer, MS, Parkinson, seniler Demenz u.a. (z.B Salford, Persson, Brun u.a. 1997, 2003)
80 nW/cm² :	Ca-Ionenveränderungen in der Zelle (Schwarz 1990);
50nW/cm²:	Doppeltes kindliches Krebsrisiko (Selvin, 1992)
50 nW/cm²:	Kopfschmerzen u. Änderungen im Nervensystem (Navarro 2002);
40nW/cm²:	Einwirkung auf Nervenzellen von Vögeln u.Insekten (Semm2001)
20 nW/cm² :	Störung an der Zellmembran (Marinelli,1999)
1 nW/cm² :	reversible Reifungsstörung des roten Blutbildes bei Kindern mit Ausstoß unreifzelliger „Erythroblasten" (v. Klitzing);
0,4 nW/cm²:	Signifikant nachgewiesene Schlafstörungen (Schwarzenburg-Studie, Altpeter 1995, Abelin1999)

Mit 0,0001 nW/cm² ist immer noch optimale Funktion von D-/E-Netzhandys gewährleistet (Maes KLäs).

Anmerkung zur Umrechnung: in der Literatur werden sowohl nW/cm² (n = Milliardstel W/cm²) als auch µW/m² (µ=Millionstel Watt/m²) verwandt.
10 µWatt/m² entsprechen 10.000 nW/10.000 cm²,
10µW/m² entsprechen 1 nW/cm².

Wie insbesondere die TNO-Studie im niederländischen Regierungsauftrag (2003) an 72 Probanden zeigte, erwiesen sich im Labortest bei Kurzzeitbelastung mit 300 nW/cm² für 45 Minuten, 90 und 135 Minuten auch die Beeinträchtigungen in Form von

- „allgemeiner körperlicher Befindlichkeit" und von
- „kognitiven Fähigkeiten" in Form von Gedächtnisschwäche und „Gedächtnisverlust", Verlängerung der Reaktionszeit, Minderung der geistigen Leistungsfähigkeit, bei den UMTS- Expositionen (2,1GHz) als gesundheitlich noch belastender als der eh schon so belastende GSM-Funk.

Diese deutliche Verminderung kognitiver Fähigkeiten in Form von schulischem Leistungseinbruch wies ganz besonders der 12 jährige Sohn W. auf, der sein Zimmer im obersten Dachgeschoss hatte, und einer Belastung von 600-1000 nW/cm² ausgesetzt war. Der Junge, sonst ein ausgezeichneter Schüler, klagte über Lernschwierigkeiten und die Unmöglichkeit, sich in seinem Dachgeschosszimmer „etwas zu merken", und brachte plötzlich ganz gegen seine Gewohnheit miserable Schulnoten nach Hause. Nachdem die Eltern das Dachgeschoss räumten und der Junge in der Küche bei immer noch horrenden 10-30 nW/cm² seine Hausaufgaben machte, konnte dieser schulische Leistungseinbruch wieder einigermaßen aufgefangen werden.

Auf Grund dieser abgestuften extremen Dauerbelastung im ganzen Haus mit Leistungsflussdichten im Erdgeschoss von 10-30 nW/cm², nachts in den Keller-Räumlichkeiten von 1-2 nW/cm², bei höchsten Belastungen im Dachgeschoss und im Aussenbereich des Gartens rund ums Haus stellten sich bei den Eltern und den Kindern der Familie Kind nicht nur schwere Erschöpfungserscheinungen, Kopfschmerzen, Kopfdruck, Schwächezustände, Schwindelattacken sowie Tinnitus ein. Die ganze Familie wurde zudem von permanenten Durchfallerkrankungen heimgesucht, Zeichen nicht nur vermehrter vegetativer Magen-Darm-Irritationen durch die UMTS und GSM Sendefrequenzen, sondern auch deutlicher Hinweis für eine für eine durch die nachgewiesene Melatoninverminderung bedingte Abwehrschwäche, (Labor siehe unten), die zu einer krankmachenden Überbesiedelung durch pathogene Keime und Pilze führt. (siehe dazu die Literatur von Reiter, Robinson, Semm, und anderen).
Aufgrund des weitgehend identischen Beschwerdebildes bei allen Familienmitgliedern wurden im Jan. 2004 Laboruntersuchungen durchgeführt. Dabei wurde Melatonin im Serum am Morgen gemessen. (Norm. 8 bis 18 pg/ml) Die Werte erwiesen sich bei allen Mitglieder der Familie als extrem erniedrigt. Als sich die Familie wegen eines Winterurlaubs im Februar 2004 für 2 Wochen aus der Exposition entfernte, normalisierten sich die morgendlichen Melatoninwerte im Serum. Doch bereits zwei Tage nach Rückkehr in die häusliche Exposition war alles wieder wie zuvor:

Melatonin aus dem Serum der Familie Kind
Norm 8-18 pg/ml am Tag

Name	Alter	04,02.04 8 Uhr nach häuslicher Exposition	21.02.04 17 Uhr nach 2.Wo. Urlaub	23.02.04 8.Uhr 2 Tage nach häuslicher Expos
		p/ml	pg/ml	Pg/ml
O.K. Vater	42	2,4	11,4	2,5
C.K. Mutter	38	1,9	9,7	1,1
J.K. Sohn	13	2,6	7,9	2,2
W.K. Sohn	12	2,0	6,7	2,2
R.K. Sohn	9	1,2	5,9	1,4
A.K. Tochter	1,2	6,6	entfällt	entfällt

Anzumerken war dabei, dass das Kleinkind Anna-Marie täglich 18 Stunden schlief, kaum noch wach zu bekommen war und Wachstumsverzögerungen aufwies.

Eine ähnlich deutliche gleichzeitige Befundbesserung bei allen Familienmitgliedern wiesen die Serotoninwerte auf.

Serotonin aus dem Serum Familie Kind
Norm: 120-380 ng/ml am Tag

Name	Alter	04,02.04 8 Uhr nach häuslicher Exposition	21.02.04 17 Uhr nach 2.Wo. Urlaub = ohne Exposition	23.02.04 8.Uhr 2 Tage nach häuslicher Exposition
O.K. Vater	42	110	168	96
C.K. Mutter	38	96	208	88
J.K. Sohn	13	121	223	124
W.K. Sohn	12	108	170	99
R.K. Sohn	9	92	169	121
A.K. Tochter	1.2	entfällt	entfällt	entfällt

Demnach lag bei der Familie Kind eine deutliche Dosis-Wirkungsrelation vor, die hinsichtlich jeder Wissenschaftlichkeit als hochsignifikant eingestuft wird. Die Schwarzenburg-Studie (Prof. Abelin 1997, 2000) beschreibt ebenfalls die rasche Normalisierung des Melatonin-Spiegels nach Entfernen aus der Exposition und den erneuten Abfall innerhalb von 48 Stunden bei erneuter Strahlenbelastung. (Abelin 1998)

Reticulocyten der Familie Kind
Norm 5.25%o der Erythrocyten, =24-84 Gpt/l

Name	Alter	04,02.04 8 Uhr nach häusl. Exposition	21.02.04 17 Uhr nach 2.Wo. Urlaub	23.02.04 8.Uhr 2 Tage nach häusl. Expos
O.K. Vater	42	6,9%o , 35 Gpt/l	15%o, 84 Gpt/l	10,5%o, 53 Gpt/l
C.K. Mutter	38	8,4%o , 38 Gpt/l	18%o, 91 Gpt/l	8,2%o, 37 Gpt/l
J.K. Sohn	13	7,6%o , 37 Gpt/l	26%o, 138 Gpt/l	8,0%o, 46 Gpt/l
W.K. Sohn	12	8,1%o , 36 Gpt/l	17%o, 88 Gpt/l	9,5%o, 45 Gpt/l
R.K. Sohn	9	15,2%o, 57 Gpt/l	15%o, 73 Gpt/l	9,7 %o, 42 Gpt/l

Diese Dosis-Wirkungsrelation zeigt sich auch in der Anzahl der Retikulozyten, einer Vorform der roten Blutkörperchen: während sich die Retikulozytenzahl bei allen Familienmitgliedern (beim Kleinkind A.-M., bei welchem sich die Blutabnahme schwierig gestaltete, liegt keine Blutbildauszählung vor) unter Expositionsbedingungen sowohl vor als auch nach dem Urlaub im unteren Normbereich befanden, zeigten sie bei der Blutabnahme im Urlaub und der Auszählung im Sinne einer Erholung durchgängig eine zwei- bis dreifache Erhöhung!

Eine derartige im Sinne einer Dosis-Wirkungsrelation stattfindende Unterdrückung der roten Blutbildung während der Exposition im Alltag ist kritisch zu beurteilen, da man diesen Vorgang auch bei chemischen Zellgiften vorfindet, und sich im ungünstigen Fall daraus Blutkrebs etwa in Form von Leukämie ausbilden kann. Chemische oder radioaktive Belastungen waren jedoch im Vorfeld durch behördliche Umweltschützer in eingehenden Raumluftanalysen ausgeschlossen worden. Da dem Melatonin neben seiner Funktion als Schlafhormon auch eine wichtige Eigenschaft als immunstimulatives Abwehrhormon zukommt, musste bei der extremen Melatoninverminderung bei der ganzen Familie von einer ernsthaften Krebsgefährdung ausgegangen werden.

Die gleiche Dosis-Wirkungsrelation zwischen exponiertem und nicht exponiertem Zustand wiesen auch die Serotoninwert auf - wie besprochen - ist Serotonin eine Vorstufe des Melatonin und gleichzeitig unser „Stimmungshormon".

Auch die erniedrigten bzw. durchwegs im unteren Normbereich liegenden Serotoninwerte erholten sich bei allen Familienmitgliedern deutlich im Urlaub nach Entfernen aus der Strahlen-Exposition und verminderten sich bereits zwei Tage nach Exposition wieder auf den Zustand vor dem Urlaub! Die vielfältigen körperlichen, vegetativen sowie Gehirnleistungsstörungen waren nach menschlichem Ermessen auch auf eine Öffnung der Bluthirn-Schranke zurückzuführen, die nach Salford und Kollegen (1994, 1997, 1999, 2003) bereits bei 50 bis einigen 100 nW/m² Gehirnbelastung im Tierexperiment zu beobachten war.

Die Familie ist (s.u.) zwischenzeitlich in eine expositionsfreie Wohnung umgezogen. Der Familienvater ließ jedoch eine Kernspintomographie seines Kopfes durchführen. Dabei zeigte das Hirn im horizontalen Schnitt „schrotschussförmige kleinere und mittelgroße Entmarkungsherde", die von den Radiologen als „Mikroangiopathie" mit narbigen Residuen im Hirn gedeutet wurden. Möglicherweise handelt es sich um die Spuren vielfältigen Aufbrechens der Bluthirnschranke, ein Befund, der mehr als nachdenklich machen sollte!

Expositionsabhängigkeit zeigten aber auch die drastischen Herzrhythmusstörungen mit Anfällen von Herzjagen bei dem sonst sehr sportlichen Familienvater, wobei Herzfrequenzen bis zu 140 pro Minute gemessen wurden. Expositionsabhängig traten auch der Tinnitus bei Frau Kind und den 2 Söhnen in den oberen Hausetagen auf. Der „Expositionsabhängigkeit" wird im Bereich der Umweltmedizin z.B. gegen chemische Schädigungen („Noxen") zwingende Beweiskraft zugesprochen! Dies trifft natürlich - trotz offiziellen Ignorierens - auch für physikalische Belastungen durch Hochfrequenzen und Mobilfunk zu.

Eine Dosis-Wirkungsrelation zeigte weiterhin auch die Retikulozytenzählung, der Vorformen der roten Blutkörperchen: unter Exposition vermindert, nahmen sie im expositionsfreien Urlaub bei allen Familienmitgliedern deutlich zu, um nach der Rückkehr unter erneuter Exposition wiederum deutlich abzufallen.

Die „Serum-Redox-Provokations-Analyse"

Zur weiteren Risikoabschätzung wurde eine „Serum-Redox-Provokations-Analyse" (Dr. Heinrich, Rostock) durchgeführt. Dazu vorab zum besseren Verständnis:
Wie bereits aufgeführt werden durch Hochfrequenz-Signale von Rundfunk, Fernsehen, von Mikrowellengeräten, durch Mobilfunk, Radar, Satellitenfunk etc. im Körper „freie Radikale" gebildet. Freie Radikale sind, wie wir gesehen haben, extrem reaktionsfreudige aggressive zumeist „ionisierte" negativ geladene Atome und Moleküle, die normalerweise nur für den Bruchteil einer Sekunde im Körper auftreten, wie z.B. das OH- Radikal, Wasserstoffperoxyd (H_2O_2), Ozon als O^3, verursacht durch „Sommersmog", Kopierapparate und anderes mehr! Zu Radikalen können jedoch z.B. auch Nitroverbindungen werden.

Die freien Radikale, die physiologischer Weise in einem gesunden Ausmaß aus der Sauerstoffverwertung und Nährstoffverbrennung im Organismus herrühren, haben die Aufgabe, chemische sowie bakterielle, virale und Stoffwechsel-Toxine zu zerstören und unschädlich zu machen. Bei einem Exzess von freien Radikalen, wie sie etwa durch chemische Vergiftungsvorgänge oder durch Hochfrequenzeinwirkung auf den Körper entstehen, können diese jedoch wahllos die Körperproteine sowie das Erbgut angreifen und zu wahren Kettenreaktionen führen, welche die Gene schädigen, die Bildung von Krebszellen hervorrufen, Alterungsprozesse beschleunigen und ähnlich Unerfreuliches mehr. Kurz: das Ausmaß der freien Radikale im Körper ist ein Maß für die generelle Krebs- und Erkrankungsgefährdung! Durch die „Redox-Provokations-Analyse" können wir die Fähigkeit des Körpers messen, diese Krankheitserreger abzupuffern und zu neutralisieren.

Bei Ehefrau Kind und zweien ihrer Söhne war diese Pufferfähigkeit gegenüber schädigenden freien Radikalen deutlich eingeschränkt. Zugleich zeigte sich eine vermehrte Bildung von krebsgefährdeten Zellen durch Verminderung der Selbstzerstörungsrate, der Apoptose Gen veränderter Zellen. Zudem war bei Mutter und Söhnen eine deutliche Absenkung der Abwehrlage feststellbar. Ebenso war eine zusätzliche Bereitschaft zu allergischen und entzündlichen Erkrankungsvorgängen gegeben. Die „Glucosetoleranz" als Fähigkeit, den Zuckerstoffwechsel ohne Entgleisung in eine Zuckerkrankheit zu bewerkstelligen, war bei allen drei Familienmitgliedern vermindert.

Die untersuchten Familienmitglieder litten ferner unter Darmflora-Störungen, zum Teil mit Pilzbesiedelung und einer Candida-Belastung des gesamten Organismus. Schimmelpilze aber wie Candida und Aspergillus geben das hochgiftige Toxin „Aflatoxin" ab, das nicht nur leberschädigend, sonder auch krebsfördernd wirkt. In der Zusammenschau gestalteten sich die Ergebnisse der „Redox-Analyse" als ausgesprochen alarmierend, in Anbetracht sie labortechnisch die erhöhte Krebsgefährdung bestätigte.

Da jedoch vielfältigste Bemühungen der Eltern Kind, den Sender abzuschalten, von kommunalpolitischer Seite durch die Stadt Dresden, von landespolitischer Seite durch den Freistaat Sachsen als auch von bundespolitischer Seite trotz harter wissenschaftlicher Fakten abschlägig beantwortet wurden, sah sich die Familie, gezwungen, das eigene Haus wie eine radioaktiv verstrahlte Liegenschaft zu verlassen und sich in einer nicht belasteten Gegend einzumieten. Was dabei besonders betroffen machen muss: das rücksichtslose Profitstreben eines einzelnen Nachbarn sowie der Mobilfunklobby stellen für unseren Staat ein höheres Rechtsgut dar als Gesundheit, Leben und Überleben sowie Haus und Hof seiner Bürger samt ihren Familien und Kindern!

18. Psyche im Einfluss von ELF und EMF, oder: vom kollektiven Unterbewusstsein bis zum HAARP-System

Der Störung des Schlafs sind wir bei unserem bisherigen Streifzug durch den Bereich der athermischen Gesundheitsstörungen durch Mobilfunk mehrfach begegnet; 70% der unmittelbaren Anrainer von Mobilfunkantennen beklagen Schlafstörungen (Santini, Navarro), weshalb auch aufgrund früherer Berichte Schlafstörungen einen wichtigen Teil des „Mikrowellensyndroms" darstellen. Schlafstörungen begegnen uns weiterhin in Form der elektrosmog- und mobilfunkbedingten Verminderung des Melatonins als Schlafhormon.

Wir begegnen den Schlaffrequenzen, dem so genannten Theta-(4-7Hz) und Alpharhythmus (8 - 12 Hz) im Bereich der Biometeorologie und nehmen mit Erstaunen das Phänomen zur Kenntnis, dass sich unser Gehirn mit diesem Alpharhythmus besonders im Nachtschlaf an die Schumann-Resonanzen ankoppelt und somit unser Schlaf, unsere Träume, unser Unterbewusstsein – eben alles, was im Theta und Alphazustand zwischen 4 bis 7 Hz stattfindet, auch ein kosmisches Phänomen darstellt. Unsere Psyche mit ihren vielen bewussten, halb- und unterbewussten Schattierungen hat demnach auch etwas mit jenen ELF-Wellen, jenen extrem langsamen elektromagnetischen Wellen zu tun, die als Schumann-Resonanzen im Sinne einer stehenden Welle mit einer Grundfrequenz von 7,8 Hz und einer Wellenlänge von 38.461 Kilometern in etwa dem Erdumfang entspricht, also den ganzen Globus umfängt. Vergleichsweise könnte man sagen, dass diese stehende Welle, welche die ganze Welt mit ihren Ozeanen und Kontinenten umspannt, auch alle ihre Lebewesen, ihre Flora, Fauna und Menschen, ihr Glück und ihr Leiden kennt und uns am Tag in unserer Entspannung und des Nachts in unserem Schlaf und unseren Träumen begleitet und sich in unserem Unterbewusstsein widerspiegelt. Oder, prosaisch gesprochen: die Schumann-Resonanzen gleichen einer globalen Wäscheleine rund um den ganzen Erdball, an der alle Lebewesen und alle Menschen mit ihren Tag-/Nachtrhythmen, ihrem „Alphabereich" und damit mit ihrer psychischen Befindlichkeit sowie mit ihren Träumen aufgehängt sind.

Muss man da jene alles umfassenden Schumann-Resonanzen nicht mit Fug und Recht als physikalische Grundlage unseres „kollektiven Unterbewusstseins" vermuten, das der große Schweizer Psychologe C. G. Jung beschrieb und zweifellos synonym ist mit jenem „morphogenetischen Feld" des englischen Biologen Ruppert Shelldrake?! Denn sowohl das „kollektive Unterbewusste" als auch das „morphogenetische Feld", das haben wissenschaftliche Beobachtungen und Versuche ergeben, transportieren nachweislich Informationen zwischen den Vertretern einer Spezies, so zwischen Menschen - mögen sie auch in verschiedenen Kontinenten leben - aber auch zwischen den Tieren. Ja, zweifellos wird die ganze Schöpfung durch jene unterbewussten Dimensionen umschlossen und umspannt!

Wir sehen, dass diese Hirnfrequenzen des Alphazustandes (8-12 Hz), aber auch des Theta- (4-7 Hz) und des Deltazustandes (1-3 Hz) unseres Schutzes bedürfen, weil hier in einem engen Frequenzbereich alle Gestimmtheiten der menschlichen Psyche, von ekstatischer Freude und Begeisterung bis zur selbstmordgefährdeten Depression, von tiefer Ruhe bis zur manischen Raserei, von friedfertigen Empfindungen bis zur mordverdächtigen Aggression, nebeneinander wie die verschiedenen Frequenzen von Radioprogrammen aufgereiht sind. Wir haben bereits die fatale Möglichkeit des Missbrauchs in Form „psychotroper Frequenzgeneratoren" im Kleinen sowie in Form des „HAARP- Projekts" im Großen gestreift und damit die diabolische Möglichkeit gezielter psychischer Beeinflussung des einzelnen Menschen als auch ganzer Völker durch das HAARP-System zur Kenntnis genommen (Nick Begich und Jane Manning: „Löcher im Himmel" sowie Ulrich Heerd, Herausgeber: „Das HAARP-Projekt", beide Bücher im Michaels Verlag).

Wir sind auf unserem Streifzug den 1/50 Millionstel Millimeter großen Biomagnetitkristallen begegnet, die vermutlich die Ankoppelung unseres Gehirns an die kosmisch heilsamen, schlaf- und entspannungsfördernden natürlichen Schumann-Resonanzen ermöglichen, die freilich auch den Missbrauch über verstellte, technisch nachgemachte, psychotische und „kranke" Frequenzen im ELF-Wellen-Bereich durch die fast zwangsläufige Ankoppelung unseres Gehirns an diese Frequenzmuster ermöglichen. Dieses Faktum besitzt absolute Aktualität, ist doch der GSM-Funk, auch das sei nochmals betont, mit der Psychofrequenz von 8,34 Hz (neben den 217 Hz) zusätzlich getaktet, von der doch keiner so genau weiß, welchen technischen oder noch geheimen Zwecken diese biologisch so gefahrenträchtige Frequenz eigentlich dienen sollen. (Siehe dazu die Lund-Studien mit vermehrter Öffnung der Blut-Hirn-Schranke auch bei 8,34 Hz.) Jedenfalls sind diese Frequenzen, die zur psychischen Manipulation (siehe oben auch die Tim Rifat-Ausführungen) geradezu einladen.

Ob durch ausgesandte ELF-modulierte elektromagnetische Wellen bzw. Hochfrequenzen heilsamer Schlaf und Gesundheit angesagt ist oder psychische Zerrüttung und Psychoangriffe durch frequentiell einstellbare Strahlengeräte, wie durch das bekannte Gerät der Russen, im Geheimdienstjargon „Leda" genannt, oder die „Black Beauty" der Amerikaner, das hängt davon ab, ob Bürger und Demokraten es politisch zu Wege bringen, globale, militärisch geheim gehaltenen Systeme wie das US- HAARP- Projekt zu ächten und einer internationalen Kontrolle zu unterstellen. Was uns aber als Individuen betrifft, so müssen wir lernen, uns gegen psychische und biologische Manipulationen über den Äther durch „Alphatraining" vorzusehen und durch heilsame mentale Disziplin zu schützen, etwa durch autogenes Training und verwandte Verfahren, wie sie ja etwa als „psychomentale Krebstherapie" in Form der „Psycho-Neuro-Immunologie" nach Dr. O. Simonton bereits an vielen Amerikanischen Universitätskliniken praktiziert wird. (Siehe dazu den einschlägigen Bestseller: „Wieder gesund werden" im Rowohlt Verlag 1982 Dr. C.O. Simonton).

19. Gehirne im HF-Gewitter:
wie das Handy EEG- und Hirnwellen deformiert!

Die „Zerstörung des Schlafes" galt seit jeher als einer der schwerwiegendsten Angriffe auf die menschliche Existenz. Dies spiegelt sich auch in Shakespeares Drama des fehlgeleiteten Kriegshelden „Macbeth" wider, der nachts seinen Gast, König Duncan, im Schlaf ermordet: „Macbeth hat den Schlaf gemordet, den unschuldigen Schlaf", so die Klage des Dichters, ein Vergehen, das dem Kindermord gleichgesetzt wird. Wobei „Schlafentzug" einer Folter gleichzusetzen ist, der sich alle Diktaturen, frühere wie moderne, seit je bedienten.
Wie aber steht es diesbezüglich mit dem Mobilfunk heute?

Wenn wir daher nachfolgend von EEG-Veränderungen im Alphabereich unter HF- und Mobilfunkeinfluss hören, dann sollte uns klar sein, dass hier mit unserer Psyche, unserem Gefühlsleben, unserem Unbewusstsein, mit der Störung unseres Schlafes und seiner Träume zugleich unsere innerste Identität und seelische Existenz berührt wird. Nun ist ja gerade der Gehörkanal, der TNO-Studie (2003) zu Folge, eine Eintrittspforte von Strahlung ins Gehirn. Dadurch wird unser Gehirn als unser sensibelstes Organ groteskerweise am meisten durch das Anpressen des Handys an Ohr und Kopf durch die Strahlung exponiert. Zentralnervöse Beschwerden wie Kopfschmerz, Schwindel, Schlaflosigkeit, Tinnitus und anderes bilden daher auch die allererste Symptomatik.

Und wirklich: als hätten die Medien die Tragweite begriffen, dass mit Veränderungen unserer Hirnfrequenzen zwangsläufig auch an unserer „Psycho-Schraube" gedreht wird: ähnlich der Lund-Studie über das Aufbrechen der Blut-Hirn-Schranke (1999) ging es im Jahre 1997 wie ein Trommelwirbel durch die Presse, dass Hochfrequenzen und handyüblicher Mobilfunk in der Lage wären, EEG-Veränderungen hervorzurufen. Ursache der berechtigten Aufregung waren die EEG-Forschungen des Medizinphysikers Dr. Lebrecht v. Klitzing der Universität Lübeck. Zwar waren v. Klitzings EEG-Forschungen unter HF-Einfluss keineswegs die ersten dieser Art. Diesbezügliche Arbeiten datieren schon weit früher. Veränderungen der Gehirnaktivität im EEG und eine Verlangsamung der Reaktionszeit mit gleichzeitigen Symptomen wie Gedächtnisverlust, Kopfschmerzen, Erschöpfung, Konzentrationsstörungen und Schwindel (siehe Mikrowellensyndrom) beschrieben die Russen Gordon (1966), Moscovici u.a. (1974), der Franzose Deroche (1971), die Amerikaner Lilienfeld u.a. (1978), Shandala u.a. (1979), Forman u.a. (1982) sowie Frey (1998). Eine Verschlechterung des Schlafes und der Lernfähigkeit wurde von dem Schweizer Forscher Altpeter u.a. (1995) sowie vom Forscherpaar Kolodynski und Kolodynska (1996) vorgefunden. Und - zweifellos auch zur „veränderten Gehirnaktivität" gehörend: eine Erhöhung des Selbstmordrisikos beschrieben Bares und Armstrong (1990), Perry u.a. (1991), van Wijngarden u.a. (2002). Trotz dieser Vorläufer in punkto HF-Forschung und Änderungen menschlicher Gehirnfunktionen gebührt Prof. Lebrecht v. Klitzing jedoch der Verdienst, diese Problematik mit seinen Forschungen am intensivsten ins öf-fentliche Bewusstsein gerückt zu haben; v. Klitzing führte seine Versuche 45 Mal an 17 Studenten beiderlei Geschlechts zwischen 20 und 29 Jahren durch und fand Veränderungen im 10 Hz-Bereich, die in der üblichen EEG- Schreibung nicht zu beobachten sind. Bei 70% aller Probanden, die in der Regel 2 x 15 Minuten mit einer getakteten HF (145 MHz, Taktung 217 Hz) ohne Wissen um den Zeitpunkt der Exposition bestrahlt worden waren („Blindversuch"), fand v. Klitzing pathologische EEG-Zeichen bei 10 Hz, Auffälligkeiten, die beim gesunden EEG nicht aufzufinden waren und die sich nur bei der gepulsten, nicht aber bei ungepulster kontinuierlicher Strahlung zeigten. Erschreckend war zudem, dass die Veränderungen im 10 Hz-Bereich bei vergleichsweise schwachen Leistungsflussdichten auftraten, Intensitäten, die wir von der aufbrechenden Blut-Hirn-Schranke (siehe z.B. die Lund-Studie) her kennen; bereits bei 100 nW/cm^2 wurden die EEG-Veränderungen sichtbar und blieben häufig länger als einige Stunden, ja länger als einen Tag, zum Teil bis zu einer Woche nachweisbar. Auch wenn wir über den Mechanismus dieser Hirnstromveränderungen vorerst noch spekulieren müssen: EEG-Veränderungen sind medizinisch immer ernst zu nehmen und sind neurologisch offenkundig pathologisch. Was aber die Strahlendosis angeht, so finden wir 100 nW/cm^2 im Hauptstrahl einer 15 Watt-Antenne (Eingangsleistung) noch in etwa 250 Meter Entfernung; wir finden sie rund um DECT- Telefone in den Haushalten noch in einigen Metern Entfernung von den nonstop strahlenden Basisstationen, und oft noch in 10 Meter Entfernung von einem telefonierenden Handynutzer (Maes)!

Interessant in diesem Zusammenhang: das EEG zeigte Veränderungen nur auf konstante, streng periodische Impulse, nicht dagegen auf sich verändernde Signalmodulationen, die sich offenbar als weniger pathogen erwiesen. (v. Klitzing). Wurde die Pulsfrequenz fließend geändert, einmal niedriger, dann wieder etwas höher, war die biologische Reaktion nicht nachweisbar. Dies kennen wir auch von gepulsten Leuchteffekten: Von Stroboskoplampen in Diskos ist bekannt, dass eine konstante Blitzfrequenz sogar das Kollabieren von Gästen nach wenigen Minuten auslösen konnte. Fährt man mit der Blitzfrequenz jedoch auf und ab, mal 5 Hz, mal 8 Hz, mal 12 Hz, verändert man also den Puls, „dann passiert überraschenderweise nichts" (Maes). Prof. v. Klitzing: „Wenn ein biologisches System durch künstliche Signale beeinflusst wird, dann ist das immer negativ. Zellen sind in ständiger Kommunikation miteinander, sie unterhalten sich ohne Pause, tauschen nonstop lebenswichtige Informationen aus. Das machen unsere Zellen mit feinsten elektromagnetischen Signalen und über Ionenaustausch an den Zellmembranen. Die Ionen werden kontinuierlich und gepulst durch Ionenkanäle weitergeleitet und zwar in Frequenzbereichen bis etwa 400 Hz. Für diese Entdeckung wurde 1991 der Nobelpreis vergeben."

Dass die Zellen über Frequenzen kommunizieren, das hatte sogar die Elektroindustrie bestätigt. Die Mannheimer Versorgungs- und Verkehrsgesellschaft schreibt in ihrer Broschüre „Mensch und Elektrizität": „Die Frequenz, mit der Zellen kommunizieren, liegt zwischen 10 und 1.000 Hz." Und in einer RWE-Arbeitsinformation aus dem Jahre 1984 ist zu lesen: „In der Sprache der Nachrichtentechnik darf man Nervenbahnen als digitale Übertragungskanäle ansehen. Sie sind Fernmeldestromkreise des Organismus. Dabei vollzieht sich die Informationsübermittlung durch Impulse. Meist wird dabei eine Pulsfrequenz von 1.000 Hz nicht überschritten" (zitiert von Maes, Stress durch Strom und Strahlung, 2005). Nebenbei, auch der Bereitstellungsimpuls von 2 Hz in den Sprechpausen ist biologisch aktiv. Könnten als Erklärung nicht die Biomagnetitkristalle des Prof. Kirschvink und seiner Gruppe hilfreich sein, müssten wir uns da fragen, jene 1/50 Millionstel Millimeter großen Minimoleküle im menschlichen Gehirn, jene 5 Millionen pro Gramm Gehirnsubstanz und 100 Millionen pro Gramm in den Gehirnhäuten? Wäre es nicht plausibel, dass diese Biomagnetitkristalle die tagtägliche und nachtnächtliche Ankoppelung unseres Gehirns an die kosmischen Rhythmen der Schumann-Resonanzen erst ermöglichen? In jedem Falle fand Kirschvink, dass Biomagnetitkristalle mit der Taktung von 217 Hz in Resonanz geraten (ECOLOG, 2000).

Zudem: Die Frequenz von 10 Hz fällt und ihre Änderungen fallen in die Ruhephase unseres Gehirns, also in den Alpha-Bereich, den wir bei geschlossenen Augen und während des Schlafs in den Träumen, in den sogenannten REM- Phasen (Rapid Eye Movement-Phasen), innehaben. Wenn wir in unserer Arbeit „Sind Handys gefährlich, was heute jeder wissen sollte" (Scheiner) im Jahre 1998 vermerkten, es sei zu befürchten, dass Mobilfunk aktiv gerade ins Unterbewusste einzugreifen in der Lage wäre, er möglicherweise als „psychotroper Faktor" ähnlich wie Psychopharmaka oder Drogen zu betrachten sei, dann hat sich dieser Verdacht leider voll bestätigt. Wie Aurin J. in seinem Aufsatz „Wirkungen des Mobilfunks" (Novalis, 7/8 2001) hinwies, ergaben Untersuchungen im Schlaflabor des Instituts für Pharmakologie der Universität Zürich unter Prof. P. Achermann bei Probanden schon wenige Minuten nach Aktivierung eines Handysignals (900 MHz) Hirnstromveränderungen, die genau so groß waren wie bei der Gabe des Schlafmittels Zolpidem.

Der gleichen Forschergruppe um Prof. Achermann, Universität Zürich, gelang es, einen höchst interessanten Bogen zwischen zwei Gesundheitsstörungen zu schlagen, wie wir sie in Form von Herz-Kreislauf-Störungen und von EEG-Veränderungen im athermischen Bereich vorfinden. Unter dem Titel: „Electromagnetic fields such as those from mobile phones alter regional cerebral blood flow in sleep- and waking-EEG" von Prof. Huber R., Treyer V., Borbely AA. Schuderer J. u.a.(2002).
wurden die Ergebnisse einer Studie veröffentlicht, in der unter Doppelblindbedingungen beim wachen wie beim schlafenden Patienten nach den EEG-Messungen auch die „Positronen-Emissions-Tomographie" (PET) durchgeführt wurde. Für die halbstündige Exposition der Probanden wählten die Schweizer Forscher in etwa die Strahlungsintensität in Form der SAR, die auch beim Kommunikationsaufbau auf den Kopf eines Handynutzers einwirkt, nämlich in etwa 1W/kg. Ergebnis der Simultanstudie: genauso wie

Prof. v. Klitzing fanden die Schweizer Forscher im EEG eine ungewöhnliche Verstärkung im Alphabereich bei 10 Hz ausschließlich bei gepulsten Handysignalen (Trägerfrequenz 900 MHz). Zudem reagierte die bestrahlte Gehirnregion nach der halbstündigen Bestrahlung durch eine derart massive Exposition mit einer vermehrten regionalen Gehirndurchblutung. Sowohl die EEG- als auch die Durchblutungs-Effekte waren sowohl im Wach- als auch im Schlaf-EEG nachweisbar.

Weiterhin ist aus der Forschung und Therapie des allgemeinen Hirnödems bekannt, dass die Gewebeübersäuerung, die „Azidose" des Gehirns, zu vermehrter Hirndurchblutung führt, was natürlich auch den Hirndruck und damit auch zentralvenöse Symptomatik wie Kopfschmerzen, Benommenheit, Schwindel, etc. fördert, während die Absenkung der Übersäuerung, die „Alkalisierung", zu einer Verminderung der pathologischen Hirndurchblutung und damit zu einer Absenkung des Hirndrucks führt (Poeck, Neurologie, Springer-Verlag 2000). Die „vermehrte Hirndurchblutung" könnte demnach die Folge einer Gewebsübersäuerung darstellen und diese könnte bei der massiven Bestrahlung der Probanden der Schweizer Forscher Ausdruck vielfältig punktueller kleiner Hirnödeme durch das Aufbrechen der Blut-Hirn-Schranke sein, eine Hypothese, die als Grundlage neuer Forschung dienen könnte.
Freilich ist anzunehmen, dass auch im „menschlichen Säugetier-Gehirn" sich die Blut-Hirn-Schranke möglicherweise bei ähnlichen Intensitäten öffnet wie im Tierversuch. Vielleicht ist dies einer der Gründe, warum diese EEG-Zacken bereits bei 100 nW/cm^2 auftraten, jener Leistungsflussdichte, bei der zudem eine Öffnung der Blut-Hirn-Schranke im Tierversuch nachweisbar war (siehe Lund-Studie). Was zudem an eine organische Veränderungen wie die Öffnung der Blut-Hirn-Schranke (BHS) denken lässt, ist der Umstand, dass diese EEG-Veränderungen bei bis zu 70% der Probanden für Stunden, Tage, ja bis zu einer Woche nach der Bestrahlung (und wohlgemerkt, nach digitaler Bestrahlung) nachweisbar waren.
Und noch ein Phänomen muss zwangsläufig zu einer Gewebsazidose des Gehirns führen: die durch „Geldrollenbildung" (nach Dr. Petersohn) bedingte Verminderung der Mikrozirkulation. Auch diese könnte zu der von Achermann und Kollegen beobachteten azidosebedingten Mehrdurchblutung führen.
Und noch ein weiterer Aspekt sei nachfolgend diskutiert, und auch hier darf eigenständig gedacht werden: leichtere Fälle eines akuten Elektrotraumas, etwa auf Grund eines Stromschlags durch den Hausstrom, laufen mit beinahe identischen Symptomen ab, wie wir sie vom Mikrowellensyndrom her kennen, also mit Kopfschmerzen, Ohrgeräuschen, Hörverlust, Gleichgewichtsstörungen und anderem mehr. (Neurologielehrbuch Prof. Poeck, s.o.). Da massive Elektrotraumen mit einem Hirnödem einhergehen, besteht natürlich die Frage, ob auch beim leichten Elektrotrauma ein geringfügiges Hirnödem ursächlich vorliegt, ob sich demnach hinter dem Mikrowellensyndrom eine über das ganze Gehirn verstreute punktförmige Öffnung der Blut-Hirn-Schranke ursächlich verbirgt?
Und dies alles, obwohl problemloser Handempfang noch bei 0,0005 nW/cm^2 gegeben ist. (Maes 2003)

19a. Auftrag Nullstudie?
Das Münchener „Anti-v. Klitzing-Projekt

Gibt es so etwas wie „Wahrheitsklau"? Kann man wissenschaftlich Wahrheit stehlen?
Wie wir gleich sehen werden: für einen begrenzten Zeitraum kann man das! Eine gewisse Zeit kann man die Öffentlichkeit täuschen, im Trüben fischen und damit Geschäfte machen, bis sich die Wahrheit auch offiziell durchgesetzt hat. Wie geradezu zwanghaft „kleptomanisch" gelegentlich mit der Wahrheit umgegangen wird, zeigt die Arbeit der Neurologischen Universitätsklinik München Großhadern unter der Leitung von Dipl. Ing. S. Kraftzyk, bei dessen Versuchsdesign man sich fragen muss, ob hier nicht gezielt an EEG-Veränderungen vorbeigeforscht wurde. Staatlich gefördert durch das Bundesamt für Strahlenschutz (SSK) und das Bayerische Umweltministerium lief dieses dreijährige Projekt an 39 gesunden Probanden beiderlei Geschlechts unter dem Titel „Messungen des Einflusses gepulster Mikrowellen auf die Hirnstromaktivität des Menschen" (1998). Obwohl, wie wir gleich sehen werden, die Ergebnisse mehr als fragwürdig waren, traten dann in den vorweihnachtlichen Wochen des besten Handygeschäftes sowohl die Betreiber als auch die Bayerische Staatsregierung in Person des Umweltministers Schnappauf vor die Presse - und gaben Entwarnung!

Kritikpunkt Nummer 1:
Gesucht wurde nur nach EEG-Veränderungen in unmittelbarem zeitlichem Zusammenhang mit der Mikrowellenexposition. Aus den Arbeiten von v. Klitzing, Borbely, Huber, Achermann, Lebet und vielen anderen aber waren die spezifischen EEG-Veränderungen bei der gewählten Dosis der Handystrahlen erst nach einer gewissen Verzögerung („Latenzzeit") im Ruhe-EEG nachweisbar. Die Zeit von Expositionsende bis zu den Folgereaktionen der Gehirnwellen kann 5, 10, 15 bis 20 Minuten dauern. In manchen Fällen waren in den Schlaflabors die eigentlichen Auffälligkeiten im EEG-Alphabereich sogar erst während des Schlafs der Probanden nachweisbar. Schlussendlich braucht das Gehirn Zeit um zu reagieren.

Diese „Null-Zeit-Vorgabe" ist daher wissenschaftlich unzulässig. Ist es doch, als würde man bei der Untersuchung etwa von Schmerzmitteln, welche bekanntlich die Magenschleimhaut bis zu Geschwüren reizen, den Probanden die Tablette schlucken lassen und ihm sofort danach das Gastroskop in seinen Magen schieben. Dort wäre natürlich noch keine Veränderung der Schleimhäute auffindbar, weder eine entzündliche Rötung noch ein Geschwür, da der Organismus noch keine Zeit hatte zu reagieren. Nichts desto weniger aber würden die Ärzte an die Öffentlichkeit gehen und erklären, Schmerzmittel besäßen keinerlei krankmachende Wirkung, schließlich hätte man die Magenschleimhaut nach der Tabletteneinnahme untersucht und nichts gefunden. Freilich: den Faktor „Zeit" hätten diese Forscher bauernschlau unterschlagen, eine halbe Stunde später hätte alles anders ausgesehen!

Kritikpunkt Nummer 2:

Doch nicht nur hinsichtlich des Faktors „Zeit" lief dieses Verwirrspiel. Aufgrund der Versuchanordnung konnte nichts gefunden werden. Der Alpha-Rhythmus ist im EEG nur bei geschlossenen Augen im „Ruhe-EEG" feststellbar. Wörtlich schreibt dazu Prof. Poeck (Standardlehrbuch „Neurologie" auf Seite 43):

„Das EEG des gesunden Erwachsenen wird in Ruhe bei geschlossenen Augen vom Alphagrundrhythmus beherrscht. Beim Öffnen der Augen, bei Sinnesreizen oder bei geistiger Tätigkeit desynchronisiert sich das EEG, vermutlich unter der Wirkung des retikulären Aktivierungssystems im Hirnstamm; die gleichmäßigen Alphawellen verschwinden und werden durch unregelmäßige Betawellen (Frequenz 13-30 Hz) ersetzt. Diesen Vorgang nennt man Alphablockierung oder Arousalreaktion. Er gehört zur Charakteristik des normalen EEG."

Nun wurde aber ganz gezielt nach „EEG-Veränderungen" unmittelbar nach der Mobilfunkbestrahlung, in sogenannten „Ereignis-korrelierten Aktivitätsphasen" gefahndet. Sprich, bei visuellen Aufgaben hatten die Patienten die Augen offen, sie waren demnach nicht mehr im Alphazustand. Aber auch akustische Reize sind sensorische Reize, die mit Aufgaben verbunden aus dem Alphazustand führen. Es wurde also gezielt der Betabereich angesteuert, in welchem die HF-bedingten ungewöhnlichen EEG-Veränderungen von 10 Hz des Alpharhythmus gar nicht in Erscheinung treten.

Dieses Basiswissen, das man jedem Medizinstudenten in der Prüfung abverlangt, müsste auch den Münchner Forschern bekannt gewesen sein. Es fällt schwer, hier an Ignoranz zu glauben. Die Münchner Universitätsklinik Großhadern hat weltweit einen guten Ruf. Dieses „Untersuchungs-Design" lässt sich etwa mit folgendem Vergleich beschreiben:

Bewohner eines großen Hauses wollen mysteriöse Geräusche im Kellergeschoss abklären. Einbrecher, gar eine ganze Bande wird vermutet. Die alarmierte Polizei kommt denn auch prompt und untersucht, doch nicht des Nachts, sondern am Tag; und nicht im Keller – das entspräche dem Alpharhythmus - sondern im Dachgeschoss (entspricht dem Betazustand, provoziert durch „Ereignis-korrelierte Aktivitätsphasen")! Unsere Kriminaler suchen also sowohl in einem Raum als auch zu einer Zeit, wo nichts zu finden ist. Trotzdem treten sie dann vor die Presse, geben Entwarnung und erklären das Haus für sicher, „von Einbrechern nicht die geringste Spur". Wir sind uns einig: das „wäre dümmer, als die Polizei erlaubt". Doch eine renommierte Universitätsklinik, eine Staatsregierung und eine SSK, die dürfen das, wenn es um Mobilfunk geht!

19b. Reproduziert und belegt: Die Ergebnisse des Dr. v. Klitzing

Vielleicht war es die Nähe des EEG zum klinischen Alltag der Ärzte und die Gefahr, dass die gesamte Ärzteschaft mobilfunkkritisch erwacht, was die Mobilfunkbetreiber so schrecklich „auf die Palme bringt", wenn von Dr. v. Klitzing und seinen Arbeiten über die HF-bedingten EEG-Veränderungen die Rede ist. Als wäre Dr. v. Klitzing und die EEG-Thematik ein rotes Tuch, fabulieren Mobilfunkbefürworter öffentlich, „sie hätten Dr. v. Klitzing persönlich besucht und ihn um Reproduktion seiner Versuche gebeten. Er aber wäre aus dem Zimmer gegangen und hätte nicht weiter gewusst". Seine EEG-Veränderungen wären „fehlerhafte Zufallsbefunde und keiner außer ihm hätte derartige Veränderungen je gesehen", und was an Unsinn sonst noch platt getreten wird. Kurz, es gibt kaum eine Verdächtigung, Lüge und bewusste Verdrehung der Wahrheit, die nicht herhalten müsste, um die wissenschaftliche Glaubwürdigkeit der EEG-Ergebnisse und ihre Forscher in Misskredit zu bringen.

Dabei sind, wie wir sahen, EEG-Veränderungen ein altbekanntes Faktum. Allerdings, wie man auch am Ausmaß des Sperrfeuers erkennt, ein außerordentlich wichtiges. Denn EEG-Veränderungen lassen sich methodisch unschwer wiederholen, und sind ein elegantes und noch dazu ein klinisch anerkanntes Mittel, nachzuweisen, dass sich aufgrund von Mobilfunkstrahlen in unseren Hirnen etwas tut.

Nun dürfte das unverdrossen ins Feld geführte Argument der „Nichtreproduzierbarkeit der EEG-Versuche" eigentlich schon jetzt als Kartenhaus in sich zusammenfallen. Schließlich haben wir über EMF-ausgelöste neurologische Veränderungen inklusive des EEG schon bei Gordon (1966), Deroche (1971), Moscovici (1974), Shandala (1979), Forman (1982) und Frey (1998) gehört. Schon 1978 konnte Bise (s.u.) EEG-Veränderungen bereits bei ultraschwachen Signalen registrieren. Und auch Frau Prof. Susan Bawin und Prof. William Ross Adey berichteten 1973 in der medizinischen Zeitschrift „Brain Research", dass gepulste Felder einen biologischen EEG-Effekt nach sich ziehen. Wie wir beim Calcium-Ionen-Kapitel sahen, experimentierten Adey und Bawin mit Küken- und Katzenhirnpräparaten. Sie bestrahlten aber auch Katzen in deutlich athermischen Bereichen und stellten im Katzen-EEG eindeutige Veränderungen fest: „Wahrhaft, schwache gepulste Felder haben einen starken Einfluss auf das EEG bei Katzen", so Prof. Adey (zitiert Maes, 2005).

Wie wir wissen, wurden die Experimente von v. Klitzing (1995) (150 MHz, 217 Hz Pulsung) mit einer Leistungsflussdichte von 100 nW/cm² durchgeführt. Vor allem im Ruhe-EEG mit geschlossenen Augen sowie im Schlaf-EEG wurden diese eindeutige Effekte beobachtet. Reiser und andere konnten im Jahr 1995 gleichfalls mit einem 150 MHz-Feld, das mit 9,6 Hz moduliert war, die Ergebnisse v. Klitzings bestätigen. Dies gelang auch durch ein 217 Hz-gepulstes GSM-Signal mit 0,902 GHz. Zudem fanden Reiser u.a. eine statis-

tisch signifikante Zunahme der Energie der Alpha-, Beta1- und Beta2-Za-
cken (ECOLOG, Neitzke).

Nun sind zwar die Studien von Dr. v. Klitzing in sich selbst schon vielfältig
identisch reproduziert - Dr. v. Klitzing führte 45 Untersuchungsreihen mit
jeweils 17 Studenten durch - und wiederholte seine EEG-Versuche in den
Jahren 1997 und 2002 mit den gleichen bedenklichen Ergebnissen (Maes).
Doch auch die Bundesanstalt für Arbeitsmedizin und Arbeitsschutz in Berlin
untersuchte bei jungen Probanden mit im drei bis fünf Minutentakt ein- und
ausgeschalteten Handys am Ohr das EEG mit positivem Ergebnis. „Wiederholte Messungen zeigten signifikante Einflüsse. Es gibt keinen Zweifel, dass
gepulste Handywellen biologisch wirksam werden können," so die Berliner
Forscher. Ihre Arbeit fand den Weg in 2 Publikationen:

- Freude G., Ullsperger P., Eggert S., Ruppe I., 1998: „Effects of mikrowaves
emitted by cellular phones and human slow brain potentials. Bioelectromagn.
19 (6), Seite 384-387.

- Freude G., Ullsperger P., Eggert S., Ruppe I., 2000: Microwaves emitted by
cellular telephones effect human slow brain potentials. Eur J. Appl Physiol
81 (1-2), Seite 18-27.

Fazit: wer heute die Reproduzierbarkeit von HF- und mobilfunkbedingten
EEG-Veränderungen abstreitet, der macht sich wissenschaftlich einfach unglaubwürdig.

19c. EEG-Veränderungen nicht nur im Labor, sondern letztlich überall

Das EEG- Veränderungen nicht nur „im Labor gedeihen", sondern offenkundig Alltagsphänomene sind, daß zeigt eine hochinteressante Studienreihe
des Sanitätsrates Dr. G. Oberfeld aus Salzburg. Auch ihn trieb die Sorge um
unsere Schulkinder und die schlichte Frage: Was sind uns Gesundheit und
geistiges Gedeihen unserer Kinder und Jugendlichen wert?!"

Alarmiert durch die Rudolf-Steiner-Schule in Salzburg-Mayrwies, in deren
80 Meter Nähe ein Mobilfunkmasten aufgepflanzt worden war, führte Dr.
Oberfeld im ersten Stock der Schule, dessen Klassenzimmer im Hauptstrahl
der Antenne lagen und bei geöffneten Fenstern stolze 629 nW/cm² an Immission aufwiesen, seine EEG–Untersuchungen durch. Dazu wählte er 12 Personen, 9 Frauen und 3 Männer im Alter zwischen 20 und 78 Jahren, die sich
selbst als gegenüber Mobilfunkstrahlen „empfindlich" bezeichnet hatten.
Um exzessive Strahlenbelastung der Klassenzimmer zu vermindern, wurden umfangreiche Abschirmvorkehrungen getroffen. Dadurch konnte die
Strahlenbelastung erheblich im Durchschnitt auf 2,6 nW/cm² gesenkt werden. Wenn allerdings der Abschirmvorhang im Fensterbereich zur Seite ge-
schoben wurde, resultierte erneut eine Leistungsflussdichte von durchschnittlich 332,7 nW/cm² .

Damit die Probanden weder optisch noch akustisch mitbekamen, wann sie durch Anheben des Vorhangs exponiert wurden, erhielten sie lichtfeste schwarze Augenmasken sowie Ohrenwachs, kurz: Augen und Ohren waren absolut verschlossen.

Daraufhin wurden Elektrodenpaare im Hinterhaupt- und Scheitellappen fixiert und die drei Frequenzbänder Alpha 1 (8 – 10 Hz), Alpha 2 (10 – 12 Hz) und Beta (13 – 30 Hz) untersucht. Zudem wurde im Anschluss die subjektive Symptomatik nach Abschluss der EEG-Aufzeichnungen festgehalten.

Zunächst wurden die EEG-Aufzeichnungen unter Strahlenbelastung von 2,6 nW/cm² durchgeführt und danach der Abschirmvorhang für 15 Minuten unbemerkt von den Probanden angehoben. Ein Anstieg der Leistungsflussdichte auf etwa 330 nW/cm² war die Folge, die Ergebnisse eindeutig und signifikant: Die Exposition führte zu zuverlässig reproduzierbaren Gehirnstromveränderungen im Alpha 1 und Alpha 2 sowie im niederfrequenten Beta-Band. Gleichzeitig wurde nach Abschluss der EEG-Aufzeichnungen von 11 der 12 Studienteilnehmer Symptome wie „Bienenkorbsurren im Kopf", Herzklopfen, Unbehagen, Benommenheit, Herzbeklemmung, Atemnot, Nervosität, Unruhe, Kopfschmerzen, Ohrgeräusch, Hitzegefühl, Niedergeschlagenheit, Gefühl nicht genügend Luft zu bekommen u.a. geschildert. Co-Faktoren, sogenannte „Confounders" als da wären Schallpegel, Kohlendioxid, Temperatur, relative Luftfeuchtigkeit, magnetische Wechselfelder sowie Sferics-Aktivitäten wurden durch entsprechende Experten zuvor ausgeschlossen. Diese außerordentlich sorgfältig durchgeführte 2004 begonnen Studienreihe (endgültige Veröffentlichung in Fachpublikationen steht noch aus) ist demnach ähnlich wie die Naila-Studie bezüglich des Krebsrisikos der unmissverständliche Beweis, dass nicht nur jeder Handy-Nutzer sein Zentrales Nervensystem belastet, sondern letztlich jeder, der gezwungen ist, in kürzerer Distanz im Dauerstrahle einer Funkantenne zu arbeiten, zu lernen oder einer hochbelasteten Wohnung seine Existenz zu fristen.

19d. EEG-Veränderungen seit 1978 bekannt!
Die Pilotstudie des Prof. Bise

Wie unsinnig die schallplattenartige Falschmeldung der Mobilfunklobby ist, bei v. Klitzings Versuchen handele es sich um „nicht reproduzierbare Einzelergebnisse", beweisen nicht nur die oben aufgeführten Studienreihen.

Schon im Jahr 1978, also lange vor v. Klitzings Ergebnissen, fand die höchst interessante und zukunftsträchtige, kleine, aber feine EEG-Studie durch Prof. W. Bise vom „Pacific North West Center for the study of non-ionicing Radiation" in Portland, Oregon, statt. Die Veröffentlichung lief unter dem Titel „Low power radiofrequency and microwaves effects on human electroencephalogram an behavior" Dabei wurden bei unglaublich niedrigen Leistungsflussdichten unterhalb von 10^{-12} W/cm² EEG- und Verhaltensänderungen sowohl bei kontinuierlichen als auch bei gepulsten Hochfrequenzen im GHz-Bereich vorgefunden. 10^{-12} W/cm² entsprechen 0,001 nW/

cm^2 bzw. 1 pW/cm^2. Sogar der tausendstel Teil dieser Leistungsflussdichte, nämlich 10^{-15} W/cm^2, das sind 0,000001 nW/cm^2 bzw. 0,001 pW/cm^2, war in der Lage, Gehirnwellenveränderungen auszulösen. Diese Veränderungen konnten auch durch Ausschalten aller künstlichen und natürlichen Felder in Faradaykäfig-artig abgeschirmten Räumen erhoben werden. Offensichtlich hatte sich Bise intensiv mit der deutschen Biometeorologie der Professoren Wever, Schumann und König auseinandergesetzt.

Hierzu gleich eine kurze Rekapitulation ultraschwacher unstrittiger athermischer Effekte: wir erinnern uns, dass Sferics mit ihren minimalen Intensitäten im pW/cm^2 – Bereich ablaufen, dass die Leistungsflussdichte von Schumann-Resonanzen in etwa 0,003 pW/cm^2 beträgt und dass in Wevers (1967) Desynchronisationsversuchen die zirkadianen Tag-/Nachtrhythmen in Faraday-Räumen mit einem EMF-Signal von 10 Hz und 0,83 nW/cm^2 aufzuheben waren.

Wir wissen ferner, dass bei Hochdruckwetterlagen, bei denen wir uns wohlfühlen, an Hintergrundstrahlung 0,027 nW/cm^2 zu messen sind, während wir uns bei Tiefdruck unwohl fühlen und unter 2,7 nW/cm^2 „leiden". Weiterhin erinnern wir uns, dass Prof. Blackman in seinem Labor bei tierischen Gehirnzellpräparaten vermehrten Calcium-Ionen-Efflux bei einem so unglaublich schwachem Feld von 2,4 x 10^{-9} nW/cm^2, also dem 2,4-milliardsten Teil eines nW/cm^2 (= 0,000.000.0024 nW/cm^2), das sind 0,000.0024 pW/cm^2 nachweisen konnte. Bei ähnlich minimalen Feldstärken von 10^{-7} V/m - dies entspricht einer Leistungsflussdichte von 3 x 10^{-12} nW/cm^2, das sind 3x 0,000.0000.01 pW/cm^2 - fand auch Prof. W. R. Adey bei ELF-EMF-Wellen von 6 bis 20 Hz vermehrten Calcium-Ionen-Efflux aus Gehirnzellen.

Zurück zu Bise: auch er fand in seiner viel zu wenig zur Kenntnis genommenen, höchst interessanten Pilotstudie bereits im Jahre 1978 mit minimalsten Leistungsflussdichten von 10^{-16} bis 10^{-18} W/cm^2 an zehn Testpersonen eindeutige EEG-Veränderungen im Alphabereich. Als Trägerfrequenzen eines kontinuierlichen, also analogen, nichtgepulsten Signals wählte er 0,1 bis 960 MHz, was in etwa den Bereich von Rundfunk und Fernsehwellen bis zur D-Netz Frequenz des Mobilfunks abdeckt. Als Trägerfrequenz einer gepulsten, „digitalen" Strahlung verwandte er 8,5 bis 9,6 GHz, also ein Signal, das eher der Radartechnologie zuzuordnen ist. Als Ursache der EEG-Veränderungen unter kontinuierlicher Strahlung im ultraschwachen Dosisbereich (v. Klitzing und andere Forscher hatte ja EEG-Veränderungen in wesentlich höheren Intensitätsbereichen nur bei digitalen Signalen beobachtet) führt er eine höchst interessante Hypothese ins Feld: Bise berichtet von einer „relaxation frequency of protein bound water", also einer „Entspannungsfrequenz des Eiweiß-gebundenen Wassers" im Körper, die bei 100 bis 1000 MHz läge, (also zwischen 0,1 und 1,0 GHz). Eventuell verbunden mit sich ausbildenden „stehenden Wellen" im menschlichen Schädel wäre diese „Entspannungsfrequenz" des Eiweiß-gebundenen Körperwassers zuständig für die Absorption der ultraschwachen kontinuierlichen Signale und die darauffolgenden EEG-Veränderungen im Gehirn.

Diese Hypothese ist auch insofern interessant, als auch die SSK in ihren Ausführungen im Bundesanzeiger Nr. 43 vom 3. März 1992 S. 6 als Ursache von „akustischen Phänomenen" (Brummtöne, Tinnitus) „Resonanzeffekte" und „hot spots" im Kopf von Exponierten annimmt, die zu „periodischen Ausdehnungen" im Gehirn führen. Zwar kann die SSK nicht umhin, erneut thermische Ursachen von biologischen z.b. akustischen Auswirkungen ins Feld zu führen. Die Ausbildung eingestandener „hot spots", von „heißen Stellen", setzt aber natürlich die strahlenoptischen Überlagerungen, Reflexionen und „Echo"-Phänomenen der HF-Signale und die Ausbildung von stehenden Wellen im Inneren des menschlichen Schädels, an seinen Wandstrukturen voraus. Wenn aber nicht nur eine Erwärmung (die ja minimal sein kann), sondern diese „Entspannung" als gleichsam „kristalleigene" Eigenschaft des Eiweißgebundenen Körperwassers mit seiner Frequenz von 0,1 MHz bis zu 1 GHz ins Kalkül gezogen wird, dann könnten stehende Wellen in Kopf und Hirn von Handy-Exponierten auch bei minimalster Strahlendosis zu Symptomen wie den Brummtönen, dem Tinnitus und anderen auch ohne sonderliche Wärmeentwicklung führen. Die Aufhebung der von ihm wohl angesprochenen „Oberflächenspannung" des proteingebundenen Körperwassers würde dann vieles auch im „athermischen Bereich" erklären. Ein mobilfunkbedingter Zerfall der Oberflächenspannung des Körperwassers wäre ein ganz neuer Forschungsansatz und ein ganz neues Erklärungsmodell. Anmerkung: Dies erinnert auch an die Kristallbilder des japanischen Arztes Dr. Emoto, der verschiedene Wässer in der Kältekammer mikroskopisch untersuchte und bei mobilfunkbestrahltem Wasser ausgesprochen hässliche, „ausgefranste" Kristallstrukturen vorfand.

Doch erneut zurück zu Bise:
In seiner Studie an 5 Männern und 5 Frauen fand er nach Exposition durch HF-Signalen im ultraschwachen Dosisbereich weiterhin Befindlichkeitsstörungen wie Kopfschmerzen und Herzrhythmusstörungen und dies zumeist mit einem kontinuierlichen Hochfrequenzband. Doch auch pulsmodulierte HF-EMF-Signale wurden bei zwei Probanden angewandt, wobei die Pulsmodulation mit zwei Mikrosekunden Impulsdauer und der nachfolgenden Pause von sechs Mikrosekunden rein rechnerisch die im Mobilfunk völlig unübliche Pulsfrequenz von 125.000 Hz ergibt. Verwandt wurde ein Signal mit 10^{-12} W/cm². Die Gehirnwellenveränderungen - vergrößerte Alphaausschläge Auftreten langsamerer Wellen und anderes - traten sofort beim Anschalten des Frequenzgenerators auf, um genauso rasch nach Ausschalten des Generators wieder zu verschwinden. Dies steht im scheinbaren Gegensatz zu v. Klitzings Ergebnissen und vieler anderer Forscher (u.a. des Bundesamtes für Arbeitsmedizin und Arbeitssicherheit, Berlin), die mit deutlich höheren Leistungsflussdichten um die 100 nW/cm² arbeiteten und nur bei getakteten Signalen und nach einer gewissen Latenzzeit von 5 bis 15 Minuten EEG-Veränderungen vorfanden. Offenbar aber hatte Bise in seiner Studie „biologische Fenster" in einem ultraschwachen Intensitätsbereich mit einer eigenen, für höhere Feldstärken ganz unüblichen Charakteristik vorgefunden.

Jedenfalls wurden die meisten Untersuchungen mit kontinuierlichen HF-Signalen durchgeführt und führten zur Verstärkung bzw. Abschwächung der Alphawellen. Weiter fand sich eine Frequenzänderung mit langsameren Theta- (4 bis 7 HZ) und Deltawellen (1 bis 3 Hz) sowie ein Auftreten höherfrequenter Alphawellen, z.B. von 12 - 14 Hz.

Und noch ein weiteres interessantes Detail der Bise-Studie: in einem Faraday-Raum wurden zwei Versuche durchgeführt, und zwar um Mitternacht, wenn das Gehirn normalerweise an die Schumann-Resonanzen ankoppelt. Die Leistungsflussdichte des Signals betrug 10^{-15} W/cm^2, das sind 0,001 pW/cm^2. Dabei war bei der Testperson der Alpharhythmus im Faraday-Raum erstaunlicherweise auch bei offenen Augen im EEG sichtbar, ein Phänomen das sofort verschwand, wenn die Tür des Faraday-Raumes geöffnet wurde und Umweltstrahlen eintreten konnten. Zudem zeigten die linke und rechte Hirnhemisphäre Unterschiede in der Reizbeantwortung durch Veränderung der Alphawellen. Die Amplitude der Alphawellen von 12 Hz verminderte sich im Faraday-Raum etwa um die Hälfte und langsame Theta und Deltawellen von 3 bis 4 Hz tauchten auf. Hielt der Proband dagegen die Augen geschlossen, nahmen die Alphawellen in ihrem Ausschlag erheblich zu, und ihre Frequenz fiel von 12 Hz auf 10 Hz ab.
Wir sehen, viele aufregende Details, die nach weiterer Abklärung geradezu schreien.

Wie schon erwähnt, wurden die meisten Untersuchungen mit kontinuierlichen Signalen zwischen 300 und 960 MHz und 10^{-15} W/cm^2 , also im minimalsten Dosisbereich der Schumann-Resonanzen, durchgeführt. Dabei traten auch geschlechtsspezifische Unterschiede in den Fensterfrequenzen auf: Männer zeigten massive EEG-Veränderungen in der rechten Hirnhemisphäre bei 335, 340, 345 und 780 MHz. Dagegen wiesen die Frauen ihre EEG-Veränderungen in der rechten Gehirnhemisphäre bei 350, 360, 420, 820 und 960 MHz auf. Weitere bereits erwähnte Eigenart der ultraschwachen Signalstärke: die EEG-Veränderungen traten in der Regel sofort nach Einschalten des HF-Generators auf und verschwanden nach Abschalten des Gerätes ebenso rasch wieder.

Insgesamt konnte Bise zeigen, dass HF-EMF-Signale niedrigster Intensität (10^{-12} bis 10^{-15} W/cm^2) im Leistungsflussdichte-Bereich der kosmischen Hintergrundsstrahlung in der Lage sind, eindeutige EEG-Veränderungen im Sinne einer Verstärkung oder Abschwächung der Alphaausschläge hervorzurufen und Alphawellen in ihrer Frequenz von 10 Hz auf 12 Hz zu verschieben. Weiterhin konnte an einigen Probanden auch das Phänomen des Zerfalls des Alpharhythmus - ebenfalls als „Desynchronisation" bezeichnet - im Sinne des Auftretens von langsamen Thetawellen (4 bis 7 Hz) beobachtet werden. Diese Veränderungen zeigten geschlechtsspezifische Unterschiede und waren zudem von Tageszeiten oder Nachtzeiten abhängig. Ein Teil der Veränderungen trat dabei nur in bestimmten Gehirnarealen auf. Diskutiert werden ferner Unterschiede bei Rechts- und Linkshändern.

So sehr die Untersuchungen von Prof. Bise auch eine Pilotstudie sein mögen: dass unser Organismus und biologische Systeme generell mit unglaublicher Sensibilität auf elektromagnetische Impulse von der Stärke der kosmischen Hintergrundstrahlung wie der Schumann-Resonanzen und der Sferics, reagieren, in deren Umfeld sie sich im Laufe der Evolution ja entwickelt haben, ist unübersehbar. In der Forschung warten auf uns zweifellos noch viele Überraschungen! Gleichzeitig aber wird uns durch die Versuche von Prof. Bise und Mitarbeitern vor Augen geführt, wie wenig wir über diese Aktivitäts-Fenster im ultrafeinen Dosisbereich wissen. Und: wie verletzlich wir damit zwangsläufig auch gegenüber Technik-generierten elektromagnetischen Strahlen sind!

19e. Der Leidensweg des kleinen Maxl

„Je langsamer die Frequenz, desto schwerer der pathologischen Herdbefund", so die Neurologenregel, wenn es um die EEG-Beurteilung von krankhaften Störungen z.B. durch einen Tumor, durch eine Blutung oder Verletzung in einem Gehirnareal geht. Aus der EEG-Untersuchung von Gehirntraumen weiß man, dass sogenannte „zerebrale Herdbefunde" im Alpha- bis Deltarhythmus in Erscheinung treten, und das beim Patienten mit geöffneten Augen, in dem der Beta-Zustand vorherrschen sollte. Und wenn auch das EEG im Kindes- und Jugendalter generell langsamere Rhythmen aufzeigt als das Erwachsenen-EEG (Poeck, s.o.), sollte man diese langsamen Theta- (4 bis 7 Hz) und Deltawellen (1-3 Hz) im Wach-EEG als Krankheitshinweis umso ernster nehmen. Diese Frequenzabsenkung des EEG im Wach-Zustand finden wir bei Patienten mit Vergiftungen, Verletzungen, Infektionen, Epilepsie, aber auch mit Mobilfunkbelastung. Denn auch bei HF-Belastungen findet man diese „Desynchronisation" des EEG-Befundes in Form jetzt auftretender langsamer Theta- und Deltawellen, ein Ergebnis, das auch eine Wissenschaftlergruppe um Prof. A. V. Kramarenko (2003) klinisch vielfach nachweisen konnte (siehe Maes, 2005: „Stress durch Strom und Strahlung"). So fanden sie bereits nach kurzer Exposition von 20 bis 40 Sekunden (!) „außerordentlich langsame Gehirnwellen". Bei Kindern war der Effekt noch deutlicher und anhaltender als bei Erwachsenen. Dieses Krankheitsphänomen war auch in unserem nachfolgend geschilderten Fall gegeben, und zwar bei Strahlendosis von 100 bis 400 nW/cm². Wird demnach durch Mobilfunkstrahlen in Intensitätsbereichen, in denen v. Klitzing seine Forschungen tätigte, etwa bei Kindern und Jugendlichen ein „schweres Hirntrauma" hervorgerufen? Die nachfolgende Geschichte vom kleinen Maxl soll uns Auskunft geben.

Der kleine Maxl war mit acht Jahren ein heller Kopf und ein begeisterter Schüler. Seine Schule stand mitten in einem oberbayerischen Dorf, direkt vis-a-vis des Rathauses. Und auf dem hatte ein Mobilfunkbetreiber, ohne sich, wie leider üblich, im geringsten um die Gesundheitsbelange der Dorfbewohner zu kümmern, eine GSM-Mobilfunkantenne montiert. Der Maxl konnte sie von seinem Klassenzimmerfenster aus in unmittelbarer Nähe betrachten. Unten im Schulhof, wo sich die Kinder in der Pause trafen, waren in einer Entfernung von 75 Metern zum Sendemast 470 nW/cm² gegeben. Und im Klassenraum des ersten Obergeschosses, in dem der kleine Maxl mit seinen Klassenkameraden die Schulbank drückte, war immer noch eine Belastung von stolzen 242 bis 297 nW/cm² zu messen.

Der kleine Maxl war zwar Klassenprimus, gleichzeitig aber auch ein sehr sensibles Kind und als solches hinsichtlich Gehirnbelastungen höchst angreifbar. Jedenfalls dauerte es nur wenige Monate, bis der Maxl in der neuen Klasse auffällig wurde. Zum einen bekam er eine infektiöse Erkrankung ungeklärter Art mit fast 40°C Fieber, Bauchschmerzen und Benommenheit. Ab dem vierten Tage aber gesellten sich psychische Störungen hinzu, die anhielten, als die Infektion schon längst beseitigt war und ihn ein ganzes Jahr begleiten sollte. Maxls unerklärliche Krankheit äußerte sich durch folgende Symptome: dass alles um ihn plötzlich groß wurde! Die Wände begannen sich zu bewegen! Die Möbel rückten auf ihn zu! Er hörte Stimmen, so unheimlich, dass er panisch nach der Mutter schrie. Sich selber aber erlebte er sehr klein, im Weltraum verloren. Kurz, er zeigte Symptome wie bei einer „endogenen", „von innen kommenden" Schizophrenie! Diese tritt zwar bei Kindern so gut wie niemals auf, doch gibt es auch sogenannte „exogene" Psychosen etwa durch Vergiftungen, Drogen oder sonstige Außeneinflüsse.

Abb. 40: EEG des kleinen Maxl mit extremer Verlangsamung auf vier Schwingen pro Sekunde (Thetazustand).

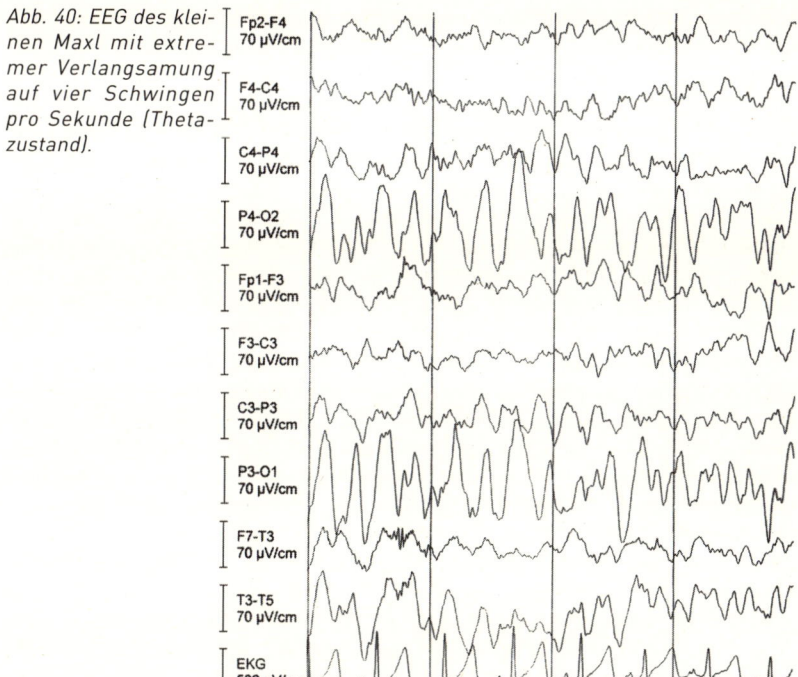

Die Kinderärzte gaben denn auch der seltenen Krankheit einen seltenen Namen, sie nannten es das „Alice im Wunderland-Syndrom", nach jener Alice im Märchen, die sich sehr klein und gleichsam auf einer Erbse sitzend erlebte, während die Umwelt aber angsterregend war und riesengroß. Vielfältige klinischen Untersuchungen wurden also vorgenommen, doch Laborwerte und Lumbalpunktion erwiesen sich als unauffällig! Weder eine entzündliche Ursache noch ein Tumor oder eine sonstige „Raumforderung" im Gehirn konnte gefunden werden. Das EEG im Wachzustand aber wies eine extreme Verlangsamung auf, ganze vier Schwingungen pro Sekunde, (Theta- mit Übergang zum Deltazustand), was auch bei Kindern in der Konstanz und Kontinuität mehr als ungewöhnlich ist. Derartige EEG-Muster kennt man sonst nur vom Tiefschlaf her, z.B. von speziellen Traumphasen, in dem wir tiefe „schicksalhafte" Träume empfangen, oder uns im Wachzustand in tiefer Trance befinden. Für das Kind Maxl aber war dies ein Horrortrip, in dem er, mit kurzen Unterbrechungen, fast ein ganzes Jahr gefangen war. Zwar besserten sich die Beschwerden an Wochenenden oder im Urlaub. Doch der Alptraum begann erneut, wenn sich der Maxl wieder in der Schule aufhielt und wieder in seiner Klasse saß.

Die universitären Psychiater waren ratlos, man tippte auf eine Vorerkrankung durch eine so genannte Neuroborreliose, eine bakterielle Infektion des Gehirns nach Zeckenbiss. Man gab verständlicherweise Antibiotika, die aber zu einer extremen Verschärfung der schizophrenieähnlichen Symptomatik führten. Der Zusammenhang mit der Mobilfunkantenne wurde jedoch nicht erkannt.

Anfang 2001 kam nun die Mutter mit dem Kind, das immer noch ein schwer pathologisches EEG aufwies - es waren vier bis fünf Schwingungen pro Sekunde- in unsere umweltmedizinische Praxis. Dem kleinen Maxl ging es nach wie vor nur besser, wenn er an Wochenenden oder in den Ferien weit weg von seiner Schule war. Die Elektroakupunkturtestung nach Dr. Voll zeigte eindeutig eine Hochfrequenzbelastung. Zusätzlich erwies sich der kleine Maxl als „Phosphortyp", wie man es in der Homöopathie bezeichnet. Das sind Menschen von hochsensibler Konstitution, welche „die Flöhe husten hören" und „das Gras wachsen sehen". Zwar sind diese Zeitgenossen häufig überdurchschnittlich intelligent, aber auf Grund ihrer besonderen Sensibilität auch regelmäßig die ersten Opfer der Mikro- und Handystrahlung. Zudem zeigte sich, dass das Gehirn des kleinen Maxl von früheren Impftoxiden belastet war und er – sicherlich aufgrund der mobilfunkbedingten Melatoninverminderung und Abwehrschwäche – eine Borreliose erlitten hatte, wie die schulmedizinischen Kollegen zutreffend diagnostiziert hatten. Bei dem Expositionswert war aber davon auszugehen, dass sein sensibles vorgeschädigtes Gehirn gerade die Schädigung erlitt, welche die schwedischen Forscher bei der Öffnung der Blut-Hirn-Schranke beschrieben hatten. Dass es sich bei dieser organischen Gehirnstörung nicht um eine Bagatelle handelte, wurde nicht nur durch die schwere Symptomatik der exogenen Psychose offenkundig, sondern auch durch die Dauer des im EEG messbaren

Gehirnwellenmusters. Mit erschreckender Penetranz blieb dies im Theta-Bereich, bis sich die Eltern entschlossen – die Mutter kämpfte darum wie eine Löwin, trotz massiven Widerstandes vonseiten der Schulleitung und der Gemeinde, - das Kind jetzt in eine andere Schule zu bringen, die von Mobilfunk unbelastet war.

Hatten sich auch durch naturheilkundliche Therapie, durch hochdosierte Vitamin- und Mineraliengabe bereits eine deutliche Befindlichkeitsbesserungen eingestellt: die strikte Expositionsvermeidung brachte die völlige Genesung des Kindes, auch erkennbar an der völligen Normalisierung des EEGs.

Und deswegen werden wir erfreut, doch nicht übermässig verwundert zur Kenntnis nehmen, dass der Maxl, jetzt ein großer, aufgeweckter Junge, wieder Klassenprimus ist, in jeder Hinsicht prächtig gedeiht und mit seinen Klassenkameraden wieder Sport treibt und herumtollt – besser denn eh und je.

20. Unser Hirn im Handy-Streß - oder: zunehmend geistige Behinderung gefällig?

Dass Hochfrequenzen und Mobilfunk in der Lage sind, Gehirnleistungs-störungen in Form sogenannter „kognitiver" Störungen hervorzurufen, soll-te nach all dem Ausgeführten nicht verwundern. Wir sahen, dass Mobilfunk nicht nur bei einer alltäglichen Exposition von 100 nW/cm^2 EEG-Veränderun-gen (Prof. v. Klitzing) verursacht und im Tierversuch und wohl auch bei Men-schen eine Öffnung der Blut-Hirn-Schranke auszulösen in der Lage ist (Salford, Persson, Brun). Wir konnten bei Prof. Bise lesen, dass bereits mini-malste Leistungsflussdichten in der Lage waren, in speziellen Frequenz- und Expositionsfenstern EEG-Veränderungen, Konzentrationsstörungen, Kopfschmerzen und Änderungen der Reaktionszeit hervorzurufen. Wir ha-ben vom Calcium-Ionen-Ausfluss z. B. aus Gehirnzellen (Prof. Adey und Bawin, Blackman) bei ebenfalls niedrigsten HF-Leistungsflussdichten ge-hört und nahmen die sogenannte REM-Verkürzung, die Verkürzung der Traum-phasen also. durch Studien von Mann und Röschke der Universität Mainz, zur Kenntnis, die zwangsläufig zu einer reduzierten Gedächtnisleistung führen müssen.

Kurz: das zentrale Nervensystem stand bereits vielfältig im Brennpunkt un-serer Aufmerksamkeit, und dies vor allem bezüglich unserer Jugendlichen und Kinder, die der Mobilfunkindustrie einen profitablen 60%igen Marktan-teil bescheren. Von Seiten der wissenschaftlichen Sachlage aber steht zu befürchten, dass als Spätfolgen nicht nur eine Flut von Krebserkrankungen auf uns zurollt, sondern zudem in 5 bis 15 Jahren eine außerordentliche Zunahme von dann noch jungen geistig und neurologisch Behinderten, von jugendlichen „Alzheimern" und „Parkinsons", von MS-Kranken und vorzei-tig-juvenilen Demenzpatienten zu verzeichnen ist. Dass derartige Spätfolgen neben dem unerhörten menschlichen Leiden schwerste Probleme der Volks-gesundheit, der Volkswirtschaft, der Arbeitsfähigkeit inklusive des Steuer-aufkommens etc. verursachen, liegt auf der Hand.

Frühfolgen der Mobilfunkbestrahlung aber sind heute schon zu erkennen: unübersehbar ist das statistisch belegte vermehrte Unfallaufkommen (s.u.) als auch die massiven Lern- und Gedächtnisstörungen, die als „Pisaturm-schiefer Leistungsknick" (siehe Pisa-Studie) der deutschen Schüler durch die Presse ging.

Dies Debakel war freilich vorhersehbar: Gedächtnisschwäche und Gedächtnis-verlust sind ein markantes Hauptsymptom des bereits in den 60er Jahren von den russischen Wissenschaftlern und später durch amerikanische Forscher wie Frau Prof. Johnson-Liakouris beschriebenen Mikrowellensyndroms. Dem Gedächtnisverlust innerhalb dieses Mikrowellensyndroms begegnen wir bei den epidemiologischen Untersuchungen von Prof. Mild (1998) an 11.000 skan-dinavischen Handynutzern. Symptome wie Erschöpfung, Kopfschmerzen, Konzentrations- und Gedächtnisstörungen fanden sich weiterhin in den

Fragebogenerhebungen von Prof. Santini (1999/2000). Und auch die Lilien-feld-Studie und die weiterführenden Recherchen des Epidemiologen Prof. Goldsmith berichten von dieser Symptomatik (siehe Krebskapitel) als Folge der Radarbestrahlung der Moskauer Botschaftsangehörigen durch die Sowjets.

Eine interessante Überprüfung des Einflusses von Mobilfunkstrahlen mit einer Leistungsflussdichte von 100 nW/cm^2 (mit niedrigeren Werten wurde diesbezüglich nicht geforscht) führte Priv. Doz. Dr. Rüdiger Maier von der Universität Mainz im Jahre 2003 durch, mit jener Allerweltsdosis von 100 nW/cm^2, die rund um ein DECT-Telefon zu Hause noch in 3 bis 5 Metern Entfernung gefunden wird und selbst von einem 10 Meter entfernten Handynutzer auf umstehende Passanten trifft. Bevor wir aber auf seine Ergebnisse eingehen, sei nochmals rekapituliert, dass sich

- 100 nW/cm^2 als ausreichend erwiesen, um in den EEG-Versuchen von Dr. v. Klitzing unphysiologische Kurvenverläufe im 10 Hz-Bereich des EEG hervorzurufen, jenem Bereich, der dem Unbewussten und den Träumen, aber auch der Gedächtnisverarbeitung zuzuordnen ist.

- Bei 50 bis 100 nW/cm^2 aufwärts beobachteten ferner die schwedischen Forscher der Universität Lund (Salford, Persson, Brun) die Öffnung der Blut-Hirn-Schranke bei ihren Versuchstieren. Gehirnleistungsstörungen, sogenannte „kognitive Störungen", sind beim Mobilfunk und bei Hochfrequenzen demnach alles andere als überraschend. Doch zunächst: was sind kognitive Störungen, was ist „Kognition"?

„Kognitiv" kommt vom latenischen „cognoscere" und heißt so viel wie „erkennen". Nun gibt es in der Gehirnphysiologie und in der experimentellen Physiologie den Ausdruck der „Rezeption" (rezipere = aufnehmen). Das Gehirn und unser Bewusstsein benötigen für diese Reizaufnahme (Reiz-Rezeption) natürlich eine gewisse Zeit. Und eine gewisse Zeit benötigt das Gehirn auch für das Zuordnen der aufgenommenen optischen, akustischen oder anderweitigen Sinnesreize zu bestimmten bekannten Objekten, z.B. Haus, Garten, Auto, Wolke, usw. Dieser doppelte Vorgang der Reizaufnahme und seiner Zuordnung als Erkenntnisvorgang wird „Kognition" genannt. Und diese hat zwangsläufig auch eine eigene „innere Zeitstruktur" (Maier), die z.B. in unserer Reaktionsgeschwindigkeit etwa im Straßenverkehr zum Ausdruck kommt.

Priv. Doz. Dr. Maier untersuchte nun elf gesunde Versuchspersonen in Bezug auf einen ganz elementaren „kognitiven Prozess": zwei Klickgeräusche wurden den Probanden über Kopfhörer wechselweise vermittelt, wobei der zweite Klickton mit einer 1/3 Sekunde (300 Millisekunden) Verzögerung auftrat und vom Probanden der Seite des akustischen Ausgangspunktes, also der rechten oder linken Kopfhörerschale, zugeordnet werden musste. Die zeitliche Abfolge des zweiten Klicktons konnte verkürzt oder verlängert werden, wobei die Trefferquote und Fehlerrate Auskunft über die kognitive Leistungsfähigkeit bzw. ihre Störung gab.

Natürlich waren auch diese Untersuchungen eine Blindstudie. Nach einem ersten Test ließ man die Versuchsperson 50 Minuten ruhen, meist machten sie ein kurzes Schläfchen und zeigten nach dieser Erholungsphase verbesserte kognitive Leistungen. Der zweite Klickton konnte dann trotz kürzerer Aufeinanderfolge mit kürzerer Reaktionszeit seitengleich exakter zugeordnet werden.

Der Expositionstest wurde ohne Wissen des Probanden am ersten oder zweiten Tag zur gleichen Uhrzeit durchgeführt. Die Exposition bestand aus einer Belastung von 100 nW/cm^2 während der Ruhephase von 50 Minuten. Das leider gar nicht überraschende Ergebnis war:

- Neun der elf Probanden zeigten unter Exposition eine deutliche Zunahme des Zeitbedarfs zur Zuordnung des zweiten Klickreizes. Sprich, ihre Reaktionszeit war signifikant verlängert. Nur bei zwei Probanden war offenbar als Folge einer „sympathikotonen Erstreaktion" eine Beschleunigung des kognitiven Prozesses und eine Verkürzung der Reaktionszeit zu verzeichnen. Unabhängig von dieser Studie sei jedoch vermerkt, dass solche Änderungen üblicherweise nachträglich eine darauffolgende Erschöpfung mit einer entsprechenden Reaktionszeit-Verlangsamung verursachen.
- Titel der Originalarbeit: PD Dr. Rüdiger Meier, 2003: „Mobilfunk und Gedächtnisleistung – gibt es eine Beeinträchtigung der mentalen Prozesse durch gepulste Felder"? Klinik für Kommunikationsstörungen, Universität Mainz.

Interessant ist eine Fußnote in der Arbeit des PD Dr. Meier: diese Studie, die eine greifbare Verschlechterung der kognitiven Leistungen und Verlangsamung der Reaktionszeit deutlich machte und für viele unbedarfte Handynutzer z.B. im Straßenverkehr lebensrettend sein könnte, wurde bereits in einer Vorgängerstudie an 15 Probanden durchgeführt. Sponsor: die Telekom, welche die Publikation jedoch untersagte.

Und das war keineswegs der erste Fall: die Telekomtochter T-Mobile gab dem ECOLOG-Institut eine umfassende Studie in Auftrag und dies natürlich in der Absicht, die Unschädlichkeit des Mobilfunks nachzuweisen. Als das Institut jedoch zum gegenteiligen Ergebnis kommt und Dr. Neitzke und Mitarbeiter vom ECOLOG-Institut nicht bereit sind, die Studie unter Verschluss zu halten, werden drei weitere Studien in Auftrag gegeben - deren Ergebnisse denn auch (industrie-) freundlich verliefen!
Hennies K., Neitzke P., Voigt H., 2000: „Bewertung des wissenschaftlichen Erkenntnisstandes unter dem Gesichtspunkt des vorsorgenden Gesundheitsschutzes" (ECOLOG-Institut, Nieschlagstraße 26, 30449 Hannover).

Obwohl das ECOLOG-Institut seine hochkarätige Studie bereits im Jahr 2000 veröffentlichte, wird diese von den Betreibern und der SSK schlicht ignoriert. Und auch dies hat Tradition! Denn wie der Telekom bekannt sein müsste, hat das Bundesamt für Post und Telekommunikation 1993 dem Pathologischen Institut der Berliner Universitätsklinik Charite und dem Institut für Stressforschung Berlin (Leiter beider Institute ist Prof. Karl Hecht) eine umfangreiche Recherche der HF-Literatur der ehemaligen Sowjetrepubliken des Zeitraumes von 1960 bis 1992 in Auftrag gegeben. Bei etwa 200 untersuchten Arbeiten wurden eindeutig athermische Wirkungen von elektromagnetischen HF beschrieben. Doch auch über dieser Studie hüllen sich Betreiber und die Strahlen-Schutz-Kommission als staatlich zuständiges Gremium in Schweigen.

Weiteres Beispiel: Auch Prof. Semm von der Universität Frankfurt forschte ursprünglich im Auftrag der Telekom. Bereits 1995 lagen der Telekom Forschungsergebnisse von Prof. Semm vor. Er wies nach, dass in athermischen Mobilfunkbereichen mehr als 60% der Versuchstiere - es waren Zebrafinken und Heuschrecken - pathologische Veränderung der Nervenleitgeschwindigkeit aufwiesen. In 80% war dies eine krankhafte Beschleunigung, in 20% eine Verlangsamung der Nervenleitung. Sein extra deswegen aus Ney York herbeigezogner amerikanischer Kollege Prof. Beasond bestätigte dies. Die Ergebnisse wurden darauffolgend auf einer ETC-Tagung in Garmisch-Partenkirchen vom 21.Mai bis 23. Mai 1996 mit Wissen der Telekom höchst offiziell vorgestellt! Und trotzdem behaupten die Betreiber in der Öffentlichkeit, „es gäbe keinerlei Hinweise auf athermische HF-Effekte". Ganz offenkundig werden negative Versuchsergebnisse der Öffentlichkeit vorenthalten! (Literatur siehe Literaturangabe).

An warnenden Stimmen hat es jedenfalls gerade in Bezug auf Kinder nicht gefehlt. Vielfältig kamen sie im Jahr 1998/1999 aus Großbritannien: Prof. Collin Blackmore, Physiologe der Universität Oxford, Mitglied des Nationalen Strahlenschutzkomitees, fand bei seinen Probanden, insbesondere bei Dauerbenutzern von mobilen Telefonen, wie Prof. Mild unter anderem Müdigkeit Gedächtnisstörungen, Konzentrationsmängel und andere kognitive Schwächen. Seine Warnung geht daher vor allem an die Eltern von mobilfunkexponierten Kindern, aber auch an alle Autofahrer. „Bis zu 10 Minuten nach ihrem letzten Handygespräch stehen sie unter erhöhtem Unfallrisiko". Zudem befürchtet er nach längerfristigem intensivem Handygebrauch dauerhafte Konzentrationsschäden.
Die Warnungen von Prof. Blackmore werden auch durch andere britische Wissenschaftlicher verstärkt, so durch Prof. Coghill aus Wales und Prof. A. Preece aus Bristol. Bei einer Pressekonferenz nahm sich Prof. Coghill kein Blatt vor den Mund: „Jeder, der ein Handy länger als 20 Minuten durchgehend benutzt, sollte sein Gehirn untersuchen lassen. Mobilfunktelefone sind neben Mikrowellenherden die stärksten elektromagnetischen Strahlenquellen im Alltag, und die Leute halten sie direkt an ihren Kopf, das sensibelste Körperteil." (Zitat nach Maes, 1999).
Preece A., u.a. (1999): „Effect of a 915 MHz stimulated mobil phone signal on cognitive function in man". J. Radiat Biol 85: Seite 447-456).

In den Chor mobilfunkkritischer britischer Hochschullehrer reiht sich auch Prof. Gerald Hyland ein, der als Regierungsbeauftragter für Mobilfunk gerade für Kinder und Jugendliche die Expositionen als extrem beunruhigend einschätzt. Gehirn und Zentralnervensystem von Kindern wären ja noch nicht ausgereift. Bereits kurzweilige Handynutzung (z.b. SMS) während der Pausen könne die geistigen Leistungen und das Gehirn der Kinder für lange Zeit beeinträchtigen, so Hyland. Freilich kann dies nicht nur jede Lernfähigkeit außerordentlich herabmindern, sondern auch zu Stimmungsseinbrüchen führen. Gerade bei Kindern sind ja neben Konzentrationsmängeln und Gedächtnisverlust kognitive Störungen in Form von Lernunfähigkeit, gepaart mit dem Hyperaktivitätssyndrom und aggressivem Verhalten bekannt. Wenn wir bedenken, dass drahtloses Surfen im Internet in Form von „WLAN-Knoten" (Access points) und Funkkarten, die in einen PC oder Laptop eingebaut werden, die Menschen und auch die Jugendlichen in Gymnasien und Studenten in den Hochschulen mit unerhörten Strahlungswerten um die 10.000 nW/cm^2 belasten, dann muss uns um unsere Kinder, Jugendlichen und jungen Erwachsenen Angst und Bange werden. Laut Ökotest strahlen selbst die in einem PC oder Laptop eingebauten Funkkarten noch in einem Meter Abstand mit 15.000 nW/cm^2 (Ökotest 11/02 und 10/03, zitiert von M. Marken).

Nebenbei: auch im Tierversuch hat sich die verminderte Lern- und Gedächtnisfähigkeit unter Mobilfunk bestätigt. Diesbezügliche Studien führten die Prof. Henry Lai und Narenda Sing, Universität Washington, aus Seattle mit HF-bestrahlten Ratten, die nach Exposition lebenswichtige Lernleistungen schlicht „vergaßen". (Lai und Sing, 1966, 1997 und 1998)

Wenngleich Studien über die „kognitive Leistungsfähigkeit" von Schulkindern in unmittelbarer Nähe von Mobilfunkantennen - z.b. entsprechend der Zunahme der Krebshäufigkeit in einem 400 Meter Radius rund um Mobilfunkantennen bei der Naila-Studie noch nicht vorliegen, gibt es doch epidemiologische Erhebungen über die geistige Leistungsfähigkeit in der Nähe von Hochfrequenzsendern wie die Schwarzenburg-Studien durch Altpeter und Abelin, 1995, 1999. Die beiden Professoren der Universität Bern mussten in ihren Erhebungen feststellen, dass die Schwarzenburger Schulkinder im Expositionsbereich des KW-Senders landesweit regelmäßig die schlechtesten Schulergebnisse lieferten.

Zu ähnlich bedenklichen Ergebnissen kam das Forscherpaar Kolodynski A. und Kolodynska V. vom Biologischen Institut der Lettischen Akademie der Wissenschaften. In ihrer Arbeit „Motor- and psychological functions of schoolchildren living in the aria of the Skrunda radio location station in Latvia", in ˝The science of the total environment˝ 180, Seite 87-93, 1996, untersuchten sie die motorische und psychologische Entwicklung von Kindern und Jugendlichen, welche in unmittelbarer Nähe des lettischen Militär-Radarsenders in Skrunda lebten. Dessen Exposition bestand aus einer gepulsten Radarfrequenz von 154 bis 162 MHz mit einer Taktung von 24,4 Hz. Im Ganzen wurde ein Kollektiv von 609 Kinder in einem 20 Kilometer Radius des Skrunda-Radarmasten getestet. 224 Kinder lebten dabei in direkt exponierten Gebieten. Als Kontrollgruppe wurden 357 Kinder ausgewählt, die in unbestrahlten Gegenden wohnten. Die Kinder kamen dabei durchwegs aus dem landwirtschaftlichen Milieu. Gemessen wurde die Reaktionszeit. Allerdings wurden entgegen der Mainzer Studie (R. Maier) sowohl optische als auch akustische Reize verwandt, der akustische Reiz dauerte 1/10 Sekunde, der zeitliche Zwischenraum zwischen Licht- und Geräuschstimulus lag bei 2,5 bis 4 Sekunden. Die Kinder hatten ebenfalls Kopfhörer auf und mussten über möglichst rasches Drücken von Knöpfen die Seite des akustischen Geräusches und des Auftretens des Lichtreizes mit jeweils einem Knopfdruck beantworten. Dabei wurde die Reaktionszeit durch die Zahl der Fehlmeldungen registriert.

Geprüft wurde weiterhin die Aufmerksamkeit und die Konzentrationsfähigkeit. Dies wurde bewerkstelligt durch ein Zahlenspiel, wobei die Kinder über einen Monitor in einem Quadrat zugehörige schwarze und rote Nummern zu finden hatten und dies über ein Keyboard auf einem PC vermerken mussten.

Und auch ein Gedächtnistest wurde durchgeführt. Er befasste sich mit dem Erinnern von Zahlen, wobei es für die Kinder darum ging, sich zunehmend lange Nummern zu merken und diese auf einem eigenen kleinen Computer festzuhalten.

- Bei der Auswertung zeigte sich, dass die Reaktionszeit sowohl auf akustische als auch auf optische Reize bei den Kindern, die im Strahlenbereich des Senders wohnten, im Vergleich zu ihren nichtexponierten Altersgenossen deutlich verlängert war. Schlechtere kognitive Leistungen aber zeigten auch die Gedächtnis- und Aufmerksamkeitstests: die exponierte Kindergruppe wies signifikant schlechtere Gedächtnisleistungen sowie ein vermindertes Konzentrations- und Aufmerksamkeitsvermögen auf als die Gruppe der nichtexponierten Kinder.

Was die reduzierte Gedächtnisleistung gerade von Handynutzern betrifft: Die Forscher Mann und Röschke der Universität Mainz verfolgten die Nachtruhe junger Männer, an deren Bett in 40 cm Entfernung von ihren Köpfen ein handelsübliches D1-Funktelefon gestellt worden war.

Ergebnisse: die Probanden schliefen zwar schneller ein. Es zeigte sich jedoch eine Verkürzung der REM- und Traum-Phasen von 17% auf 13% der Schlafzeit, also eine Verkürzung der Traumzeit um beinahe 25%. Da man aber „nicht schneller träumen kann", sondern nur weniger und Träume zudem nicht nur wichtig sind für unser seelisches Gleichgewicht, sondern auch für unser Gedächtnis, ist dies Ergebnis auch hinsichtlich unserer geistigen Leistungsfähigkeit kritisch zu bewerten. Denn optische, akustische und sonstige Sinneseindrücke des Tages werden in den Traumphasen vom Kurzzeit- ins Langzeitgedächtnis umgespeichert. Gerade die Schläfenpartie unseres Gehirns ist für Gedächtnisleistungen zuständig. Zudem wird gerade unser „Gedächtnisgehirn", das in der Schläfenregion beheimatet ist, am massivsten vom ans Ohr gepressten Handy betroffen, jenem Bereich, in dem Prof. Hardell eine seitengleiche 2 ½-fache Vermehrung von Hirntumoren bei den analog telefonierenden skandinavischen Handynutzern vorfand. Für die Bestimmung der Hirntumor-Trächtigkeit der digitalen Technik war in Schweden und Norwegen die Laufzeit des digitalen Mobilfunks noch zu kurz.

20a. „Mobiler" Straßen- und Schienenverkehr oder: Augen zu und durch!

Wie dramatisch der Abfall kognitiver Leistungen in Form zunehmender Vergesslichkeit und Konzentrationsmangels, vermehrter geistiger Aufmerksamkeits- und Wahrnehmungsdefizite sowie einer Verlängerung der Reaktionszeit zu bewerten ist, geht aus verschiedenen Studien bezüglich des Fahrverhaltens von Handynutzern im Straßenverkehr hervor. Seit Jahren liegen diese auf dem Tisch, seit Jahren werden sie von offizieller Seite totgeschwiegen. So informierte Prof. Dietrich Ungerer von der Universität Bremen bereits im Oktober 1997 die Öffentlichkeit über eine Studie im Auftrag des ADAC, die in höchstem Maße alarmieren muss: 49 Probanden, allesamt langjährige Autofahrer, wurden auf die Häufigkeit ihrer Spur- und Bremsfehler untersucht. Normalerweise, ohne Handytelefonate, waren durchschnittlich nur 0,5-Fehler zu registrieren- sprich, die Autofahrer fuhren beinahe fehlerfrei. Bei Benutzung von Handys mit Freisprechanlage jedoch wurden von den gleichen Routiniers bereits 5,9-Fehler, also beinahe 12-mal so viele Spur- und Bremsfehler verursacht. Das steigerte sich bei Handynutzung im Fahrzeug ohne Freisprechanlage. Denn dabei kam es zu einer Häufung der Brems- und Spurfehler auf 14,6, was fast dem 30-fachen entspricht. Alle 1 ½ Minuten gab es beim Telefonieren mit dem Handy einen Bremsfehler und alle drei Minuten kamen die Fahrer von der Spur ab, so die SZ vom 25. Oktober 1997. Resümee von Prof. Ungerer: „Unter Mobilfunkeinfluss hätte kein einziger dieser langjährigen Autofahrer seine Führerschein-Fahrprüfung bestanden."
Nicht weniger alarmierende Stimmen kommen aus Übersee: im gleichen Jahr (1997) ergab eine groß angelegte Studie der Wissenschaftler Redelmeier D. A. und Tibshirani R. J. von der Universität Toronto, dass das Kollisionsrisiko unter Mobilfunkeinfluss viermal so hoch wie normal zu bewerten sei. Unmittelbar 5 bis 15 Minuten nach einem Handytelefonat im fahrenden Kraftfahrzeug stieg das Unfallrisiko gar vom 4,8- auf das 5,9-fache, erschreckend, aber nachvollziehbar, wenn wir an die pathologischen EEG-Muster denken, die ja häufig erst 5 bis 15 Minuten nach Exposition sichtbar werden. Eine beinahe identische Erhöhung des Unfallrisikos beschrieb auch Violanti, J. M. im Jahre 1996. Und zwei Jahre später fasste der gleichen Autor mit einer weiteren Erhebung nach: „Tödliche Unfälle von Handynutzern erhöhten sich auf das Doppelte!" Diese mehr als erschreckenden Fakten werden auch durch eine Studie von Prof. Lamble D. E. u.a. aus dem Jahr 1999 bestätigt. Nach Lamble ist diese drastische Unfallhäufung unter Mobilfunkeinfluss vor allem auf die verminderte Aufnahmefähigkeit, die Konzentrationsschwäche und die geradezu dramatische Reaktionszeitverlängerung Handy-nutzender Autofahrer zurückzuführen. So untersuchte auch eine britische Studie des TRL, des „Transport Research Laboratory" aus dem Jahre 2002 den ganzen, sich im Straßenverkehr unreguliert austobenden mobilen strahlenden Telefonwahnsinn. Eine der führenden Versicherungsgesellschaften von Großbritannien, die sogenannte „Direct Line", hatte die Studie in Auftrag gegeben. Drei Monate lang hielt das TRL die Reaktionszeiten und das Fahrverhalten von Versuchsperso-

nen in einem Fahrsimulator unter Mobilfunkeinfluss fest. Zudem wurde dieses mobilfunkbeeinflusste Fahrverhalten mit dem alkoholisierten Fahrverhalten verglichen. Die Ergebnisse übertrafen jede nur denkbar übelste Erwartung: es zeigte sich, dass die Reaktionszeit des handybeeinflussten Fahrzeuglenkers im Durchschnitt um 30% langsamer war als im angetrunkenen Zustand und um fast 50% langsamer als unter normalen, nicht alkohol- oder handybeeinflussten Zuständen. Zudem ergab der Test, dass die Fahrzeuglenker größte Schwierigkeiten hatten, eine konstante Geschwindigkeit oder einen gleichen Sicherheitsabstand zum Vordermann einzuhalten. Dabei hatte die Benutzung eines Handys direkt am Ohr im fahrenden KFZ die stärksten negativen Auswirkungen. Im Durchschnitt benötigten Handybenutzer eine halbe Sekunde länger für ihre Reaktion als normal und eine Drittelsekunde länger verglichen mit jener im angetrunkenen Zustand. Dies muss mehr als bestürzen, wenn man bedenkt, dass bei einer Geschwindigkeit von 100 km/Stunde in einer halben Sekunde immerhin 14 Meter zurückgelegt werden! Dies aber können exakt die 14 Meter sein, auf denen sich gerade das schutzbedürftige Objekt eines Kindes, eines alten Menschen, einer schwangeren Frau oder eines anderen PKWs befindet! Der „mobile Tod auf Rädern", zumindest aber der „mobile Unfall" ist damit vorgezeichnet. Dies dürfte das vielbeschworene Argument des segensreich-schnellen mobilen Herbeirufens der Rettung durch ein Handy nach einem mobilfunkbedingten Unfall ad Absurdum führen.

Wenn man bedenkt, dass Führer von U- und S-Bahnen und öffentlichen Bussen häufig von ihren Arbeitgebern, also auch dem Staat und den Kommunen, genötigt werden, ständig ein eingeschaltetes Handy am Gürtel zu tragen, dann ist dies unter dem Aspekt der individuellen Gesundheit auf Grund der mobilfunkbedingt erhöhten Infektanfälligkeit, der vermehrten Durchblutungsstörungen, der verminderten Zeugungsfähigkeit und anderer Gesundheitsprobleme, einer fahrlässigen Körperverletzung gleichzusetzen. Unter dem Aspekt kollektiver gesellschaftlicher Verantwortung aber sind solche Vorgaben auf Grund der verminderten zerebralen Leistungsfähigkeit des zwangsweise handyexponierten Personals als fahrlässige Anstiftung zu vielfältiger Körperverletzung mit potentiellen Todesfolgen anderer Verkehrsteilnehmer zu betrachten. Und dazu gleich ein Histörchen aus der weiß-blauen Landeshauptstadt München: ein MVV-Fahrer, mit den mobilfunkbedingten Gefahren verminderter Zeugungsfähigkeit, vermehrten Krebsrisikos, der Öffnung der Blut-Hirn-Schranke, verminderter kognitiver Leistungen und anderem vertraut, weigerte sich aus nachvollziehbaren Gründen, als Busfahrer ein Handy am Gürtel zu tragen. Aufgrund „dienstverweigernden Verhaltens" wird ihm die Alternative des Tragens eines Handys- natürlich im eingeschalteten Stand-by-Modus, oder des freiwilligen Ausscheidens aus dem Dienst eröffnet. Bei Weigerung ein Mobbing ohne Ende befürchtend, scheidet der Mann leider aus. - Werden, muss man sich da fragen, jetzt unsere MVV-Kondukteure, Straßenbahner, Busfahrer und ICE-Lenker gezwungenermaßen zu reaktionszeitverlangsamten potentiellen Unfallzeitbomben in größtem Maßstab umfunktioniert? Rechtliche Würdigung dieses Sachverhaltes wäre zweifellos angezeigt!

21. Krebs durch Hochfrequenzen: Die „Kanzerogenität"
21a. Vorbemerkung: Staatsdiener als Dienstleister der Industrie?

Mit welch ungleichem Maß unsere „Staatsdiener" in Regierung und Verwaltung zu messen bereit sind, wenn es um Schadensabwehr nicht von erwiesenermaßen krankmachendem Mobilfunk, sondern z.B. von völlig harmlosen Naturheilmitteln geht und offenkundige Markt- und Profitinteresse nvon Multis und Konzernen berührt sind, das sei am nachfolgenden Beispiel als einem von vielen aufgezeigt:

Im Jahre 1988 berichteten Schweizer Mediziner (Roulette M. u.a.) im „Journal for Pediatrics" (112, 433) vom Todesfall eines Neugeborenen infolge einer Venenverschlusserkrankung, „Budd-Chiari-Syndrom" genannt. Die Mutter habe huflattichhaltigen Kräutertee während der Dauer der Schwangerschaft getrunken (Huflattich wird als hustenlösende Heilpflanze seit Jahrhunderten verwendet). Es bestünde jedoch der Verdacht, der Kräutertee hätte das Neugeborene umgebracht!

Das gesamte Gesundheitsministerium geriet ob dieses Verdachtsfalles in helle Aufregung und seine damalige Unterorganisation, das später wegen Korruptionsvorwürfen aufgelöste „Bundes-Gesundheitsamt" mit ihm. Denn das BGA, heute weitgehend identisch mit dem BfArM, dem „Bundesamt für Arznei und Medizinprodukte", entwickelte erstaunliche Aktivitäten. Als hätte man auf einen solchen Anlass nur gewartet, eine ganze Heilpflanzenfamilie wie die sogenannten „Pyrrolizidinalkaloid-haltigen (PA) Arzneimittel", immerhin ehemals in 2.500 Naturheilmitteln vorhanden, vom Markt zu fegen, wurde flugs das „Ruhen Zulassung der Heilmittel" als Vorstufe ihres Verbotes ausgesprochen.

Betroffen waren so bewährte Heilpflanzen wie Huflattich, ein pflanzlicher nebenwirkungsfreier Hustenlöser, im Gegensatz zum suchtbildenden Codein, Symphytum, also Beinwell, erfolgreich bei Sportverletzungen, Knochenbrüchen, schlecht heilenden Wunden, ohne jede Nebenwirkung im Gegensatz zu den Magengeschwüre, Allergien, Blutbildveränderungen und anderes hervorrufende chemischen Antirheumatika. Betroffen waren ferner Borretsch, ein Salatgewürz und völlig harmloses mildes harntreibendes Mittel, Petasites, ein Beruhigungsmittel und pflanzlicher Tranquilizer ohne Suchtpotenz, des weiteren Kreuzkraut, Eupatorium und einige andere, seit urdenklichen Zeiten bewährte Heilpflanzen und Kräuter.

Abenteuerliche Studien wurden aus der Schublade gezogen, von epidemischen Lebererkrankungen in Afghanistan durch Verunreinigung des Mehls mit der Pyrrolizidinalkaloid-haltigen Pflanze Heliotropium war die Rede, wobei verschwiegen wurde, dass das Mehl nachweisbar mit dem für die Leber hochtoxischen Schimmelpilzgift „Aflatoxin" und Hepatitisviren verunreinigt war (Mohabbat O. et al, The Lancett II 269, 1976). Ähnliche Berichte von Leberschäden holte man sich aus Südafrika und Indien, wobei zu sagen war, dass die dortigen Pyrrolizidinalkaloid-haltigen Pflanzen wegen ihres ungleich höheren Gehaltes und höchst unterschiedlichen Wirkstoffgruppen mit unseren heimischen Pyrrolizidinalkaloid-haltigen Heilpflanzen gar nicht zu vergleichen sind. Zudem hatte man in Tierversuchen Laborratten ausschließlich mit Pyrrolizidinalkaloid-haltigen Pflanzen in höchster Konzentration zwangsernährt, weshalb ein Teil der Tiere aufgrund dieser einseitigen, nicht artgerechten Fütterung und der Dauerstresssituation krank wurden und zum Teil am Krebs verstarb.

Flugs bastelte man sich aus diesen pseudowissenschaftlichen Ingredienzien den Verdacht auf „Kanzerogenität" und „Lebertoxizität" und war drauf und dran, bereits im Jahr 1989 die ganze nebenwirkungsfreie Heilpflanzenfamilie in toto zu verbieten und marktbereinigend vom Markt zu fegen, als in dieser Situation mein Kollege Dr. Klaus-Peter Schlehbusch und ich (H. C. Scheiner) als Vorstandmitglieder des „Zentrums zur Dokumentation von Naturheilverfahren e. V." (ZDN) vom damaligen, jetzt leider verstorbenen Kulturreferenten des Zweiten Deutschen Fernsehens (ZDF) Karl Schnelting, den Hinweis auf diese alarmierende Situation bekamen.
Unsere sofortige umfangreiche Recherche veröffentlichten wir kurz darauf in einer gut besuchten Pressekonferenz in der damaligen Bundeshauptstadt Bonn sowie in einem trotz bester Verkaufszahlen nur einmal aufgelegten Heyne-Reportbuch mit dem Titel „Die Vernichtung der biologischen Medizin, mit Paragraphen gegen die Naturheilkunde" (K.-P. Schlehbusch, H.-C. Scheiner, P. Wendling Heyne-Verlag München, 1989).

Das Aufregendste an der Recherche aber war, dass die Mutter des verstorbenen Säuglings bis in die Zeit ihrer Schwangerschaft Drogen wie Haschisch und einen halluzinogen, leber- und gentoxischen Rauschpilz zu sich genommen hatte. Dieser Umstand war zwar in der Originalarbeit zu lesen, wurde aber vom Gesundheitsministerium und vom BGA verschwiegen, obwohl - oder weil - natürlich davon auszugehen war, dass die Pilzdroge und nicht der Kräutertee für die Leberverschlusskrankheit des Kindes verantwortlich war!

Den Haupttreffer unserer Recherche aber landete der Internist und Diplomchemiker Prof. Dr. Maiwald von der Universität Würzburg, der bei genauer chemischer Analyse des Kräutertees feststellte, dass „Huflattich" in dem angeschuldigten Tee überhaupt nicht enthalten war. Und trotzdem machte das BGA ernst, wie hätte man ansonsten, wie schon erwähnt, 2.500 Pyrrolizidinalkaloid-haltige Naturheilmittel mit einem Schlag vom Markt fegen können? Freilich nicht sofort nach Erscheinen des Buches und unserer Pressekonferenz, sondern zwei Jahre später, als sich die Wogen geglättet hatten. Da verbot man über Nacht die ganze wertvolle Arzneimittelfamilie, die jetzt auf dem deutschen Markt nicht mehr als Pflanzenheilmittel, sondern nur noch homöopathisch verfügbar ist. Und die „Mainstream-Press", selbst liberale Zeitungen wie die SZ tischten den Lesern altklug jene unsinnigen Argumente auf, die wir in der Pressekonferenz und im Buch widerlegt hatten und die auch von der damaligen medizinischen Fachpresse übernommen worden waren.

Leider war dies kein Einzelfall. So verbot das BGA aufgrund dubiöser, unseriös interpretierter Tierversuche 1982 „Aristolachia", eine außerordentlich wichtige immunstimulative Pflanze (Osterluzei); 1986 war es die „Carnivora", als fleischfressende Pflanze ein höchst interessanter phytotherapeutischer Ansatz für eine effiziente naturheilkundliche Krebstherapie; 1987 folgten die „Chondroprotectiva", die Knorpelschutzsubstanzen, unverzichtbar bei chronischen Verschleißerkrankungen der Gelenk- und Knorpeldefekte - auch schulmedizinische Orthopäden weinen ihnen noch heute nach. 1988 verfügte das BGA das Ruhen der Zelltherapie, um nur einige der fragwürdigen „Heldentaten" dieses Amtes aufzuzählen. Betrachtet man die staatliche Dickfälligkeit angesichts nachweislicher Todesfälle durch Mobilfunk mit der geradezu hysterischen naturheilkundefeindlichen Aktivität des Staates bereits beim leisesten Verdacht eines einzigen Falles von Schädlichkeit von Naturheilmitteln, selbst wenn der sich gar nicht als zutreffend erweist, dann drängt sich nachfolgendes Bild auf:

Bei der Frage, was gefährlicher für den Bürger wäre, der bluttriefende Tyrannosaurier des Mobilfunks oder das friedlich äsende Bambi der nebenwirkungsfreien Naturmedizin, z.B. in Form eines Kräutertees, dann ist die Antwort des Staates: „Natürlich das Bambi! Das muss im Zuge des Verbraucherschutzes zur Strecke gebracht werden!"

Vor dem Hintergrund dieser hektisch-hypernervösen „Gefahrenabwehr" im Bereich der Naturmedizin wirkt die Erstarrung der Bundesbehörden in Sachen Mobilfunk geradezu skandalös. Möge Gentoxizität etwa durch die neueste REFLEX-Studie (und vielfältige Arbeiten seit 1994) nachgewiesen sein; mögen Kanzerogenität (siehe etwa die aktuelle Naila-Studie) epidemiologisch oder im Tierversuch (Repacholi, s.u.) noch so belegt sein oder die Melatoninverminderung oder die vermehrten Herz-Kreislauf-Erkrankungen (Kundi, Braune, Savitz u.a.) aktenkundig und wissenschaftlich signifikant auf dem Tisch liegen: die im vorhergehenden Fall so übereifrige Ministerialbürokratie bewegt sich nicht vom Sessel. Man müsste sich schon mehr als täuschen, wenn die Ursache etwas anderes als blanker Lobbyismus im Dienste der Konzerne wäre. Schließlich ging es im ersten Fall um Marktbereinigung für Pharma-Multis - also weg mit nebenwirkungsfreien Bronchitismitteln, wenn suchtbildende codeinhaltige chemische Pharmazeutika ebenfalls zu Diensten sind; weg mit nebenwirkungsfreien Rheuma- und Verletzungsmitteln, wenn sie so nebenwirkungsreichen chemischen Substanzen wie Diclofenac und Ibuprofen, beide sowohl magenschleimhautreizend als auch Magengeschwür fördernd, Marktanteile streitig machen. Warum pflanzliche Beruhigungsmittel, wenn Tranquilizer hilfreich und suchtbildend zur Seite stehen! Im Falle offenkundiger Mobilfunkopfer aber ist man taub. Denn hierbei geht es um ein möglichst gut geöltes störungsfreies Milliardengeschäft für die Netzbetreiber, auch wenn sich dies genauso wie das Verbot der Naturheilmittel in direkter Kollision mit unserem Grundgesetz befindet, der in Artikel 2 besagt: „Jeder hat das Recht auf Leben und körperliche Unversehrtheit."

21b. Die Naila-Studie oder:
Kanzerogenität von Handymasten epidemiologisch belegt

Bereits Ende 2003 waren aus dem oberfränkischen Städtchen Naila alarmierende Mitteilungen über vermehrtes Krebsaufkommen in der Nähe von Mobilfunkanlagen durchgesickert. Doch seit der Veröffentlichung im April 2004
war es offenkundig: in unmittelbarer Nachbarschaft von Mobilfunk-Anten-
nen wurde erstmals in einer großangelegten epidemiologischen Studie eine
erhebliche Vermehrung von Krebsfällen statistisch eindeutig und signifikant nachgewiesen. Dabei hatte die gesamte allgemeinmedizinische Ärzteschaft des Ortes, die Dr. Eger H., Hagen K. U., Lukas B., Vogel P. und Voit H.
die Einwohnerschaft des Ortes Naila beinahe lückenlos aktuell und im Rückblick auf ihre Krebshäufigkeit bezüglich der Nähe ihres Wohnortes zu Mobilfunkantennen untersucht. Datengrundlage waren PC-gespeicherte und mit
den Krankenkassen abgerechnete Patientenunterlagen der Jahre 1994 bis
2004. Ihre Arbeit
„Einfluss der räumlichen Nähe von Mobilfunksendeanlagen auf die
Krebsinzidenz" in der Zeitschrift „Umwelt-Medizin-Gesellschaft" (Seite 326-
332) 17, veröffentlicht, schlug hohe Wellen. Denn in dieser ohne Fremdmittel,
also auch ohne Betreiber-Einfluß und dadurch unabhängig erstellten Studie
wurden datengeschützt 1.000 Patienten aus Naila aufgenommen. Erfasst
wurden ausschließlich Bewohner, die während der letzten zehn Jahre dort
gewohnt hatten, also „ortstreu" waren. Innerhalb von 400 Metern rund um
die seit 1993 betriebenen Mobilfunksendeanlagen traten signifikant dreifach
so viele Krebsfälle auf als bei weiter entfernt lebenden Bewohnern. Zudem
wiesen die Krebspatienten gegenüber dem Landesdurchschnitt ein jünge-
res Erkrankungsalter auf. Während sich in den ersten fünf Jahren (von 1993
bis 1998) keine vermehrtes Krebsaufkommen auffindbar war, steigerte sich
das Krebsrisiko nach fünf Jahren Betriebszeit des Senders (1998 bis 2003)
von 100% auf sage und schreibe 300% im Vergleich zum Nailaer Außenbereich.

Abb. 41:

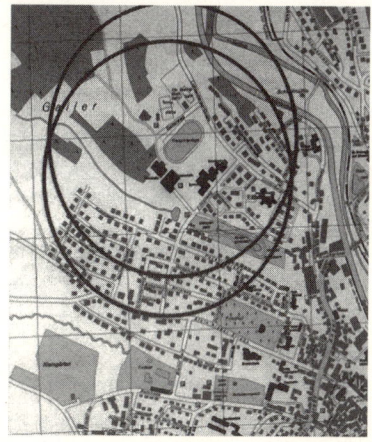

Zur Studienregion:

Untersucht wurde die Krebshäufigkeit um zwei nahe beieinander gelegenen Mobilfunkanlagen in Naila. Eine D-Netz-Antenne mit 935 MHz und 15 W Eingangsleistung, (multipliziert mit dem Antennengewinn von z.B. 56 und damit 840 W effektive Ausgangsleistung) war 1993 installiert worden. Eine zweite Anlage war Ende 1997 in Betrieb genommen worden (siehe Standortschema).

Sowohl in der computersimulierten Fernfeldberechnung als auch in der Messung des Bayerischen Landesamtes für Umweltschutz zeigte sich, dass die Strahlungsintensität im Innenbereich der 400 Meter Radien 100-fach stärker als im Außenbereich war. Zudem waren die gemessenen Mobilfunkwerte deutlich höher als sonstige Hochfrequenzen wie Radio-, TV- oder Radarsignale.

Neben diesen physikalischen Messergebnissen wurde der Radius von 400 Metern durch eine Anregung, die man aus den Studien Santinis bezog, gewählt. Dort bestand die mobilfunkbedingte Symptomatik vor allem innerhalb eines 300 Meter Bereiches.

Nachfolgende Umstände machen die Naila-Studie besonders aussagekräftig:

- Alle dort ansässigen, hausärztlich tätigen Allgemeinmediziner arbeiteten lückenlos miteinander. Der Erfassungsgrad der tatsächlich in den Untersuchungsgebieten wohnenden Bevölkerung lag bei über 90%. Zudem überblickten alle vier allgemeinärztlich ausgerichteten Arztpraxen den Studienzeitraum von zehn Jahren und Menschen, die an diesen Ort gelebt hatten. Doch nicht nur diese „Ortstreue" macht die Studie so zuverlässig: ein Altenheim, dass im Innenbereich lag und dessen Bewohner natürlich aufgrund der höheren Fluktuation nicht diese „Ortstreue" nachweisen konnten, wurden trotz vermehrten Krebsaufkommens aus der Studie ausgespart.

- Ausgeklammert wurden auch alle Haut-Melanome aus der Untersuchung. Nun ist klar, dass Melanome zumindest zusätzlich hauptsächliche Wachstumsimpulse z.B. durch Badeurlaube mit hoher UV-Bestrahlung, im Süden etwa in der Nähe des Äquators bekommen, also letztlich auch „ortsfremd" stimuliert wurden. Allerdings ist zu bedenken, dass z.B. die Universität Essen (Stang, Jöckl u.a.) vermehrt Augenmelanome bei Handynutzern vorfanden, und z.B. der schwedische Professor Johanson in der Auswertung bisheriger epidemiologischer Untersuchungen rund um Radio- und TV-Sendetürme mit Recht auf das statistisch gesicherte erhöhte Aufkommen von Hautmelanomen in der exponierten Bevölkerung hinwies (2003). Man muss den Nailaer Autoren somit zugute halten, dass sie auf diese Weise ihr Ergebnis „nach unten korrigierten".

Von großem Interesse erscheint, dass innerhalb der ersten fünf Jahre, von 1994 bis 1999, kein Unterschied von Krebsneuerkrankungen gegenüber der Vergleichsgruppe außerhalb der 400 Meter zu finden war. Erst danach war eine steile Zunahme bis auf das Dreifache zu verzeichnen. Man sieht: bei epidemiologischen Erhebungen ohne ausreichende Vorlaufzeit wäre auch in Naila keine Krebsvermehrung zu finden gewesen.

Dies zeigt z.B. auch die Studie des dänischen Wissenschaftlers Johannsen u.a. (2001): Er untersuchte Handynutzer hinsichtlich vermehrten Krebs- und Gehirntumoraufkommens, die allerdings erst seit zwei Jahren und kürzer mobil und digital mit Handys telephonierten und deren angebliches „Null-ergebnis" gerne von den Betreibern im Sinne einer „Entwarnung" zitiert wird. Nun haben Anrainer von Mobilfunkantennen mit einer zwar weit niedrigeren, aber kontinuierlichen Bestrahlung eine ganz andere Expositionscharakteristik als Handynutzer mit ihren gelegentlichen, nicht kontinuierlichen, dafür aber stets sehr hohen Strahlengipfeln. Trotzdem ist interessant, dass insbesondere Frauen als Handynutzer in der dänischen Studie vermehrte an Rachenkrebs (Zunahme um 142%) und Gebärmutterkrebs (Zunahme um 34%) erkrankten.

Wichtig erscheint weiterhin, dass bei der Naila-Studie anderweitige Störun-gen, sogenannte „Confounders", wie chemische Industrie, vermehrte Verkehrsabgasbelastung, Radioaktivität oder sonstige Faktoren ausgeschlos-sen werden konnten. Ebenfalls ausgeschlossen wurden soziographische oder ethnologische Unterschiede, wie sie z.B. in amerikanischen Städten mit ih-ren Slums und „No-go-Areas" vorliegen.

Was aber muss man von unseren wackeren Strahlenschützern hören: wie die „Frankfurter Rundschau" berichtet, „bezweifelt das Bundesamt für Strah-lenschutz, dass Mobilfunk Krebs auslösen kann". Begründung: „es gäbe keine plausible Erklärung für einen Wirkungsmechanismus" (zitiert von Maes, 2005).

Dass dieses pseudowissenschaftliche Alibi keine Entschuldigung für die Ver-letzung der Fürsorgepflicht und unterlassene Hilfeleistung dieser Behörde gegenüber dem durch Mobilfunk gequälten und zu Tode gebrachten Bürger darstellt, versteht sich von selbst. Medizinische Lehrbücher sind voll von Krankheitsbildern, die als „essentiell" (notwendig) und „idiopathisch" (aus sich heraus), also in ihrer Ursache unbekannt sind. Niemand mit gesundem Menschenverstand und schon gar nicht der Arzt als Jünger des Hippokrates würde auf die Idee verfallen, Kranke oder Krankheiten nicht zur Kenntnis zu nehmen oder ihnen gar die Hilfe zu verweigern, weil der „Wirkungs-mechanismus" noch im Dunkeln liegt. Das wäre in höchstem Maße unethisch und asozial. Wer zudem die vielfältigen Formen von mobilfunk- und hochfrequenzbedingter Krebsentstehung durch Melatoninreduktion, den Exzess der freien Radikalen, der aufgehobenen Apoptose durch den Ca^{2+}-Ionen-Efflux sowie die Gentoxizität auch nur in Grundzügen zur Kenntnis genommen hat, dem sollten sich solche in jeder Hinsicht törichten State-ments von vornherein verbieten.

Fazit von Dr. Eger und Kollegen: „Nach „Naila" müsste sich das BfS bewe-gen!" – Man darf gespannt sein!

21c. „Strahlenschutz" im Dienst des Bürgers: Beispiel Neuseeland

Dass sich beamtete Strahlenschützer auch anders verhalten können als unser BfS, beweist das Beispiel Neuseeland. Dort verfügte der Gesundheitsausschuss, der „New Zealand Environment Court", als das entscheidende Planungstribunal im Jahre 1995, die öffentliche Expositionsgrenze für die Betreiberfirma Bell South auf ganze 2.000 nW/cm^2 zu begrenzen. Der Hauptsachverständige von Bell South war das WHO-Mitglied Dr. Michael Repacholi aus Australien. Er behauptete, dass es unterhalb der internationalen Grenzwerte mit einem SAR von 0,08 W/kg keinerlei negativen biologischen oder gesundheitlichen Effekte gäbe. „Die einzige Auswirkung hochfrequenter elektromagnetischer Wellen wäre die Gewebserwärmung." Der Ausschuss ließ sich jedoch nicht beirren und setzte die Expositionsgrenze auf 1% des Standards durch.

Dies war freilich so gar nicht im Sinne der Betreiberfirmen. Um die Öffentlichkeit zu überzeugen, dass Handys und Mobilfunkantennen sicher wären, gaben sie zwei australische Studien in Auftrag. Doch, oh Unglück, beide bestätigten das Gegenteil.

Sowohl die epidemiologische Studie von Hocking und Mitarbeitern (1996) über die maligne Erkrankungsrate um drei Rundfunk- und Fernsehtürme in Nord-Sydney, als auch die Tierversuche von Repacholi u.a. (1997) kamen zu dem Ergebnis, dass sich durch Hochfrequenz- und Mobilfunkeinfluss Malignome des weißen blutbildenden Systems, nämlich Lymphome und Leukämie mehr als verdoppeln (N. Cherry, 2000).

Wie der neuseeländische Umweltphysiker Professor Neil Cherry im Jahr 2000 resümierte, bestanden bereits damals mehrere hundert einschlägige Studien über die krankmachende Wirkung und biologische Bedenklichkeit analoger Rundfunk- und Fernsehwellen als auch digital getakteter Radarsignale. Zudem existierten im Jahre 2000 an die 40 mobilfunkspezifische Arbeiten, die nachwiesen, dass die Mobilfunksignale von Handys und GSM-Antennen die krankmachenden Wirkungen der Radio-, Fernseh- und Radarwellen identisch nachzeichnen. Wie diese erwiesen sie sich als krebserregend, Erbgutschädigend, Melatonin-senkend und neurologische Leiden als auch Herz-Kreislauf-Krankheiten auslösend. Zudem gefährdeten sie die Fortpflanzungsfähigkeit.

Jene zwei Studien von

- Hocking B., Gordon I. R., Grain H. L. und Hatfield G. E., 1996, „Cancer incidence and mortality in proximity to TV towers", Medical Journal of Australia, Vol 165 2/16 Dec., pp 601-605 und von
- Repacholi M. H., Basten H., Gebski V., Noonan D., Finnie J. und Harris A. W., 1997: „Lymphomas in Eµ-Pim1 transgenic mice exposed to pulsed 900 MHz electromagnetic fields", Radiat. Res. 147 (5): Seite 631-640, die von der „Telstra", der australischen Telekom in Auftrag gegeben worden waren, ihr

vom Ergebnis her aber so völlig aus dem Ruder liefen, seien nachfolgend geschildert. Ferner interessiert, welche gesicherten Erkenntnisse über athermische Wirkungen elektromagnetischer Hochfrequenzfelder bereits damals bestanden. Es sind dies vor allem die frühen US-Studien über Erhebungen an Radar-Soldaten und Radar-Technikern aus dem Korea-Krieg (1950) durch Robinette u.a. (1980) und über Angehörige der US-Botschaft in Moskau, die während der Zeit des kalten Krieges (1953 bis 1976) von den Sowjets mit Radar bestrahlt wurden und als „Lilienfeld-Studie" (1978) in die Fachliteratur einging.

21d. Die „Nord-Sydney-Studie" von Dr. Hocking

Mit der erklärten Absicht, öffentliche Ängste über Mobilfunkantennen zu zerstreuen, wurde im Jahr 1995 der medizinische Direktor des australischen Telstra-Forschungslabors (Telstra research laboratory) Dr. Hocking beauftragt zu untersuchen, ob drei dicht zusammenstehende Rundfunk- und Fernsehsender in der Nähe von Nord-Sydney zu irgendeinem vermehrtem Krebs- oder Leukämieaufkommen in den benachbarten Wohngebieten geführt hätten. Untersucht wurde sowohl das Krebsaufkommen als auch die Sterblichkeit in einer Periode von 1972 bis 1990 in neun Gemeinden von Nord-Sydney. Drei dieser Gemeinden lagen näher an den Sendetürmen und zeigten in einem vier Kilometerradius bedenkliche Expositionswerte von 8.000 bis 200 nW/cm^2, wobei sogar noch in zwölf Kilometer Entfernung 20 nW/cm^2 zu messen waren.

Während sich hinsichtlich Gehirntumoren keine Vermehrung zeigte, war Leukämie 1,24-mal so häufig bei Erwachsenen (was einem Zuwachs von = 24% entspricht), und 1,58-mal (1,07 bis 2,34) so häufig bei Kindern = 58% Zuwachs. Die Sterblichkeitsrate für die Kinder-Leukämie war dabei auf das 2,32-fache erhöht. Jedoch müssen wir fragen, ob bei enger festgelegten Radien nicht eine deutlich höhere Steigerungsrate auf Grund der höheren Exposition in Sendernähe zu erwarten gewesen. Der „Naila-Radius" betrug 400 Meter! (Anmerkung der Autoren)
Technische Daten: das ausgesandte Fernsehsignal betrug 100 kW und war amplitudenmoduliert, das Radiosignal betrug 10 kW und frequenzmoduliert, die Trägerfrequenzen lagen in einer Spanne von 63 bis 215 MHz.

Die Ergebnisse wurden als so brisant betrachtet, dass sich Dr. Hocking zum Zeitpunkt der Veröffentlichung als öffentlicher Gesundheitsberater von der Telstra unabhängig machte und die Studie mit Hilfe seiner Berufskollegen veröffentlichte. Zwar wurde von Mc Kenzie und anderen (1998) kritisiert, dass vor allem eine Gemeinde (Lanecove) für die erhöhte Krebsrate verantwortlich sei, doch Dr. Hocking (1998) wies diese Kritik zurück: die Kommune Lanecove läge am nahesten an den Sendern und wäre daher auch am meisten exponiert, die Sendekegel zeigten schließlich nach Südwesten, wo der größte Teil der Bevölkerung von Sydney wohnte.

Abb. 42:

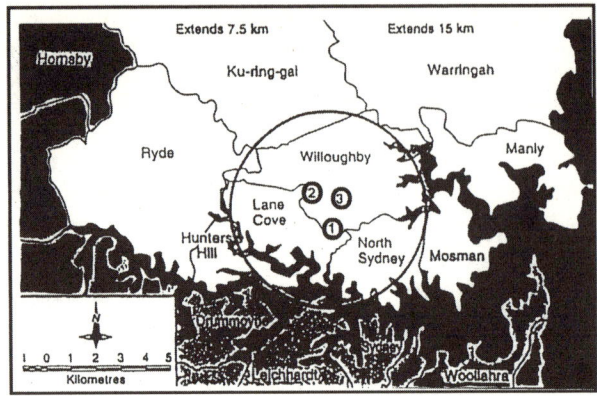

Die von dem Kreis, mit einem Radius von vier Kilometern eingeschlossenen drei Stadtteile sind Willoughby mit der niedrigsten, North Sydney mit der mittleren und Lanecove mit der höchsten Exposition und auch einer gleichzeitig ansteigenden Leukämierate (Cherry N., 2000), wobei sich hier eine Dosiswirkungsrelation zeigt.

Betrachtet man das Auftreten von Leukämie, ihre „Inzidenz", sowie die Leukämiesterblichkeit bei Erwachsenen und bei Kindern, dann zeigt sich, dass die exponierten Kinder nicht nur ein deutlich vermehrtes Leukämieaufkommen gegenüber den Erwachsenen, sondern gleichzeitig eine deutlich erhöhte Leukämiesterblichkeit aufwiesen. Dabei war die höchste Todesrate bei der kindlichen lymphatischen Leukämie mit einer 2,74-fachen Vermehrung gegenüber den nicht bzw. nur schwach exponierten Kontrollgruppen zu verzeichnen. Wie Hocking und Kollegen betonen, waren trotz intensiver Suche keine anderen krebserregenden Zusatzursachen („Confounders") auffindbar, ob es sich nun um sozialökonomische Umstände, Luft- oder Umweltverschmutzung durch Verkehrsabgase oder lokale Industrieanlagen, durch ionisierende Strahlung oder Starkstromleitungen handelt. Wie der weltbekannte Epidemiologe Prof. J. Goldsmith (Ben Gurion Universität, Bier Sheva, Israel) betont, war bis dato eine Häufung von Leukämiefällen in der Nähe der Sendetürme nicht bekannt.

21e. Die Sutton-Coldfield-Studie von Dr. Helen Dolk

Die nächste epidemiologische Studie hinsichtlich vermehrten Krebs-aufkommens rund um Sendetürme kam aus Großbritannien von Frau Dr. Helen Doll:

- Dolk H., Gavin Shaddick, Peter Walls, Chris Grundy, Bharat Thakrar, Immo Kleinschmidt und Paul Elliott (1997), „Cancer incidence near radio and television transmitters in Great Britain, 1. Sutton Coldfield Transmitter", Am. Jour. of Epidemiology, Vol 145 Nr. 1 Jan. 1, 1997.
Sie entstammt nicht wie die australische Studie der Zuversicht seiner Auto-ren, dass mit einer epidemiologischen Studie um Rundfunk- und Fernsehtürme keinerlei pathologische Auffälligkeiten aufzufinden wären und die Ängste der Bevölkerung vor Mobilfunkantennen als grundlos zerstreut werden könnten. Diese Studie fand ihren Ursprung in einer Meldung der Tageszeitung „The Guardian" vom 30. März 1992. Berichtet wurde da von einem Dr. M. Payne aus Solihull, Birmingham, welcher als Allgemeinmedizi-ner unter seinen 2.600 Patienten sieben Fälle von Leukämie und Lymphomen (Blutkrebs) bei fünf Männern und zwei Frauen im Alter zwischen 18 und 66 Jahren vorgefunden hatte, die alle um den Sutton-Coldfield-Sender in einem Abstand von 400 bis 1.500 Metern lebten. Alle außer einem Patienten wohn-ten dort zwischen 14 und 25 Jahren, nur von diesem einen Fall wird von einer zweijährigen Wohndauer berichtet.

Nun sind in England und Wales normalerweise im Durchschnitt auf 10.000 Personen 2,5 neue Leukämiefälle pro Jahr zu erwarten. Diese offenkundige Clusterbildung hatte Dr. Payne bewogen, sich an die Presse zu wenden und weiterführende Untersuchungen zu fordern. Dieser Aufforderung kam Frau Dr. Dolk und andere mit einer umfassenden epidemiologischen Untersu-chung nach, ein Vorgehen, dass Prof. N. Cherry allen Bürgerinitiativen rund um Sendemasten ans Herz legt.

Auch wenn Prof. Bernhard, ehemaliger Leiter der SSK und „ICNIRP"-Mit-glied, die Meinung kundtat, „epidemiologische Studien dürften keine Grund-lage für politisches Handeln sein" (Tagung der Wirtschaftsunion 1998 in München), so kann dem die Öffentlichkeit nicht Folge leisten. Eine derartige Einstellung wäre zutiefst unethisch. Wir sind es unseren Krebs-, Herzin-farkt- und Schlaganfallerkrankten und Verstorbenen, unseren von chroni-schen Schlafstörungen, Kopfschmerzen, an neurologischen und sonstigen Leiden gepeinigten Mitbürgern moralisch einfach schuldig, die Ursachen ihres Leidens wissenschaftlich zu erforschen und epidemiologisch abzuklä-ren. Und selbstverständlich müssen wir von unseren verantwortungs-vergessenen Politikern Grenzwerte fordern, welche die Bürger vor derarti-gen Erkrankungen schützen, statt tatenlos zuzusehen, wie derartige oft töd-liche Leiden in Form von Gehirntumoren Krebs, Leukämie und anderen Übeln unter Kindern und Bewohnern rund um Sendemasten wüten.

Wie bereits erwähnt, wurde die britische Studie von Dr. Dolk ausgelöst durch Dr. Paynes Beobachtung einer Clusterbildung von sieben Leukämie- und Lymphomfällen in seiner Patientenschaft von 2.600 Menschen. Bei einem Landesdurchschnitt von 2,5 Blutkrebsfällen auf 10.000 Einwohnern wären in seinem Klientel rein rechnerisch 0,6 Fälle zu erwarten gewesen, die mehr als zehnfache Häufigkeitssteigerung musste also sein Interesse wecken. In seiner Patientenschaft waren 60% der Bevölkerung vertreten, die in einem Radius von zwei Kilometern um den Sender wohnten. Dolk und Kollegen konnten auf statistisch erfasste Krebs- und Bevölkerungszahlen der Volkszählung von 1981 zurückgreifen. Sie analysierten die Krebsfälle von 1974 bis 1986 in der unmittelbaren Nachbarschaft des Senders. Die Gesamtbevölkerung innerhalb eines zehn Kilometerradius belief sich auf 408.000 Menschen, wobei 67% der Bevölkerung innerhalb des zwei Kilometerradius und 28% in den umliegenden Ortschaften in einem Radius von 9,2 bis 10 Kilometern wohnten. Um die Häufigkeit der Krebsfälle in Bezug zur Strahlenexposition (Feldstärke V/m bzw. Leistungsflussdichte W/m², die mit dem Quadrat der Entfernung zum Sender abnimmt) zu bestimmen, wurde eine Einteilung von zehn Krebsbändern vom Sendeturm bis zu einer Entfernung von zehn Kilometern festgelegt und die gemeinsame Häufigkeit innerhalb dieser Krebsbänder ermittelt.

Abb. 43:

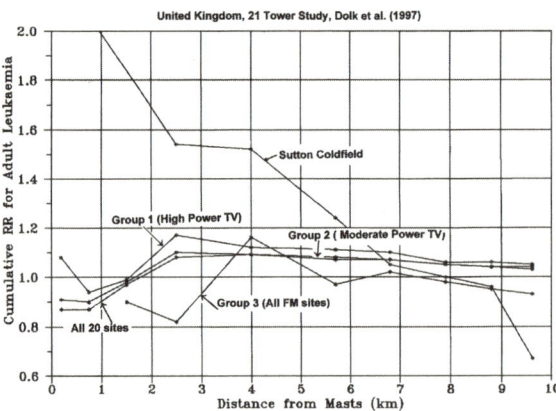

Dabei erwies sich das Risiko von Erwachsenen-Leukämie innerhalb des Kreises von

- 2 Kilometer als fast verdoppelt, nämlich als 1,83-fach; innerhalb von

- 6,3 Kilometer ist die Erhöhung eine 1,3-fache; und erst bei

- 8,6 Kilometer wird der Landesdurchschnitt von RR = 1 erreicht

(RR = Risk Ratio = Risiko-Rate = Relatives Erkrankungsrisiko).

Aber auch bei Blasenkrebs und Hautmelanomen (siehe Naila-Studie) zeigte sich in einer Entfernung von ein bis drei Kilometern vom Sendemast eine 1,57-fache bis 2,39-fache Vermehrung der Malignome. Als maximale

Leistungsflussdichten der verschiedenen Hochfrequenzen (TV/Radio) wurden 1.300 nW/cm² an Fernseh-HF und 5.700 nW/cm² an Radio-HF gemessen. Interessanterweise zeichnet die Kurve der Häufigkeitsverteilung in etwa die Endstrecke einer exponentiellen „Abklingkurve" der Leistungsflussdichte mit dem Quadrat der Entfernung nach, wobei dies noch durch den Umstand betont wird, dass im Abstandsband von 110 bis 500 Metern ein Leukämiefall gefunden wurde, was vergleichsweise zu der dort lebenden Bevölkerungsgruppenzahl einer Steigerungsrate von 9 entsprechen würde. Während die in der Graphik verzeichneten Häufigkeitsvermehrungen aufgrund der Zahl der Leukämiefälle als statistisch signifikant gewertet werden muss, kann diese Aussagekraft einem Einzelfall natürlich nicht zugesprochen werden. Mathematisch gesehen aber fügt sich dieser interessante Einzelfall mit seinem RR von 9 geradezu zwingend in den Kurvenverlauf der steil mit dem Quadrat der Entfernung abfallenden Leistungsflussdichte ein. In jedem Fall betonen Prof. Goldsmith (1997) als auch Prof. N. Cherry (2000) die eindeutige Dosiswirkungsrelation der Verteilung der Leukämiefälle von Erwachsenen rund um den Sutton-Coldfield-Sender.

Unabhängig davon, wie schwerwiegend diese Beinaheverdoppelung der Leukämierate gewertet werden mag, darf nicht vergessen werden, dass sich auch bei bösartigen Hirntumoren (RR 1,31), Hautmelanomen (RR 1,43), Darmkrebs (RR 1,13), Prostatakrebs (RR 1,13 und Blasenkrebs (RR 1,52) signifikante Steigerungen einstellten, die das Ergebnis des Gesamt-Malignomrisikos zweifellos nach oben treibt. Zudem muss auch der „engste" Kreis von 2 km immer noch als deutlich zu groß bezeichnet werden, wird doch dadurch das wirkliche Risiko der in unmittelbarer Nachbarschaft lebenden Bürger und ihrer Familien statistisch „verdünnt".

Die gleiche Forschergruppe um Frau Dr. Dolk entschloss sich aufgrund dieser eindeutigen Ergebnisse, die Studie auf 20 andere regionale Fernsehsendetürme in ganz Großbritannien auszudehnen. Erfreulicherweise zeigte sich bei ihnen jedoch nur eine geringfügige Erhöhung der Verhältnisrate von Malignomen bis zu maximalen 1,18, insbesondere in einer Entfernung zwischen einem und fünf Kilometern von den Sendetürmen, um dann mit zunehmender Entfernung abzufallen.

Wie Prof. N. Cherry (2000) resümiert, müssen bei einem hohen Krebsaufkommen rund um Sendetürme drei Faktoren gegeben sein:

1. Der Turm muss von einem dichten Siedlungsgebiet umgeben sein, weil nur innerhalb der ersten Kilometer rund um Sendetürme eine deutlich erhöhte Krebsrate zu beobachten ist;

2. Nur eine hohe Strahlenexposition von Rundfunk- und Fernsehtürmen ist in der Lage die Krebsrate zu erhöhen. Dies betrifft die Hochfrequenzen von Fernsehen und Rundfunk mit Mittel-, Kurz- und Ultrakurzwelle.

3. Der Krebstyp, nach dem gesucht wird, muss besonders hochfrequenzsensibel sein, wie dies von Leukämie und Lymphomen bekannt ist (Szmigelski, 1996, Milham, 1995/1988, Hocking, 1996).

Diese drei Faktoren waren um den Sutton-Coldfield-Tower gegeben, während die anderen Sendetürme erfreulicherweise nicht in Siedlungsgebieten standen. Freilich sollten uns diese Ergebnisse nachdenklich machen: derzeit platzieren die Betreiber ihre Mobilfunkantennen ohne Rücksicht auf Verluste in dichte Wohngebiete. Es ist, als würde man den Pfahl ins lebendige Fleisch rammen: Krebs, Gehirntumore, Leukämie und viele andere Leiden sind zwangsläufig vorprogrammiert.

21f. Der Sutra Tower /San Francisco: HF-Kanzerogenität hochsignifikant bewiesen

Wie sehr mit unkritisch betrachteter Statistik wissenschaftlich gemogelt werden kann, weist Prof. N. Cherry in einer Analyse einer epidemiologischen Studie von Prof. Selvin u.a. (1992) nach:
- Selvin S., Schulmann J. und Merril D. W., 1992: „Distance and risk measures for the analysis of spatial data: a study of childhood cancers", Soc.Sci.Med. 34 (7): Seite 769-777).

Die Autoren untersuchten 123 Fälle von kindlicher und jugendlicher Leukämie, Gehirntumoren und Lymphomen (Blutkrebs) rund um den Sutra Tower in San Francisco. Dabei ging man von einem linearen Abfall der Strahlenbelastung für die Bevölkerung bei zunehmender Entfernung sowie von Durchschnittswerten aus (Abb. 44, linke Graphik), ohne dabei zu berücksichtigen, dass, wie in Abb. 45 (rechte Graphik) ersichtlich, in diese Durchschnittsberechnung unbewohnte Gegenden wie der Golden Gate Park, ein kaum bewohntes hügeliges Vorstadtgelände, südwestlich der See Merced sowie im Südosten eine Halbinsel mit einem Marinegelände mit eingingen.

Abb. 44   *Abb. 45*

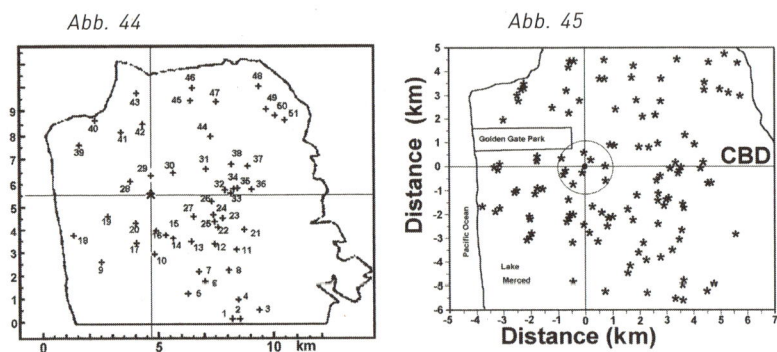

Nord-östlich vom Sutra Tower befindet sich weiterhin ein Geschäftsbezirk und ein Hafen mit Industriegelände sowie die Pazifikküste. Selbstverständlich wohnen dort sehr wenig Menschen, doch wurden diese weitgehendst unbewohnten Areale alle verwandt, um die Bevölkerungsdichte statistisch zu reduzieren, wodurch sich gleichzeitig die errechnete Krebshäufigkeit reduzierte.

Die Wissenschaftler Hammet und Edison (1997) unterzogen darauf die Strahlenbelastung einer genauen Analyse bezüglich des Bodenprofils und fanden eine völlig andere, nicht linear, sondern „hüpfend" abklingende Kurve der Strahlenbelastung mit mehrfacher Gipfelbildung. Wenn unter Berücksichtigung der so gemessenen und gefundenen Expositionsgipfel die vorgefundenen 123 Leukämie-, Hirntumor- und Lymphomfälle mit ihren Wohnorten in Relation gebracht werden, dann sieht man eine eindeutige Dosiswirkungsrelation, d.h. an den Orten höchster Exposition findet man auch die meisten Malignome.

Abb. 46:

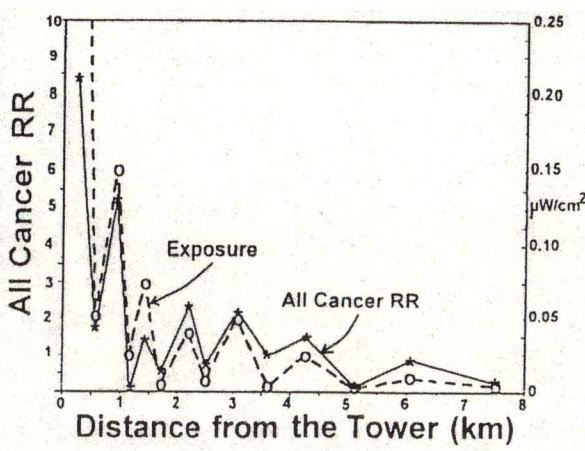

Distance from the Tower (km)

Eine derartige Dosiswirkungsrelation ist wissenschaftlich höchst signifikant, da sie Zufälligkeiten und andere Krebsursachen ausschließt. Somit ist alleine durch die Analyse der Malignomfälle rund um den Sutra Tower der wissenschaftliche Beweis für die Kanzerogenität von Hochfrequenzstrahlen als erbracht zu betrachten.
- Hammet and Edison Inc., 1997: „Engineering analysis of radiofrequency exoposure conditions with addition of digital TV-Channels". Prepared for Sutra Tower Inc., San Francisco, California, Jan. 3, 1997

Nach Prof. N. Cherry findet die Epidemiologie einen LOAEL („Lowest Observed Adverse Effect Level" = „niedrigst beobachteter Strahlenpegel für biologisch nachteilige Effekte") für Hochfrequenzen (Radio- und Mikrowelle) von 60 nW/cm² für Krebs und Fruchtbarkeitsstörungen und 40 nW/cm² für Schlafstörungen, Lärmbeeinträchtigung und Immunschäden. Legen wir dabei die Ergebnisse der Sutra Tower-Studie zugrunde, besteht bereits bei einer Dauerexposition von 25 bis 30 nW/cm² ein um 50% gesteigertes Krebsrisiko!

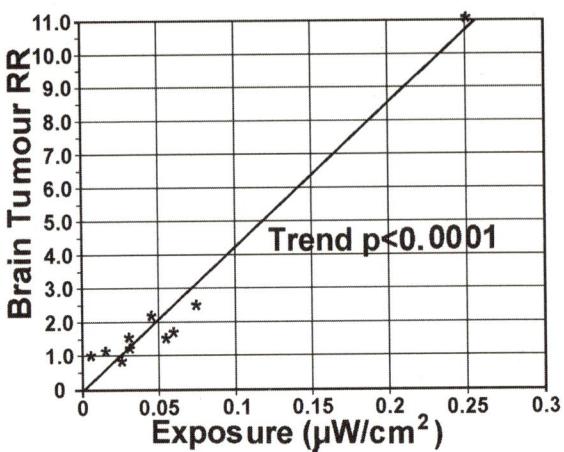

50 nW/cm² Dauerexposition dagegen verursachen nicht weniger als eine Verdoppelung des Krebsrisikos bei unseren Jugendlichen und Kindern! (0,05 μW/cm²=50 nW/cm²)

21g. Radio Vatikan - oder:
Unheiliges vom Heiligen Stuhl

Dass auch die Kirche als menschliche Institution nicht frei von Strahlen-sünden ist, sahen wir bereits am Beispiel von Dr. Kargl und dem Erzbistum Salzburg. Und auch der Vatikan steht da nicht nach. In Cesano, einem Vorort von Rom, strahlt Radio Vatikan über gewaltige Sendemasten religiöse Pro-gramme in 37 Sprachen rund um die Welt. Die Bürger von Cesano und St. Maria di Galleria jedoch waren in heller Empörung: in der Nähe der riesigen Antennen war die Leukämierate sechsmal so hoch wie im Landesdurch-schnitt. „Bei über 60% aller Todesfälle war Krebs die Ursache", so die Aussa-gen der Ärzte der Region. In naheliegenden Häusern wurden in Innenbereichen um 600 nW/cm² gemessen, in Außenbereichen waren unglaubliche 160.000 nW/cm² zu ermitteln (Maes, 2005). Die Menschen waren verzweifelt und war-fen dem Sender vor, der Vatikan habe „eine Lizenz zum Töten." (M. Marken, 2004). Eine epidemiologische Untersuchung der regionalen Gesundheitsbe-hörde durch Dr. Michelozzi kam zum Ergebnis einer Verdoppelung der Leukämierate im Umkreis von sechs Kilometern um Radio Vatikan. Freilich wäre auch in diesem Falle davon auszugehen, dass die Malignomrate wie beim Sutton-Coldfield-Sender in Großbritannien (Dolk) mit zunehmender Nähe („abnehmender Entfernung") zum Sender drastisch steigt, in unmit-telbarer Nähe war ja die Leukämierate sechsmal höher und ebenfalls die Leukämiesterberate erhöht.
· Michelozzi P., Ancona C., Fusko D., Forastiere F., Perucci C. A., 1998: „Risk of leucaemia and residence near radio transmitter in Italy". ISEE/ISEA 1998 conference, Boston Mass. paper 354 p. abstract in epidemiology 9 (4) Seite 111)

Und auch hier wie in Staatskreisen weltweit üblich: die Verantwortlichen wiegeln ab. Die Grenzwerte wären eingehalten. Eine Strafanzeige der krankgestrahlten Bürger wurde im Jahre 2001 von italienischen Gerichten mit der Begründung zurückgewiesen, dass aufgrund des Staatsvertrages von 1929 der Vatikan ein souveräner Staat ist. Die Bürger des Vatikans sind daher nicht der italienischen Gerichtsbarkeit unterstellt. Die Bürgen toben: „Der Vatikan habe eine Lizenz zum Töten". Erst als der italienische Umweltminister droht, notfalls Radio Vatikan den Strom zu sperren, zeigt sich der Vatikan „einsichtig" und fand sich 2003 zu einer halbherzigen Verminderung der Strahlungsintensität bereit.

21h. Die Hawaii-Studie

Nachdem bereits 1987 Wissenschaftler bei Anrainern von Fernsehtürmen in Honolulu vermehrt Krebserkrankungen festgestellt hatten, führte Prof. Maskarinec und andere eine epidemiologische Studie um Radio- und Fernsehtürme auf Hawaii durch

- Maskarinec G., Cooper J., Swygert L., 1994: „Investigation of increaset insidence in childhood leucaemia near radio towers in Hawaii: prelemenary observations". J. Environ Pathol Toxicol and Oncol 13 (1): Seite 33-37.

Dabei fand die Forschergruppe bei einem kleineren Kollektiv von Kindern eine Verdoppelung des Leukämieaufkommens.

21i. Die Schwarzenburg-Saga

„Arma virumque canto" – „Waffen sing ich und Mann" – so beginnt das römische Heldenepos der „Äneis", welche die Gestalt des aus Troja stammenden Äneas – der Sage nach Vater der römischen Stadt- und Staatsgründung – umkreist und dessen „Virtus" = „Tugend" für die Römer identisch mit „Mannbarkeit" (vir = Mann) besungen und gefeiert wurde. Wobei der Ausdruck „Virtus" als „Tugend" die Eigenschaften beinhaltete, die in jenen frühgeschichtlichen Epochen fürs blanke Überleben notwendig waren, nämlich Tapferkeit, Kampfesmut und Aufopferungsbereitschaft. Kurz: altrömische „Tugend" war nichts anderes, als ein ganzer Kerl zu sein.

Fast fühlt man sich in jene Zeit antiker Sagen versetzt, vielleicht auch in jene etwas spätere archaische Zeit nordisch-germanischer Epen, wenn wir uns mit der Geschichte des Kurzwellensenders Schwarzenburg und den Kämpfen, die um ihn tobten, befassen. Ging es doch schlicht heute wie damals darum, einen Drachen zu töten. Wobei die riesigen, gewaltige Emissionen in den Äther speienden Sendetürme von Schwarzenburg nur nach außen hin das zu bekämpfende Ungeheuer waren, zuständig dafür, die Stimme der Schweiz auch international vernehmbar zu machen und in alle fernen Kontinente, nach Asien, Afrika, Australien und die beiden Amerikas zu senden. Der eigentliche Drache war jene geheime Subkultur der Macht im Dienste des

Staates, die mit Beschattung, Bespitzelung, Telefon-Abhören, Rufmord, mit aufgeschraubten Autoradmuttern und zerstochenen Reifen, mit anonymen Einschüchterungen inklusive Androhung von Mord versuchten, den Bürgermut zu brechen. Denn es handelte sich bei Radio Schweiz International um nichts weniger als ein staatliches Prestigeprojekt, an dem trotz enormer Strahlenexposition von Mensch und Umwelt mit erheblichsten Gesundheitsproblemen der Anrainer und trotz der für alle sichtbaren Umweltzerstörung in Form von Waldschäden mit aller Sturheit festgehalten wurde, zu der ein Staat nur fähig ist.

Auf der anderen Seite aber stand der Bürger. Und Hans-Ulrich Jakob, Messtechniker und unerschrockener Sprecher und Leitfigur seiner Bürgerinitiative, verkörperte mit seinen aufopferungsvollen Mitstreitern, den Männern und Frauen der Bürgerinitiative „SchoK" („Schwarzenburg ohne Kurzwellensender") und der nimmermüden Organisatorin der Initiative Evi Gaigg, in ihrer eidgenössischen Hartnäckigkeit und Unerschrockenheit, in zivilem Ungehorsam und Courage gerade jene archaischen Tugenden, jenen Helden- und Kampfesmut, der nötig war um jenes staatlich gepäppelte Monster zu erlegen.
Jener „Drache" nun, der Kurzwellensender Schwarzenburg, lag nahe der kleinen Ortschaft Schwarzenburg im Kanton Bern in 800 Meter Höhe und ging 1939 für Radio Schweiz International ans Netz. 1954 und 1971 erweitert, wurden Radiosignale rund um die Uhr in die Ionosphäre gejagt, um dort reflektiert zu werden und in einigen Tausend Kilometern Entfernung, speziell in Überseegebieten wie Afrika, Asien und den Amerikas zurück zur Erde zu gelangen (Maes). Fast fühlte man sich an HAARP erinnert. Denn auch hier: um ja die Ionosphäre zu erreichen, mussten beispiellose Strahlungsintensitäten zum Einsatz kommen. Gearbeitet wurde je nach Anzahl der benutzten Sender mit nicht weniger als 150.000 und 550.000 Watt. Freilich, 10% der abgegebenen Leistung erreichte nie die Ionosphäre, sie blieben in den umliegenden bewohnten Schweizer Hügeln hängen und sorgten seit den 70er Jahren für massive Gesundheitsprobleme. An erster Stelle standen

- Schlafstörungen im Expositionsgebiet (**5 -mal** so häufig)

- Depressionen (**4-mal** so häufig)

- Krebs (**3-mal** so häufig)

- Diabetes (**2-mal** so häufig) und

- vegetative Störungen (zweimal so häufig) wie Nervosität, Schwindel, Nervenreizung, Schwäche, Müdigkeit, Kopf- und Gliederschmerzen.

Nicht weniger als 55% der exponierten Einwohner hatten massive Schlafprobleme. Die Strahlungsintensitäten lagen dabei zwischen 42 nW/cm^2 und 4.250 nW/cm^2. Die Gesundheitsprobleme standen dabei in direktem Zusammenhang mit den Leistungsflussdichten. Im inneren Ein-Kilometerradius waren sehr viel mehr gesundheitliche Störungen feststellbar als bei Einwohnern, die außerhalb eines Vier-Kilometerradius wohnten.

Gesundheitsschäden aber hatten nicht nur die Bewohner- Schäden hatte auch die Umwelt. Berghänge, welche von der Sendekeule gestreift wurden, wiesen hektargroße Waldschäden mit kranken und sterbenden Bäumen auf.

Abb. 47

✓ **Beispiel Schwarzenburg: (Uni Bern)** Je ca. **200 Personen in den** bestrahlten Gebieten (Zone **A** und Zone **B**) und in der unbestrahlten Zone **C**. In Bezug von bestrahltem zu unbestrahltem Gebiet ergaben sich folgende Verhältniszahlen:

○ Schwere Schlafstörungen   **5:1**

○ Depressionen   **4:1**

○ Krebs (alle Arten)   **3:1**

○ Diabetes   **2:1**

Beschluss des ersatzlosen Abbruchs der Sendeanlagen aus "wirtschaftlichen Gründen" am 28.Oktober 97

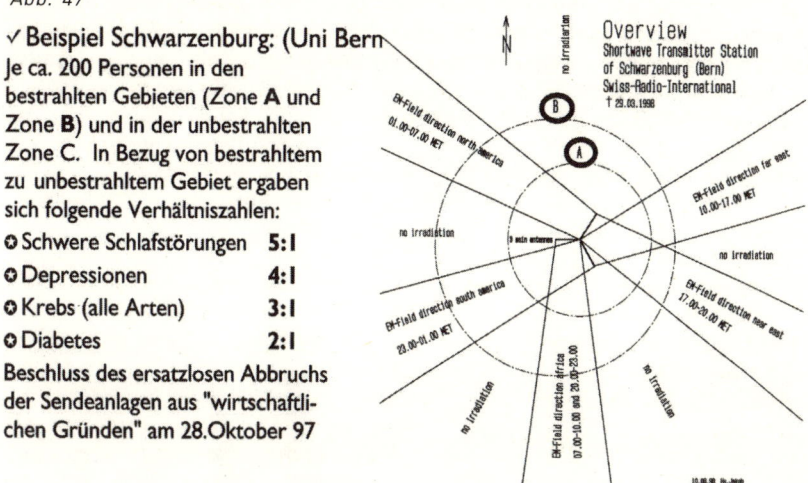

(mit freundlicher Genehmigung der Bürgerwelle e.V.)

In dieser Situation schlossen sich die betroffenen Bürger in einer großen Bürgerinitiative zusammen. Die Presse wurde alarmiert, der anonyme Terror und die skandalöse Bespitzelungspraxis flogen auf und der Bundesrat pfiff seine Bluthunde bei den „Staatsschützern" in Sachen Umweltschutz zurück (Grassberger und Kotteder, 2003). Weiterer Lohn der Angst: nach hinhaltendem Widerstand der Behörden wurde 1992 bei der Universität Bern eine wissenschaftliche Studie in Auftrag gegeben (Prof. Altpeter, Prof. Abelin). Zwar waren die Geldgeber die Sendebetreiber und entsprechend gingen auch einige Wissenschaftler zu Werk: „Es ist heute noch nicht klar, ob die Wissenschaftler bei den Mogeleien bewusst mitgemacht haben, oder ob sie von den Sendebetreibern und Technokraten, die in allen Arbeitsgruppen übervertreten waren, ganz einfach an der Nase herumgeführt wurden," schrieb Jakob im Infopakt der Schweizer Elektrosmog-Initiativen. Doch die Wahrheit lässt sich auf Dauer nicht vertuschen. Auch wenn die Forscher gerade nicht nach einer Häufung von Krebserkrankungen suchten: der Schweizer Krebsatlas des Jahres 1997 belegte, dass die Region rund um den Sender die höchste Tumorzahl der ganzen Schweiz aufwies, begleitet von der kürzesten Lebenserwartung und der höchsten Selbstmordrate!

Und auch die kognitiven Leistungen der Schulkinder blieben auf der Strecke: die Schüler der in 700 Metern Entfernung von der Sendeantenne gelegenen Schule Tännlenen hatten geschlagene 40 Jahre lang die schlechtesten Übertrittszeugnisse im ganzen Kanton!

Dann aber setzten die Behörden zum entscheidenden Fehler an: sie gestatteten der Telekom, die Sendeanlagen zu verstärken! Jetzt kochten die Bürgerproteste vollends über. Nur mit Polizei und Militär wäre dies durchsetzbar gewesen. Ein unkalkulierbares Risiko! Davor aber schreckten die Behörden denn doch zurück. Zudem hatten die Bürger der Regierung ein notariell überwachtes und von der Öffentlichkeit aufmerksam verfolgtes Experiment abgerungen: für drei Tage wurden ohne Wissen der Bevölkerung die Sender ausgeschaltet. Zudem wurden an bestimmten Tagen die Sendekeulen verschoben. Gleichzeitig wurden die Bürger angehalten, Tagebuch über die Schlafqualität und ihre sonstigen gesundheitlichen und vegetativen Beschwerden zu führen. Das Ergebnis war eindeutig: mit nur geringer zeitlicher Verzögerung von etwa zwölf Stunden verbesserten sich die Befindlichkeits- und Schlafstörungen während der expositionsfreien Zeit signifikant.

Abb. 48: *Abb. 49:*

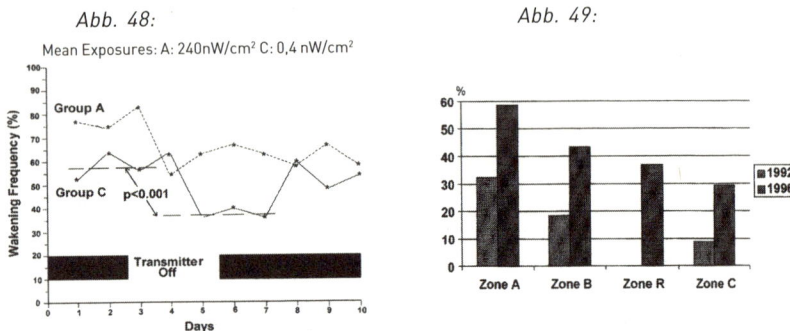

$0,24\ \mu W/cm^2 = 240\ nW/cm^2$ $0,0004 \mu W/cm^2$ $0,4 nW/cm^2$

Schlussendlich war der landesweite Druck so groß, dass die Sender am 29. März 1998 „aus wirtschaftlichen Gründen" endgültig abgeschaltet und abgebaut wurden. Der Sieg war komplett. Die Internetadresse von Hans-Ulrich Jakob und der Bürgerinitiative SchoK ist aber heute noch eine der vielbesuchtesten mobilfunkkritischen Internetadressen ganz Europas. Sie lautet: http://www.gigahertz.ch

21j. Der Holzkirchner Sieg

Auch wenn rund um die ausgedehnte US-Radio-Sendeanlage nicht im gleichen Ausmaß wie um den Sender Schwarzenburg epidemiologisch geforscht wurde: der Sieg des Senderabbaues nach einem nicht enden wollenden Leiden und einem mehr als 50 Jahre (!) währenden Kampf der Bürger in Holzkirchen/Bayern, ist um nichts geringer als um den Sender Schwarzenburg. Auch in Bayern brachten Bürgermut und Bürgerinitiativen, leider erst nach vielfältigstem außerordentlichem Leid und Opfern eine staatliche Prestige-Sendeanlage schlussendlich zu Fall, so dass auch das „Holzkirchner Lied" hier genauso rühmlich „erklingen" soll.

Denn dort, südlich von München stand mehr als 50 Jahre, von der Autobahn München-Salzburg weithin sichtbar, die stärkste HF-Sendeanlage Bayerns und strahlte als US-Kurz- und Mittelwellensender des „Radio free Europe" mit sage und schreibe 1.000.000 Watt hauptsächlich in Richtung Südosten zum Balkan -und mit „Nebenkeulen" in die eigene nächste Umgebung. Und, da seit der Bush-Administration trotz Auflösung des West-Ost-Konfliktes die Welt erneut in Gut und Böse, in Schwarz und Weiß zerfällt, war wie zum Verständnis der „Notwendigkeit" des Strahlenfiaskos auf der Hauswand eines strahlengeplagten Gehöftes in unmittelbarer Nähe der Sendeanlage auf einem riesigen Transparent von der Straße aus der kesse Spruch zu lesen:

„Hier strahlt die Achse des Guten mit einer Million Watt!"

Verständlich, dass uns interessierte, wer da so unmissverständlich protestierte und wie es den Bewohnern des Gehöfts erging. Wir fuhren daher, es war im Jahr 2000, in den Hof, läuteten und der Altbauer, rüstig mit noch 80 Jahren, erzählte, dass er selbst die schlimmsten Kriegszeiten „nicht so qualvoll erlebt hätte wie diese 50 Jahre Strahlenterror und Dauerstress".

Betroffen von dem Strahlenhorror waren dabei vor allem die Gemeinden Holzkirchen, Locham, Valley, Warngau und Wayarn. An Verkehrsschildern und Ampeln waren deshalb Warnschilder angebracht mit der Aufschrift „Vorsicht Herzschrittmacherträger, Gefahr"! Dass freilich auch „biologische Systeme" wie Menschen und insbesondere Kinder Schaden nehmen könnten, wurde von amerikanischer und bayerischer Regierungsseite und natürlich auch von der SSK verschwiegen. Dabei ermittelte der Strahlenexperte Dipl. Ing. Prof. G. Käs von der Bundeswehrhochschule bei Vorortuntersuchungen Leistungsflussdichten von 25 bis 25.000 nW/cm^2. In einigen Häusern wurden sogar die exzessiv hohen Verordnungsgrenzwerte von 200.000 nW/cm^2 erreicht (Maes, 2005)!

Einkoppelungen der Kurz- und Mittelwellensignale gab es dabei nicht nur in technische Systeme wie Herzschrittmacher und Telefonanlagen, die von 19.00 Uhr bis Mitternacht – das
war die Sendezeit – grundlos und unaufhörlich klingelten. Die elektronische Kirchenorgel war abends nicht mehr brauchbar, die Orgel wurde voll von der Stimme jener „Achse des Guten", vom US-Radioprogramm besetzt. Für „Gotteslob" war da kein Platz. Für 75.000 Euro musste die elektrische durch eine mechanische Orgel ersetzt werden, „Radio free Europe" half und spendete großzügig ganze 500 Euro!
Doch der Sender war nicht nur auf dem fernen Balkan und in heimischer Elektronik hörbar. Auch in den regionalen Kochtöpfen, Dachrinnen und Wasserhähnen konnten die geplagten Anrainer abendlich und nächtlich seine flotten Weisen und seine forsche Stimme hören. Selbst Abstürze von Jagdflugzeugen der Bundesluftwaffe ereigneten sich beim Überfliegen des riesigen Antennengeländes, bedingt durch Einkoppelung der Hochfrequenzen und Ausschalten der Bordelektronik (Maes, 2005).

Ja, die Menschen hatten schwer zu leiden! Nie werden wir die fünf Meter große weiße, senkrecht an einem riesigen Bretterbett sitzende Pappmaschee-Figur vergessen, welche über die staatlich aufoktroyierte Schlaflosigkeit und die vielfältigen anderen, mit der Hochfrequenzbelastung verknüpften Plagen der Welt erzählte. Und auch rund um den Holzkirchener Sender wurde eine wissenschaftliche Studie erstellt, zusammengetragen aus 20.000 Einzeldaten, und im Februar 2003 veröffentlicht. Gefunden wurden Symptome des bekannten Mikrowellensyndroms mit zusätzlich neurologisch-psychiatrischen Erkrankungen wie Kopfschmerzen, Augenproblemen, Herz-Kreislaus-Störungen, Gliederschmerzen, Schlafproblemen, Nervosität, Depressionen, Infektionen, Allergien, Merkschwäche, Ohrgeräuschen, Atemwegserkrankungen und Muskelzittern, die in der Nähe des Senders wesentlich häufiger auftraten als bei der Kontrollgruppe, die nicht in Sendernähe lebte. Bei Depressionen war es die achtfache Steigerung. Nach einer weiteren Studie des Bayerischen Umweltministeriums starben in der Gemeinde Valley in den Jahren 1993 bis 1997 fast 40% mehr Menschen an Krebs als im übrigen Bayern (Maes, 2005). Nach Aussagen des Pfarrers Nikolai war ebenfalls ein Ansteigen der Suizidrate zu verzeichnen.

Doch die amerikanische und bayerische Staatsregierung zeigten sich hiervon wenig beeindruckt. Mitleid – keine Spur. Taktgefühl gegenüber den leidenden Bürgern? Wo denkt man hin. Im Gegenteil: während Landesvater Stoiber den Amerikanern für ihren Sender „den Rücken stärkte" (Maes), erhob im Jahre 1999 das Amerikanische Generalkonsulat allen Ernstes schwere Vorwürfe gegen die Gegner der Anlage und beschuldigte sie, „die Propagandamaschinerie von Milosevic zu stärken". Das aber brachte doch das Fass zum Überlaufen, Bürgerinitiativen und der Bürgermeister von Valley, Josef Huber, gingen vor Gericht und verklagten die US-Regierung und den US-Präsidenten.

Doch wie der sich noch unklare Prozessausgang auch gestalten mag: die US-Regierung machte einen Rückzieher. In der Nacht von Silvester 2003 auf Neujahr 2004 verkündeten alle Kirchenglocken der betroffenen Gemeinden sowie alle in die Luft geschossene Böller und Raketenschüsse den Sieg! Nach 52 Jahren Strahlenbelastung wurde die Antennenanlage stillgelegt und die seit Jahren heldenhaft kämpfenden Frauen und Männer der Bürgerinitiativen, die Ärzte M. Schmidt und W. Huber, der Bürgermeister J. Huber und der unermüdliche Tierarzt Dr. G. Paul, um nur einige von vielen zu nennen, hatten Freudentränen in den Augen, denn sie hatten nach langen Kämpfen endlich ihr ersehntes Ziel erreicht.

Abschließende Frage: hatten staatliche Stellen gar etwas gelernt?
Es muss bezweifelt werden. Nach Maes (2005) sind Standorte in Ungarn, Rumänien und auf den Philippinen im Gespräch. Hofft die US-Regierung, dass es in diesen Ländern möglicherweise wiederum Jahrzehnte dauert, bis sich ihre Bürger – wenn überhaupt- erfolgreich zur Wehr setzen können?

22. Radar und Gesundheit –
was Bürger nicht wissen sollten:
Die Lilienfeld-Studie (1978)

Als wären es nicht Auswüchse der Wirklichkeit, sondern eines schlechten Kriminalromans, basiert die Lilienfeld-Studie (1978) auf dem Umstand, dass die amerikanische Botschaft in Moskau in der Zeit des Kalten Krieges von 1953 bis Mai 1975 an ihrer Westfassade aus naher Distanz von der anderen Straßenseite aus neun Stunden pro Tag, fünf Tage in der Woche, einer Radarbestrahlung durch die Sowjets ausgesetzt war. Der Frequenzbereich schwankte dabei von 0,6 bis 9,5 GHz, wobei alle möglichen Pulsvariationen für maximal jeweils 48 Stunden zur Anwendung kamen. So registrierten die amerikanischen Messtechniker kontinuierliche Signale, amplitudenmodulierte analoge Signale und radarspezifische pulsmodulierte Hochfrequenzen, alle in einem Intensitätsbereich von 2.000 nW/cm^2 bis zumeist 5.000 nW/cm^2 die, wie die amerikanische Professorin Ana Johnson-Liakouris (1998) betont, mehrmals 100-fach unterhalb der amerikanischen Grenzwerte blieben. Als wollten sie dabei den polemischen Aspekt auf die Spitze treiben, benutzten die Sowjets als Strahlenquelle offenbar zum Teil Radarsysteme, welche nach Lin (1992) auch für medizinische Zwecke gebraucht wurden. Denn, wenn man so möchte, spiegelt sich in der Lilienfeld-Studie die ganze Tragik extrem hoher US-Grenzwerte für Mikrowellen auf eine geradezu groteske Weise wider. Wären doch aus der Logik amerikanischer Grenzwertsetzung keinerlei Gesundheitsprobleme zu erwarten gewesen, auch von keinem noch so bösem Feind. Denn

- die Werte im Innenraum des Botschaftsgebäudes (Pollack 1979) lagen 20- bis 100-fach unterhalb der äußeren Strahlenwerte und waren als Durchschnittsbelastung zwischen 20 und 100 nW/cm^2 einzustufen (Cherry, 2000). Doch „Gesundheitsprobleme" bestanden.

Aufgrund des drastisch hohen Krankheits- und erhöhten Krebsaufkommens unter den 1.827 amerikanischen Botschaftsangestellten und ihren 3.000 Angehörigen in der US-Botschaft in Moskau erteilte das amerikanische State Department dem bekannten medizinischen Epidemiologen Prof. Abraham Lilienfeld von der John Hopkins Universität New York den Auftrag einer epidemiologischen Untersuchung dieses Personenkreises. Die „Ergebnisse" wurden, wie wir noch sehen werden, „frisiert" im Jahre 1978 im State Department und in der John Hopkins Universität vorgestellt (siehe dazu Prof. Goldsmith). Denn wie in so vielen vom Staat in Auftrag gegebenen Studien zeigt sich auch in der Lilienfeld-Studie die ganze Ambivalenz des offiziellen Auftraggebers: sind zum einen exakte Daten erwünscht, besteht zum anderen bei der abschließenden Beurteilung unübersehbar der Druck des öffentlichen Arbeitsgebers auf die Wissenschaftler, die Ergebnisse möglichst herunterzuspielen und, wie nachfolgend belegt, auch tunlichst zu vertuschen, und die Signifikanz der Resultate zu verwässern. Dieser Ansatz freilich erschien ihm, als Wissenschaftler der Allgemeinheit verpflichtet, als zutiefst unethisch.

Sehen wir chronologisch zurück: 1975 ordnete das State Department eine epidemiologische Studie der Moskauer Erkrankungsfälle durch den ebenfalls höchst renommierten Prof. Abraham Lilienfeld an. Prof. Goldsmith war zwischenzeitlich nach Israel umgesiedelt und erhielt 1978 das Lilienfeld-material in Form einer riesigen Datenfülle mit 106 Auflistungen und Diagrammen. Trotz des Resümees Lilienfelds, hinsichtlich der Sterblichkeit (Mortalität) keine Erhöhung gefunden zu haben, offenbarten sich dem geschulten Auge des Epidemiologen eine Fülle pathologischer Veränderungen, die ausreichend erschienen, eine Schadenersatzklage hinsichtlich Krebserkrankungen mit Aussicht auf Erfolg zu führen. Freilich zeigte sich gleich zu Anfang, dass auch die Vergleichsgruppe der Angestellten und Angehörigen der anderen US-Ostblockbotschaften gegenüber der amerikanischen Durchschnittsbevölkerung ein deutlich erhöhtes Krebsaufkommen aufwiesen, wobei nirgends nachgemessen worden war, ob damals nicht auch die US-Botschaften der anderen Ostblockländer ähnlich bestrahlt wurden wie die US-Botschaft in Moskau.

Der Verdacht von Goldsmith, dass trotz exakten Datenmaterials schon durch die suspekte ungeeignete Vergleichsgruppe die Gefahr der Mikrowellenbestrahlung staatlicherseits vertuscht werden sollte, erhärtete sich, als Goldsmith im Jahr 1979 von seinem Anwalt weiteres Material zugesandt bekam, bis dato ebenfalls unter Verschluss des State Departments und ebenfalls nur durch das „Freedom for Information Act" von diesem herausgerückt. Diesem Material konnte Goldsmith Folgendes entnehmen:
- Im Jahr 1967 wurde eine Gruppe von 34 Angestellten, von denen 27 hochfrequenzexponiert waren und sieben nicht, auf Chromosomenabnormitäten untersucht. 20 der 37 Angestellten wiesen in ihrem Blutbild erhebliche chromosomale Unregelmäßigkeiten auf, weit mehr als bei der Kontrollgruppe zu erwarten gewesen wäre. Nachfolgestudien waren dem State Department empfohlen worden, wurden aber nicht durchgeführt.
- Eine Blutuntersuchung exponierter Personen in Moskau gegenüber der Washingtoner Bevölkerung im Jahre 1976 zeigte in vieler Hinsicht signifikante Unterschiede!

- Obwohl sich der US-Botschafter 1967 bei der russischen Behörde über die Bestrahlung beschwerte, beschied der gleiche Botschafter einem untersuchenden Arzt, er „solle die Ergebnisse der Blutuntersuchung für sich behalten"!
- Die Daten bezüglich der Exposition und dem Auftreten von einigen Krebsfällen wurden von Prof. Lilienfeld zurückgehalten, bis der Bericht fertig gestellt war. Danach war es zu spät, die Ergebnisse einzufügen!
- Die Ergebnisse von Prof. Lilienfeld wurden auf Wunsch des beauftragten Verbindungsoffiziers zum State Department verändert, wobei die endgültige Version andere Ergebnisse als die ursprüngliche Version aufwies. Lilienfeld selbst war damals im Krankenhaus und angeblich mit den Änderungen „einverstanden".
- Lilienfeld hatte zwar eine Nachfolgestudie angeregt, da die Latenzzeit für die Entstehung bestimmter Malignome bei Veröffentlichung der Studie noch zu kurz war. Eine derartige Studie wurde aber nie durchgeführt.

Um die Geschichte zu Ende zu bringen: die Botschafter-Ehefrau, wegen welcher sich der Anwalt an Prof. Goldsmith gewandt hatte, verstarb an ihrer Leukämie! Und einige Zeit später auch ihr Mann - an einem Gehirntumor! Der Schadensfall war somit „biologisch" gelöst und die Klage wurde fallengelassen. Im Jahr 1981 meldete sich jedoch jener Anwalt erneut mit einem neuen Fall: die Frau eines weiteren Botschaftsangestellten war an Leukämie erkrankt! Danach brach der Kontakt zu dem amerikanischen Anwalt jedoch ab. Wie Prof. Goldsmith später erfuhr, war auch er zwischenzeitlich an Krebs verstorben und die Witwe hatte von den Prozessen und von möglichen Ersatzanwälten keine Ahnung.

Auch wenn die „Lilienfeld-Recherche" keine individuellen Früchte getragen hatte: nach dem Zusammenbruch des Sowjet-Imperiums im Jahr 1990 empfand es Prof. Goldsmith als persönliche moralische Pflicht, das umfangreiche, ehemals teilweise geheim gehaltene Material der Lilienfeld-Studie erneut statistisch zu sichten und der Öffentlichkeit zugänglich zu machen. Nachfolgendes Tabellenmaterial beruht auf den uns vorliegenden Originalarbeiten, die wir persönlich von Prof. Neil Cherry mit der Bitte um Weiterbearbeitung erhielten. Zum anderen hielt Prof. Cherry im Jahr 2000 bei einer internationalen Konferenz, „Situierung von Mobilfunksendern", ein Referat, welches die wesentlichen Goldsmith-Erkenntnisse des Lilienfeldmaterials komprimiert wiedergibt und dankenswerterweise von Dr. Oberfeld/Salzburg in einem Tagungsband veröffentlicht wurde.

22a. Die Ergebnisse der Lilienfeld-Studie recherchiert von Prof. John R. Goldsmith

Sein tabellarisches Material hatte der Nestor der Epidemiologe Prof. Goldsmith in den unten aufgeführten wissenschaftlichen Arbeiten veröffentlicht und dem Umweltausschuss von Neuseeland im Jahre 1995 persönlich vorgelegt. Dies, so Prof. Cherry, war ausschlaggebend für den Regierungsausschuss und maßgeblich für seine bürgernahe Entscheidung.

- Lilienfeld A., Tonascia J. und Tonascia S., Libauer C. A., Cauthen G. M., 1978: „Evaluation of health status of foreign service and other employees from selected eastern European posts", Final Report (Contract Nr. 6025-619073 to the U. S. Dept. of State, July 31).

- Goldsmith John R.: „Epidemiological studies of radiofrequency radiation: current status and areas of concern": the science of the total environment 180 (1996) Seite 3-8.
- Goldsmith John R. MD, MPH: „TV Broadcast Towers and cancer: the end of innocence for radiofrequency exposures". American Journal of Industrial Medicine 32: Seite 689-692 (1997).

- Goldsmith John R.: „Epidemiologic evidence relevant to radar (microwaves) effects". Environmental health respectives. Vol 105 supplement 6. Dec. 1997.

Wie oben bereits angedeutet, berichtet Goldsmith (1997) von erhöhter Erbgut- und Krebsbelastung unter den Botschaftsangehörigen, die chronisch einem Radarsignal geringer Intensität in der US-Botschaft in Moskau ausgesetzt waren. Exaktere Messdaten verdanken wir Pollack (1997). Die Langzeitbelastung im Inneren des Botschaftsgebäudes belief sich (s.o.) auf 5 bis 20 bis 100 nW/cm². Die Blutteste zeigten signifikant erhöhte Chromosomenaberrationen, also Erbgutveränderungen in mehr als der Hälfte der untersuchten Personen. Daher ist es auch nicht verwunderlich, dass die Leukämierate bei Erwachsenen und Kindern deutlich erhöht war.

Wesentliche Ergebnisse: wenn wir uns nachfolgend die erhöhten Morbiditäts- und Mortalitätsdaten des männlichen und weiblichen Moskauer Botschaftspersonals und seiner Angehörigen betrachten, sollte nie vergessen werden, dass im auswärtigen amerikanischen Dienst nur besonders gesunde Männer aufgenommen wurden. Bei einer abschließenden Würdigung des Gefahrenpotentials langdauernder niedrigdosierter getakteter Hochfrequenzen, wie sie von Radar-, aber auch von Mobilfunksendern ausgestrahlt werden, sollte uns beim Lilienfeldmaterial gegenwärtig bleiben, dass die Kontrollgruppen von US-Botschaftsangehörigen anderer Ostblockländer vermutlich ebenfalls radarbestrahlt waren, wenn auch nicht so stark und so langjährig wie die Moskauer Gruppe; und dass es sich

- bei den Männern um eine ursprünglich besonders gesunde Gruppe handelt.

Wahrscheinlich wäre daher eine „normale" Gruppe radarbestrahlter Bürger durchschnittlicher Gesundheit in höherem Maße erkrankt, was gegenüber einer ebenfalls „normalen" US-Durchschnitts-Kontrollgruppe auch deutlicher zum Ausdruck gekommen wäre. Trotzdem seien nachfolgend die wichtigsten Ergebnisse tabellarisch aufgeführt:

Abb. 47:

	Mit Dienstjahren: (Table 6.18)			
	Unter 2 Jahren	2-3 Jahre	4 + Jahre	p-Wert für den Trend
Anzahl der Personen	316	455	45	
"Personen-Jahre"	3709	5570	568	
(%)-Verhältnis Männern				
Gesamt- Gesundheitszust.	5,4	9,7	16,2	0,05
Arthritis/Rheumatismus	4,3	6,5	8,8	0,02
Rückenschmerzen	4,0	7,7	11,8	0,04
Gehörprobleme	3,8	5,6	14,7	0,02
Kreislaufsystem	0,8	2,7	11,8	0,004
Haut u. Lymphati.-System	9,4	12,2	28,0	0,02
(%)-Verhältnis Frauen				
Vaginal Ausfluß	4,2	3,8	17,5	0,04

Nach Lilienfeld und Goldsmith (Cherry 2000)

Nach Lilienfeld und Goldsmith (Cherry, 2000) ist die Erkrankungsrate in Abhängigkeit von den Dienstjahren in der Moskauer Botschaft aufgeführt, wobei die Anzahl der Dienstjahre natürlich dem Ausmaß der Dauerexposition entspricht. Wie beide Auflistungen im tabellarischen Material zeigen, handelt es sich bei der Symptomatik letztlich um das „Mikrowellensyndrom", wie sie Frau Prof. Johnson-Liakouris (1998) beschrieben hat und wie sie uns bei Handynutzern durch die Arbeiten von Prof. Mild u.a. (1998) und den Ergebnissen chronischer Exposition durch Mobilfunkantennen, z.B. in den Erhebungen von Prof. Santini (2000) entgegengetritt. Gleichzeitig zeigt sich hinsichtlich der Dauer der Dienstjahre und damit der Exposition eine deutliche Dosiswirkungsrelation.

Die folgende Tabelle 48 der neurologischen Symptomatik zeigt dass RR = Risk Ratio = „Erkrankungsrisiko"-Verhältnis der Moskau-Gruppe gegenüber anderen amerikanischen Ostblock-Gruppen: Migräne und Nervosität haben sich gegenüber diesen Personen beinahe verdoppelt, Konzentrations- und Gedächtnisprobleme gar verdreifacht.

Abb. 48

Table 3 Neurological Symptoms per 1000 p-y, Male employees: (Table 6.31)

	Moskau-Gruppe	Vergleichs-Gruppe	RR	
Depression	1,3	0,73	1,78	0,004
Migräne	1,8	0,97	1,86	
Erschöpfung	1,2	0,78	1,54	
Reizbarkeit	1,3	0,66	1,97	0,009
Nervale Störungen	1,5	0,64	2,34	
Konzentrationsstörungen	1,4	0,52	2,96	0,001
Gedächtnisverlust	1,6	0,50	3,20	0,008
Schwindel	1,2	0,85	1,41	
Finger-Zittern	1,3	0,71	1,83	
Schlaflosigkeit	1,1	0,90	1,22	
Neurosen	1,3	0,76	1,71	

Nach Lilienfeld und Goldsmith (Cherry, 2000)

Bluttests zeigten in den weißen Blutzellen signifikante chromosomale Veränderungen. Zudem kamen Kinder mit angeborenen Störungen zur Welt.

Abb. 49

Angeborene Fehlbildungen von Kindern nach der 1. Moskau-Tour der Eltern

	Moskau-	Vergleichs-Gruppe	RR	Anzahl der Kinder
	SMBR	SMBR		
Leukaemie und Krebs	1,2	0,84	1,43	1
Blut-Krankheiten	1,7	0,42	4,05	7
Psych. u.neurolog.Strg.	1,8	0,36	5,0	8
Verhaltens-Probleme	1,4	0,68	2,06	7
Chronische Krankheiten	1,1	0,88	1,25	7

Nach Lilienfeld und Goldsmith (Cherry, 2000)

Ein Überblick über Krebssterblichkeit ist in der Tabelle 50 zusammengefasst. Trotz geringer Fallzahlen und schwacher Exposition in den Jahren des Moskauaufenthaltes und dem Auftreten der Erkrankung zeigt sich trotz allem eine signifikant erhöhte Sterblichkeitsrate aufgrund von Krebs. Ferner wiesen Lilienfeld und andere auf eine signifikante Vermehrung der Chromosomenveränderung und auf eine erhöhte Krebsrate hin. Dies bestätigte sich durch Tierexperimente. So fanden Repacholi (s.u.) (1997) und Chou u.a. (1992) bei hochfrequenz- und mobilfunkbestrahlten Mäusen unter chronischer Exposition eine deutlich vermehrte Krebsrate. Repacholi ermittelte in seiner Studie eine 2,4 fache Steigerung!

Abb. 50

Krebs-Sterbe-Rate

Männl. Angestellte	Moskau-Gruppe	Vergleichs-Gruppe	RR
Hautkrebs,	1,5	0,69	2,17
gutart. Tumore	1,4	0,75	1,87

Weibl. Angestellte

	Moskau-Gruppe	Vergleichs-Gruppe	RR
Maligne Tumore (außer Hauttu.)	1,7	0,63	2,86 (p=0,06)

Erwachsene Angehörige

Überlebende	Tatsächl. Fälle	Erwart. Fälle	SMR	(95% CI)
Alle Malignen Tumore	5	1,5	3,3	(1,1-7,7)
Maligne Magendarmtumore	1	0,26	3,8	(0,1-21,2)
Organ-Krebs, Pankreas-Krebs	1	0,03	33,3	(0,8-185)
Brust und Ovarial-Krebs	1	0,4	2,5	(0,1-13,9)
Multiple Myelome			3,0	
			1,5	
Arteriosklerotische Herz-Krankheit	2	0,59	3,4	(0,4-12,3)
Verstorbene	7	3 0,1	2,3	(0,9-4,7)
Alle Malignome	2	0,44	20,0	(2,4-72,2)
Gehirn-Tumore und Lungenkrebs	1		2,3	(0,4-93)
Alle Unfälle	4	1	4,0	(1,1-10,2)

	Obs.	Exp	SMR	(95%CI)
Selbstmord	1	0,36	2,8	0,1-15,6)

Überlebende Kinder

Alle Malignome	2	0,5	3,8	(0,5-13,7)
Leukämie	1	0,2	5,3	(0,1-29,5)
Selbstmord	1	0,29	3,4	(0,0-1,6)

Verstorbene Kinder

All Malignome Neopl	2	0,83	2,4	(0,3-8,7)
Leukämie	1	0,3	3,4	(0,1-18,9)
Selbstmord	1	0,3	3,3	(0,1-18,4)

Nach Lilienfeld und Goldsmith (Cherry, 2000)

Wie Cherry (2000) ausführt, wurden hauptsächlich Gehirntumore, Leukämie und bösartige Erkrankungen der Sexualorgane (Ovarial-, Brust-, Uterus-karzinome und andere) beobachtet. Die Lilienfeld-Studie unterstreicht wie die Korea-Krieg-Studie, dass außerordentlich niedrige chronische Mikrowellenexpositionen mit signifikanter Erhöhung von Erkrankungen aller Organe und der damit verbundenen Sterblichkeit einhergehen können. Die mögliche Erkrankung letztlich aller Organe geht Hand in Hand mit einer generellen, über den ganzen Körper verstreuten Zellschädigung unseres Erbgutes. Diese Veränderungen aber sind zumeist auf die ebenfalls zu erwartende Melatoninverminderung zurückzuführen.

22b. Die Korea-Krieg-Studie von Robinette (1980)

Als „zweite frühe amerikanische Studie über die Gesundheitsstörungen von Radarstrahlen" ging die Korea-Krieg-Studie von Prof. Robinette in die Geschichte der Hochfrequenz-Literatur ein. Und beinahe hätte auch sie dies wie die Studie von Lilienfeld als Mogelpackung getan- wenn, ja, wenn nicht Prof. Goldsmith gewesen wäre und die Fahne der medizinischen Ethik und wissenschaftlichen Redlichkeit in der Epidemiologie hochgehalten hätte.
Denn wie bei der Lilienfeld-Studie wurde Verdunkelungstaktik durch Vertuschung und Tarnung der Gefährlichkeit von Radarwellen praktiziert und dies durch einen einfachen Trick: in der Robinette-Studie war, wie Prof. Goldsmith bemängelte, eine durch Radar hochexponierte Gruppe mit hohem Malignomaufkommen mit einer niedrigexponierten Gruppe mit niedrigem Malignomaufkommen zusammengeworfen worden, um auf diese Weise die Ergebnisse der Krebsgefährdung zu verwässern (Goldsmith J. R., 1995).

Erst die epidemiologisch exakte Auswertung des Robinettematerials, wie sie Prof. Goldsmith wissenschaftlich von keiner Seite widersprochen vornahm, ließ das erhebliche Gefährdungspotential durch Radarwellen erkennen.
Das von Robinette und Kollegen untersuchte Kollektiv waren nicht weniger als 40.000 Militärangehörige der US-Marine. Als Matrosen, Soldaten und Techniker nahmen sie, unterschiedlich radarexponiert, auf Kriegsschiffen am Korea-Krieg 1950 teil. Aufgrund ihrer Funktion lassen sie sich entsprechend der Höhe und dem Ausmaß der Radarexposition in drei Gruppen einteilen:

- die elektronischen Techniker (ET) mit der niedrigsten Radarexposition

- die Feuer-Kontroll-Techniker (FT) mit einer mäßigen Radarexposition

- die Flugelektronik-Techniker (AT) mit der höchsten Radarexposition.

In die Studie gingen die Gesundheits- und Krankheitsraten sowie die Ursachen der Todesfälle der oben genannten epidemiologisch enorm großen Personengruppe ein. Dieses Material stand auch Prof. Goldsmith für seine retrospektiven, zeitlich zurückblickenden statistischen Erhebungen zur Verfügung. Nachfolgende zeigt eine Gegenüberstellung der hochexponierten AT-Gruppe („High exposure") im Vergleich zu einer mittleren, „mäßig" exponierten FT-Gruppe und dann zur dritten niedrigexponierten ET-Gruppe.
Dabei zeigt sich, dass die hochbelasteten Flugelektronik-Techniker (AT) die höchste Sterblichkeitsrate durch Malignome der Haut, des zentralen Nervensystems und der Blutbildung aufwiesen. Generell war eine signifikante Steigerung der gesamten Sterblichkeit durch Karzinomerkrankungen, durch Gehirntumore sowie durch Magen-Darm-Erkrankungen, ja sogar durch Unfälle zu verzeichnen.

Abb. 51

Table 1 Sterblichkeit pro 1000 und Risiko-Verhältnis (AT/ET) als Indikator der hohen Exposition gegenüber der niedrigen Exposition (ET)

Todesursache	Exposure Low	Exposure High	Risk Ratio	95 % CI
Aller Todesfälle	33,7	60,5	1,79	1,52-2,12
Unfälle mit Todesfolge	13,5	29,6	2,20	1,72 -2,82
Tödliche Verkehrsunfälle	6,3	6,1	0,97	0,60- 1,59
Selbstmord, Mord, Trauma	4,4	6,1	1,38	0,83 - 2,29
Selbstmord	3,4	2,7	0,80	0,39- 1,63
Alle Krankheiten	15,2	23,5	1,55	1,19- 2,01
Maligne Tumore	5,0	8,2	1,66	1,06- 2,60
Verdauungsorg. und Peritoneum	1,1	1,2	1,07	0,35- 3,21
Atemtrakt	1,2	2,1	1,75	0,72 - 4,25
Auge,Hirn, ZNS (FT/ET)	0,4	0,9	2,40	0,57- 10,03
Haut	0,2	0,6	2,66	0,45- 15,94
Lymphsyst. und Blutbildung	1,4	3,1	2,22	1,02 - 4,81
Kreislauferkrankungen	7,6	9,5	1,24	0,83 - 1,85
Magen-Darm-Erkrankungen	0,8	2,7	3,27	1,35- 7,89
Andere Krankheiten	1,6	2,7	1,71	0,78- 3,74

Abb. 52

MORTALITY 1950-1974 OF NAVAL KOREAN WAR VETERANS ACCORDING TO RADAR EXPOSURE

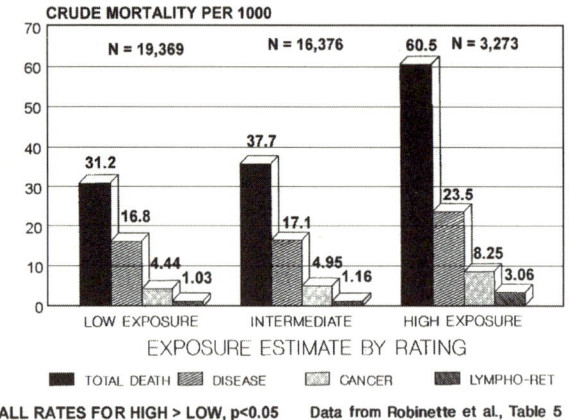

ALL RATES FOR HIGH > LOW, p<0.05   Data from Robinette et al., Table 5

In der Abbildung 52 werden, von links nach rechts in aufsteigendem Sinne, die verschiedenen radarexponierten Gruppen hinsichtlich ihrer Gesamtmortalität sowie ihrer Mortalität an „Allgemeinerkrankungen", Ihrer Mortalität an Karzinomen und ihrer Mortalität an Leukämie miteinander verglichen. Dabei zeigt sich unübersehbar, dass die Sterblichkeit mit zunehmender Radarexposition in jeder Beziehung deutlich ansteigt, ob es sich nun um die Gesamtsterblichkeit, um die Sterblichkeit an Allgemeinerkrankungen, an Krebs oder an Leukämie handelt (Robinette / Goldsmith, nach Cherry, 2000).

Hier lag in Sachen Wissenschaftsschwindelei der Hase im Pfeffer: nur die berufliche Aufteilung ermöglichte es nachträglich, auf die Höhe der exponierten Personen Rückschlüsse zu ziehen. Teile der am höchsten belasteten AT-Gruppe, und zwar jene, die in der Gerätereparatur arbeiteten, wurden statistisch zu einer niedrigbelasteten Arbeitsgruppe ohne Reparaturaufgaben und demnach ohne hohe Exposition dazugeschlagen. Wenn man diese Gruppen trennt und auch das normale Radarpersonal („Radarman" RM) und das

„Radiopersonal" („Radioman" RD) als niedrigexponierte Gruppe zusammen-fasst und die FT-Gruppe (Fire control technicians) von der niedrigbelasteten ET-Gruppe (Electronic technicians) trennt, dann kommt man zu folgender Staffelung, die eine eindeutige Dosiswirkungsrelation sowohl der totalen Sterblichkeit als auch der Mortalität an Allgemeinerkrankungen an Krebs und Leukämie widerspiegelt. Erwähnenswert dabei ist auch, dass bei der mittel- und starkbelasteten Gruppe ein signifikant höheres Aufkommen von Herz-Kreislauf-Krankheiten in Form von Herzkranzgefäßverengung/ Angina pectoris, Schlaganfall, Hochdruck sowie von psychophysischen Problemen und von Krebserkrankungen existierte.

Unhaltbar jedenfalls erscheint die Aussage, dass in dieser Studie keinerlei Hinweise für vermehrtes Krankheitsaufkommen durch Radarexposition fest-zustellen wäre. Insofern lieferte diese Statistik mit ihren Ergebnissen auch das Hauptargument, mit dem Prof. Goldsmith im Jahre 1995 den neuseeländischen Umweltausschuss zur Annahme wesentlich niedriger Immissionswerte bewegen konnte.
Primärstudie: Robinette C. D., Silverman C. und Jablon, S., 1980: „Effects upon health of occupational exposure to microwave radiation (radar)" American Jour. of Epidemiol. 112 (1), Seite 39-53, 1980).

22c. Brisantes in Sachen Haut aus Schweden: Hautmelanome durch Hochfrequenzen

Unsere nächste Nachricht kommt aus Schweden: Prof. O. Johansson vom Karolinska-Institut veröffentlichte 2002 eine epidemiologische Untersuchung mit dem Ergebnis:

- Hautkrebs findet sich im Umkreis von Radio- und Fernsehsendern deutlich vermehrt (zitiert nach Maes, 2005), selbst Leistungsflussdichten von 3 nW/ cm^2 könnten nicht als sicher angesehen werden.
Johansson und Mitarbeiter fanden

- eindeutige Zusammenhänge zwischen Sendeanlagen und Melanomen und sehen hierin die Hauptursache für das explosive Ansteigen von Haut-melanomen seit 1955. „Dieser Anstieg steht in Beziehung zur Ausbreitung von hochleistungsfähigen Fernsehsendern."

Die Auswertung von Studien aus Schweden, Dänemark, Norwegen und den USA bestätigen die Beobachtung von Frau Dr. Helen Dolk (1997) aus Großbri-tannien. Ging man bisher davon aus, dass nur intensives UV-Licht durch Sonnenbaden und Sonnenstudios, evtl. in Kombination mit hautreizenden Chemikalien den „schwarzen Hautkrebs" verursachen könne, ist man sich jetzt sicher, dass auch elektromagnetische Felder ein erhebliches Risiko darstellen und das bereits bei derartig niedrigen Leistungsflussdichten von 3 nW/cm^2, die man in weitem Umkreis um Radio- und Fernsehstationen fin-det. Die schwedischen Forscher weisen zudem auf die Antennenwirkung des

Körpers und auf die Wellenlänge der ausgestrahlten Hochfrequenzen hin: UKW-Signale verfügen über eine Wellenlänge von ein bis zwei Metern (300 bis 150 MHz), entsprechen also der Größe eines Kinder- oder Erwachsenenkörpers. Die Aufnahmefähigkeit sei besonders nachts bei horizontaler Lage im Bett gegeben, weil die polarisierte Welle beim horizontal liegenden Menschen optimal einwirken könne (zitiert nach Maes, 2005). Im Licht dieser neueren Ergebnisse des Karolinska-Instituts erscheint ein nachträgliches Einfügen des Melanomaufkommens rund um die Mobilfunksender in Naila ein Gebot der Stunde. Auch wenn UV-Licht die Melanombildung fördert, waren natürlich auch für die Kontrollgruppe hinsichtlich der UV-Belastung identische Bedingungen gegeben. Somit wäre die vermehrte HF-Exposition als wichtiger krebsfördernder Faktor beim Melanom als Hautkrebs festzuhalten.

22d. Die Hardell-Studie 2000, oder: Bürger, wenn Du zum Handy greifst …

Wurde bei den bisherigen epidemiologischen Studien rund um Sendeanlagen – von Naila bis Sydney, von Sutton-Coldfield bis San Francisco, von Vatikan bis Hawaii – die Auswirkungen hochfrequenter Dauerbelastung durch Sendemasten untersucht, wie sie dem Bürger heute millionenfach und weltweit zwangsweise zugemutet werden, unabhängig, ob er selber Mobilfunk nutzt oder nicht, so haben wir bei der Studie von Prof. Lennard Hardell aus Schweden ein ganz anderes Expositionsmuster vor uns. Denn war der Anrainer eines Sendemastens letztlich ein passives, mit niedriger Strahlendosis gequältes Daueropfer, so setzt sich der aktive Handynutzer freiwillig gewaltigen kurzzeitigen Spitzenexpositionen aus. Und während Anrainer von Sendeanlagen zumeist eine niedrigdosierte Ganzkörperbelastung erfahren, belastet der Handynutzer kurzfristig, doch maximal sein Gehirn.

Vielleicht will uns aus der Sicht der dauergestressten Sendeanlagengeschädigten gelegentlich der Handynutzer als der eigentliche Täter erscheinen, der durch seinen Handygebrauch jene gigantische Infrastruktur von zigtausenden von Antennenmasten am Laufen und am Strahlen hält. Doch wurde nicht auch er durch die Betreiber, die Werbung und durch die Sorglosigkeit des Staates hinsichtlich der Gesundheitsgefährdung hinters Licht geführt? Die Hirntumor-Studie von Hardell zeigt: der Handynutzer ist der getäuschte Bürger, der unkritisch an seiner „eigenen Technologie" erkrankt. Er ist selbst sein allererstes Opfer, ist tragischer Täter und Opfer in einem.

(Hardell L., Nasman A., Paulson A., Acquits A. unter dem Titel: „Case control study on radiology work, medical x-ray investigation and use of cellular telephones as risk factors for brain tumors", Dep. of Oncology, Orebro Medical Center, SE-701 85 Orebro Sweden, im Mai 2000).

Im Mai 2000 erschien in Schweden eine Studie, die mit Recht international Aufsehen erregte: im Krebsforschungszentrum Orebro nahe Uppsala veröffentlichen Prof. Hardell und andere eine Untersuchung von 209 Gehirntumorfällen im Hinblick auf kanzerogene Faktoren wie medizinische Röntgenexposition, chemische Exposition sowie den Mobilfunkeinfluss durch Handys in Bezug auf die Seite des Ohrs, an welchem normalerweise telefoniert wird, also in Bezug auf die Seite der durch das Handy zumeist exponierten Gehirnregion.

Wie Hardell betont, wurde an der sogenannten „ipsilateralen Seite", also der Seite, an dessen Ohr gewöhnlich mit dem Handy telefoniert wird, ein erhöhtes Risiko für Gehirntumore gefunden, verständlich, da die anatomische Region der Schläfe, des Schläfenscheitelbereiches und des Hinterkopfes hinter dem Ohr der höchsten Exposition ausgesetzt ist. Bereits 1999 hatte das gleiche medizinische Forscherteam mit Prof. Hansson Mild die Studie „Use of cellular telephones and the risk for brain tumors, a case-control study, Int. J. oncol. 1999, 15, Seite 113-116 diesbezügliches veröffentlicht.

Selber durch diese Fallstudie auf die Gleichseitigkeit von Hirntumoren der Schläfenregion und der Seite des gewohnheitsmäßigen Handygebrauchs aufmerksam gemacht, interviewten Hardell und Mitarbeiter systematisch Gehirntumorpatienten mittels Fragebögen, wobei die „Telefonseite" mit der „Tumorseite" verglichen wurde. Die gesamten Patientendaten wurden einer Multivarianzanalyse unterworfen, welche alle tumorauslösenden Fakten berücksichtigt. In die Studie aufgenommen wurden ausschließlich überlebende Gehirntumorpatienten der Regionen Uppsala/Orebro der Jahre 1994 bis 1996 und Stockholm der Jahre 1995 bis 1996. Aufgrund einer Anfrage der WHO 1997 und dem Vorschlag, die Studie in eine groß angelegte Gesamtrisikostudie gut- und bösartiger Hirntumore einzubeziehen, wurden auch gutartige Gehirntumore des Jahres 1996 ins Fallkollektiv mit einbezogen.

Ergebnis: untersucht wurden 209 Gehirntumorfälle (Kontrollkollektiv 425 Personen). 136 Patienten hatten einen malignen, 62 Patienten einen gutartigen Tumor. Die Fragestellung hinsichtlich der Seitenverteilung von Gehirntumoren und seitenbetonter Handynutzung konnte anhand von 198 Fällen analysiert werden. Dabei zeigte sich, dass eine Seitenübereinstimmung ausschließlich für Gehirntumoren des Schläfenbereiches sowie des Hinterhauptbereiches bestand. Aufgrund von Berechnungen wurde ein 2,42-faches Gehirntumorrisiko von Handynutzern gegenüber nicht mobilfunkexponierten Personen errechnet. Hingewiesen sei darauf, dass es sich bei den schwedischen handynutzenden Hirntumorpatienten um Analog-Telefonierer handelte. Für digitale GSM-Opfer ist die derzeitige Laufzeit („Latenzzeit") noch zu kurz.

22e. Das Augenmelanom

Doch es gibt noch weitere Pfeile im Köcher der Selbstbeschädigung des Handynutzers. Wie aus der Entwicklungsgeschichte bekannt ist, sind wesentliche Teile unseres Auges als Ausstülpung unseres Gehirns zu verstehen, umgewandelt zu einer optischen Vorrichtung zum Kontrakt mit der Außenwelt.

Es wird daher nicht verwundern, wenn auch Augentumore im Rahmen der Gehirntumore abgehandelt werden. Zudem darf nicht vergessen werden, dass zumindest unsere gleichseitigen Augen durch den Handygebrauch stark strahlenbelastet werden, ein Umstand, der sich ja in Fällen von grauem Star, einer Linsentrübung, selbst bei Kindern aufgrund der Ausflockungsvorgänge von Eiweißsubstanzen in unserer Linse dokumentiert (Katalyse). Ebenso wie beim Innenohr besteht dabei das Problem, dass unsere Augen kaum thermoregulieren, sprich zugeführte Wärme schlecht ableiten können.

Im Jahre 2001 traten denn auch die Dres. Stang, Anastassiou, Ahrens, Bromen und Bornfeld aus der Arbeitsgruppe um Prof. Jöckl vom Institut für Biometrie, Informatik und Epidemiologie der Universität Essen an die Öffentlichkeit: in einer Studie mit 118 Krebspatienten mit Augenmelanomen (Kontrollgruppe 475 Patienten) hatten sie eine Verdreifachung bei Strahlenexposition an Hochfrequenz-Radiosendeanlagen und ein vierfaches Risiko bei Exposition in Bezug auf Mobilfunktelefone festgestellt. Diese Tumore waren zu 98% im Augenhintergrund an der Aderhaut, welche die Sehstäbchen und Zäpfchen trägt und unser eigentliches Lichtempfangsgerät darstellt, aufgetreten. Nur ganz vereinzelte 1% waren an der Iris in Erscheinung getreten.

So bedauerlich diese Fälle sind, so schließen sie doch für den wissenschaftlich Interessierten einen interessanten Bogen zwischen Gehirntumoren und den Melanom-Hauttumoren, deren vermehrtes Auftreten von der Forschungsgruppe des Karolinska-Instituts um Prof. Johansson bereits bei einer Dauerbelastung von 3 nW/cm^2 beobachtet wurden und deren explosive Ausbreitung durch epidemiologische Studien (Dr. Dolk) mit der rasanten Ausbreitung des Radio-, TV-, Radar- und Mobilfunknetzes einherging. Anbei der Originalartikel:

Stang A., Anastassiou G., Ahrens W., Bromen K., Bornfeld N. und Jöckl K. H., 2001: „The possible role of radiofrequency radiation in the development of uveal melanoma". In Epidemiologie jan. 2001 vol. 12, Nr. 1.

Und noch ein Pfeil der Selbstverstümmelung des Handynutzers sei genannt, der jetzt aber nicht ins Auge trifft, sondern ins Ohr. Und wieder kommt die Schreckensnachricht aus dem schwedischen Karolinska-Institut, eine der bedeutendsten wissenschaftlichen Einrichtungen Europas im klinischen und biomedizinischen Forschungsbereich. Nutzer von analogen Mobilfunktelefonen erkrankten viermal häufiger als Nicht-Mobiltelefonierer an einem „Akustikusneurinom". Dies ist das Ergebnis einer Langzeitstudie des Karolinska-Instituts, wobei aufgrund des viel jüngeren Datums des digitalen

Mobilfunks heute vor allem die „analogen" Gehirntumore in Erscheinung treten. Dass auch das Mittelohr in Mitleidenschaft gezogen wird (siehe schlechte Wärmeregulation) und mit dem häufigen Symptom des Tinnitus (Ohrgeräusche) einhergeht, wurde bereits ausgeführt. Die vorliegende epidemiologische Untersuchung bezieht sich auf das Akustikusneurinom als einer „gutartigen", also nicht krebsig entarteten Geschwulst, die sich an Hör- und Gleichgewichtsnerven bilden kann. Der Tumor drückt zunehmend auf den Gehörnerv, wodurch es neben Schwindelgefühlen und massivsten Kopfschmerzen zu einer zunehmenden Verminderung des Hörvermögens kommt.

Akustikusneurinome wachsen für gewöhnlich langsam über einen Zeitraum von mehreren Jahren, und auch hier, wie bei der Hardell'schen Gehirntumorstudie, traten sie stets an der Kopfseite auf, an welche das Handy gehalten wurde. Dabei verdrängen sie das umgebende Gewebe und zerstören die Knochen. Ohne die Neurochirurgie würden solche Tumore natürlich letztlich tödlich verlaufen.

Weiteres interessantes Detail: während maligne Gehirntumore im Schläfenbereich nur auf der gleichen Seite des Handygebrauchs (zweifach so häufig) auftraten, wurde für die Seite des Handygebrauchs ein vierfaches Akustikusneurinomrisiko, doch auch für die andere Kopfseite ein zweifaches Neurinomrisiko festgestellt.
Auf die Opfer des digitalen Mobilfunks müssen wir noch warten. Es steht jedoch zu befürchten, dass die traurigen Ergebnisse identisch sind.

22f. Mausefalle für Mobilfunk, oder: die Mäusestudie des Dr. Repacholi

Zu einem gründlich alarmierenden Ergebnis kam mittels seines Tierversuches auch der ehemalige ICNIRP Chairman Dr. Michael Repacholi aus Australien. Die Telstra (australische Telekom) hatte diesen Tierversuch in Auftrag gegeben und Dr. Repacholi war fest überzeugt, in keiner Weise fündig zu werden. Um ganz sicher zu gehen und einem etwaigen Krebsgeschehen unter Mobilfunkexposition die Chance zu geben, sich „im Zeitraffersystem" zu entwickeln, wählten Dr. Repacholi und seine Mitarbeiter vom Royal Adelaide Hospital sogenannte „transgene" Mäuse, bei denen sich Krebs leichter entwickelt, weil ein Krebsunterdrückungs-Gen aus dem Erbgut der Tiere entfernt worden war. Für den Versuch wurden 100 weibliche jungfräuliche „Eµ-Pim 1-Mäuse" gewählt und für 18 Monate der Handystrahlung eines D-Netzes (900 MHz, Taktung 217 Hz) zweimal täglich für eine halbe Stunde ausgesetzt.

Repacholi in der TAZ am 07. Mai 1997: „Unser Modell ist das bisher beste, um etwas über den Zusammenhang von Mobilfunkwellen und Krebs auszusagen. Wir haben im Doppelblindversuch 100 Mäuse bestrahlt, sie entwickelten im Vergleich zur unbestrahlten Gruppe von ebenfalls 100 Mäusen 2,4-mal so häufig Krebs."

Und die TAZ resümiert: „Mit einem plausiblen Modell wollten die Forscher jeden Krebsverdacht ausschließen. Es wird der Mobilfunklobby sehr schwer fallen, das Ergebnis klein zu reden."

Damit Fehlerquellen durch unterschiedliche Behandlung und Pflege der Mäusestämme von vornherein entfielen, wurden zwei identische Räumlichkeiten von 2,6 Metern Länge, 2,2 Metern Breite und 2,45 Metern Höhe gewählt und in jedem dieser Räume 100 transgene Mäuse für 1 ½ Jahre untergebracht. Auch der unbestrahlte Raum hatte eine Senderattrappe, so dass die Pfleger nicht wussten, in welchem Raum die Mäuse bestrahlt wurden und in welchem nicht. Die durchschnittliche Exposition wird von Dr. Repacholi und Kollegen mit einem SAR von 0,13 bis 1,4 W/kg angegeben. Er wählte also handyübliche Intensitäten, wie sie zum Teil noch höher auf den Kopf eines Handynutzers einwirken.

Das Ergebnis war sowohl für die Forscher als auch für die Auftraggeber mehr als ernüchternd, zeigte sich doch, dass in der exponierten Gruppe beinahe doppelt so viele Mäuse an bösartigen Lymphomen erkrankt waren - es waren 43 - während es bei der Kontrollgruppe nur 22 waren. Da das Malignomaufkommen bei den exponierten Mäusen zudem im Durchschnitt früher als bei der nichtexponierten Gruppe stattfand, errechnete sich eine 2,42-fache Vermehrung des Tumoraufkommens im Vergleich zu der nichtexponierten Gruppe. Dieses Ergebnis war wissenschaftlich signifikant.

Die Verwirrung der Mobilfunkbefürworter und Betreiber kann man sich denken. Hatte der australische Kommunikationsminister Richard Alston noch im April 1997 Prof. Cherry öffentlich als „Scharlatan und Schlangenölverkäufer" beschimpft, so hatte ihm dieses Ergebnis wenig später im wahrsten Sinne des Wortes die Sprache verschlagen. Und das BfS ließ sich zu der öffentlichen Aussage hinreißen, die wegen seiner unverantwortlichen Entwarnung eigentlich strafrechtliche Würdigung verdient: „Das Experiment," so E. Viehl, „wäre nicht auf den Menschen übertragbar und hätte daher auch keine Bedeutung für die Grenzwertediskussion."

Dazu der Pharmakologe und Toxikologe Prof. Dr. W. Löscher von der Tierärztlichen Hochschule Hannover: „So eine Aussage ist unwissenschaftlich, denn die Risikobewertung neuer Produkte beruht immer auf Tierexperimenten. Keine Firma der Welt entwickelt Arzneimittel, die bei Versuchstieren Krebs auslösen und sagt dann wie die Handyhersteller, das werde bei Menschen schon nicht auftreten."

Oder war die Studie, deren Veröffentlichung die Fachzeitschriften „Nature" und „Science" abgelehnt hatten, um keine Panik in der Bevölkerung auszulösen, durchgeführt worden, um, wie Prof. Cherry scherzhaft kommentiert, nachzuweisen, dass „Mäuse nicht mit Handys telefonieren sollten?"

22g. Null-Ergebnis gefällig?
Die „Anti-Repacholi"-Studie Utteridge et al.

Keine Frage, die Repacholi-Arbeit mit einem derartig eindeutigem Nachweis der Krebsgefährdung durch Mobilfunk, noch dazu durchgeführt von einem sonst so bedingungslosen Mobilfunkbefürworter wie dem früheren ICNIRP-Chef Dr. Repacholi, war der Mobilfunkindustrie ein absoluter Dorn im Auge. Es musste also nach bekannter Strategie eine Nullstudie her, wie das ähnlich bei der so plakativen Lund-Studie oder den so eindeutigen EEG-Ergebnissen des Dr. v. Klitzing der Fall war. Hauptsache „Entwarnung" schien die Devise, und diese fand sich durch eine Studie von Utteridge T. D., Gebski V., Finnie J. W. Vernon-Robert B., Kuchel T. R., 2002: „Long-turn-exposure on Eµ-Pim 1 transgenic mice to 898,4 MHz microwaves does not increase lymphoma incidence. Radiation Research Vol 158, Seite 357-364.
Und richtig: auch in diesem Fall wurde, wie Dr. H. P. Neitzke vom ECOLOG-Institut im Jahre 2002 im Internet ausführt, von interessierten Kreisen schon Wochen vor der Veröffentlichung der Ergebnisse von Utteridge u.a. eine Entwarnungskampagne gestartet. Dies hatte sich aber nach dem Erscheinen und der Lektüre der Studie als absolut verfrüht herausgestellt. Dazu Dr. Neitzke: „Die Untersuchung von Utteridge weicht nicht nur in der Methodik deutlich von der Repacholi-Arbeit ab, die Veröffentlichung weist zudem erhebliche Mängel auf, Mängel die erstaunen."

So war bei der Arbeit von Repacholi kritisiert worden, dass er mit transgenen Mäusen arbeitete, die eine genetisch bedingte Neigung für Lymphdrüsenkrebs aufwiesen. Utteridge und Kollegen verwandten angeblich den gleichen Mäusestamm, allerdings mit offenkundigen Unterschieden. Während innerhalb eines Zeitraumes von 18 Monaten 22% der Kontrollmäuse in der Repacholi-Studie an Lymphomen erkrankten, waren es bei Utteridge 74%. Dass in einem solchen Fall

a) nicht von einer identischen Mäusepopulation gesprochen werden kann und es

b) bei einer so hohen Erkrankungsrate der unbestrahlten Gruppe schlicht unmöglich ist, überhaupt eine Zunahme der Erkrankungsrate durch die „Befeldung", also durch die Exposition nachzuweisen, liegt auf der Hand.

Ähnlich krasse Diskrepanzen finden sich auch bei der Expositionsanordnung und der Dosimetrie: konnten sich im Repacholi-Experiment die Tiere in ihrem Käfig auch während der Exposition frei bewegen, was natürlich zu einer Variation der SAR-Werte und einer Verminderung der aufgenommenen Leistungsflussdichte führt, so wurden die Tiere von Utteridge et al. ähnlich wie bei der Gegenstudie zu den Lund-Ergebnissen durch Tsurita und andere in enge Plastikröhrchen geklemmt und jeweils 40 dieser Röhren kreisförmig um die Sendeantenne angeordnet. Wie Neitzke ausführt, ist aus Experimenten an Ratten bekannt, dass die Fixierung in solchen Röhren bei den Tieren Stress auslöst (siehe z.B. Stagg u.a., 2001) und dass die Folgen dieses Stresses, auch im Hinblick auf die Kanzerogenese, die Auswirkungen anderer Faktoren überdecken kann.

Wäre dies vielleicht, so unsere Erwägung, die Ursache für das enorme Malignomaufkommen auch der Kontrollgruppe, weil natürlich nicht nur die exponierten, sondern auch die nichtexponierten Tiere in solche Röhren gequetscht wurden und den gleichen Stress wie die exponierten Tiere erlitten? Wie Neitzke weiter ausführt, hatten Utteridge und Kollegen zwar auch eine Kontrollgruppe mit freilaufenden Mäusen, aber deren Lymphomrate wird verschwiegen und eine Korrektur der Ergebnisse bezüglich des Stresses unterbleibt.

Aber auch bei der Exposition und Dosimetrie zeigten sich erhebliche Unterschiede: war eine identische „Replikation", also eine genaue Wiederholung des Repacholi-Experimentes, in Aussicht gestellt, bestand neben der stressbehafteten Expositionsfixierung des Utteridge-Experimentes noch die Diskrepanz, dass die Tiere nur an fünf Tagen in der Woche für je eine Stunde exponiert wurden. Somit war nicht nur die Verteilung der Bestrahlung (Repacholi zweimal eine halbe Stunde täglich, sieben Tage Woche) unterschiedlich, auch das Ausmaß der Expositionszeit war um 28%, also fast um ein Drittel kürzer. Als ausgesprochen „merkwürdig" moniert Dr. Neitzke weiterhin, dass in einer Abbildung die Entwicklung des Gewichtes der Versuchstiere in einem Zeitraum von 28 Monaten dargestellt wird, obwohl laut eigenen Aussagen nach mehr als 17 Monaten alle Tiere tot waren.

Fazit von Dr. Neitzke: „Angesichts der erheblichen Unterschiede im Versuchsdesign und Versuchsablauf, bei Expositionszeiten und Expositionshöhen, kann die Arbeit von Utteridge u.a. (2002) kaum als Replikation der Arbeit von Repacholi (1997) angesehen werden. Die Arbeit von Utteridge weist zudem so viele Schwächen auf, dass erhebliche Zweifel an der Aussagekraft der Ergebnisse aufkommen. Darüber hinaus drängt sich die Frage auf, welche Gutachter diese Arbeit, trotz ihrer offensichtlichen Defizite auch in der Darstellung, zur Publikation empfohlen haben."

23. Die Grenzwert-Diktatur der ICNIRP, oder: wie ein „Wissenschaftsknirps" die ganze Welt betrügt

Wer immer sich in den letzten Jahren ein wissenschaftlich fundiertes Bild über die Hochfrequenz- und Mobilfunkforschung machen wollte, kann und konnte auf die ausgezeichnete literarische Zusammenfassung des neuseeländischen Umweltforschers und Physikers Prof. Neil Cherry zurückgreifen, der in seiner Arbeit, „Mobilfunkstrahlung als schwerwiegendes Risiko biologischer Systeme und Gesundheit" (2000, aktualisiert 2001) bereits damals einige hundert fundierte universitäre Arbeiten sichtete, die im Tierversuch, in epidemiologischen Studien sowie durch Untersuchungen an Probanden eine eindeutig krankmachende Wirkung und biologische Effekte von Hochfrequenzen im athermischen Bereich unter Beweis stellten. Im Bereich des Mobilfunks zählte Cherry im Jahr 2001 knapp 50 Arbeiten! Diese Arbeit von Prof. Dr. Neil Cherry (2000 und 2001, Lincoln University Canterbury, New Zealand) sind im Internet in englisch und deutsch (Übersetzung Dr. Scheiner) zu finden unter www.drscheiner-muenchen.de. Heute, 2004, liegen zweifellos mehr als 70 stichhaltige mobilfunkspezifische Wissenschaftspublikationen vor.

Wenn sich aber offizielle Stellen, darunter auch Gerichte, permanent auf die Grenzwertsetzung der Strahlenschutzkommission (SSK) berufen, wie sie die 26. BImSchV (Bundesimmissionsschutzverordnung) festlegt und sich dabei sogar zu der Behauptung hinreißen lassen, „bei Unterschreitung der festgelegten Grenzwerte ist festzuhalten, dass eine Beeinträchtigung nicht vorliegen kann", dann müssen wir uns nicht nur fragen, ob hier „nicht sein kann, was nicht sein darf"! Sondern zu fragen ist auch, woher denn unsere Grenzwerte kommen, wie sie die 26. BImSchV (s.o.) definiert. Denn traurig, aber wahr: die Grenzwerte werden derzeit eher wie ein unumstößliches Glaubensbekenntnis denn als wissenschaftlich relativierbare Fakten zelebriert, ohne zu hinterfragen, ob es sich hier um eine biologische und für den Menschen akzeptable oder um eine völlig unannehmbare und, wie wir nachfolgend sehen werden, auch höchst dubios zustande gekommene Festlegung handelt.

Dem bundesdeutschen Gesetzgeber vorgeschlagen wurde die „26. BImSchV" vom Fachgremium der Strahlenschutzkommission SSK. Doch wie hochgelobt in ihrer fachlichen Kompetenz die SSK als ein Organ des Umweltministeriums auch immer ausgegeben werden mag: eigene Forschungsvorhaben führte die SSK bislang nicht durch. Sie beruft sich vielmehr ausschließlich und deckungsgleich auf die Empfehlungen der Internationalen Strahlenschutzkommission ICNIRP, der „International Commission for „Non-Ionizing Radiation Protection", einer sechzehnköpfigen Kommission, die als WHO („World Health Organisation")-Organ, also als eine Unterorganisation der UNO, ausgegeben wurde. Obwohl nun alle staatlichen Instanzen, auch die deutschen, dieses Spiel mitmachten, war dieses „UNO-Mäntelchen" eine Legitimation, die der „ICNIRP" mitnichten zukam.

Es war erneut die Schweizer Bürgerinitiative um den bewährten Hans-Ulrich Jakob, die bereits den so krankheitsträchtigen Kurzwellensender Schwarzenburg zu Fall gebracht hatte, die mit Zähigkeit und eidgenössischem Bürgerwitz Licht in diesen angeblich so hochgestellten Status der ICNIRP brachten. Die Bürgerinitiative um Hans-Ulrich Jakob sammelte für ihr Ansinnen, die lobbyhörigen Technokraten der ICNIRP durch kritische Wissenschaftler zu ersetzen, nicht weniger als 40.000 Unterschriften. Diese dem UNO-Generalsekretär Kofi Annan in New York zuzusenden, gestaltete sich schon äußerst schwierig, denn niemand in der UNO wollte diese 40.000 Petitionsunterschriften in Empfang nehmen und an den Generalsekretär weitergeben. Nachdem man schließlich verzweifelt die Kiste einfach postalisch an Herrn Kofi Annan, UNO-Hauptgebäude, New York gesandt hatte, folgte monatelanges Schweigen.

Erst nach vielfältigem hartnäckigem Nachfragen kam von der WHO in Genf die verlegene Mitteilung, dass es sich bei der ICNIRP keineswegs um eine WHO-Organisation handele, vielmehr wäre die ICNIRP eine NGO (Non-Governmental Organisation), ein eingetragener Verein (e.V.) mit Sitz, man höre und staune: in München.

- Die Grenzwerte für weltweit sechs Milliarden Menschen werden also, das war das erschütternde Faktum dieser Schweizer Recherche, von einem weder demokratisch noch durch die UNO legitimierten, völlig willkürlichen Privatverein mit Sitz in München (!) festgelegt, der seine Mitglieder selber wählt und in dem mobilfunkkritische, mobilfunkneutrale Wissenschaftler nichts zu suchen haben. Alarmierend war zudem die Aussage einer WHO-Broschüre vom Oktober 1999:

- „Keine Normierungsbehörde hat Expositionsrichtlinien mit dem Ziel erlassen, vor langfristigen gesundheitlichen Auswirkungen wie einem möglichem Krebsrisiko zu schützen!"

Frank und frei wird demnach eingestanden, dass bei der Grenzwertsetzung an Gesundheitsschutz gar nicht gedacht war. Wenn aber von einer „Strahlenschutzkommission" die Rede ist, welche der Bundesregierung angeblich gesundheitlich unschädliche Grenzwerte empfiehlt, welche 1:1 von der ICNIRP übernommen wurden, dann sollte diese Selbstauskunft der WHO bezüglich der von ihr protegierten ICNIRP eigentlich jedem politischen Entscheidungsträger die Augen öffnen:

- In die Grenzwertsetzung sind keine Vorsorgeaspekte eingeflossen!

- Diese „Grenzwerte" sind daher nichts anderes als eine „Irreführung der Öffentlichkeit"!

- Sie wurden von einem privatem Club aufgestellt, der sich ohne jede Legitimation als institutionelle Mogelpackung mit fatalen globalen Auswirkungen entlarvt.

Interessant in diesem Zusammenhang: unsere so unheilvoll hohen Grenzwerte wurden in der Kohl-Ära von niemand anderer als der damaligen Bundes-Umweltministerin Frau Angela Merkel abgesegnet und unterschrieben.

Frau Merkel ist Physikerin. Ihrer politischen Karriere hat diese Unterschrift offenbar nicht geschadet!

Vorbildlich und wissenschaftlich auch für jeden Laien nachvollziehbar hat Prof. Cherry in seiner mehr als 100-seitigen, international berühmt gewordenen Wissenschaftsdokumentation der „ICNIRP-Richtlinienkritik" (1999) Licht in die Arbeitsweise der ICNIRP und die gesundheitliche Kompetenz dieser „Richtlinien" gebracht. Kaum wird es uns verwundern, dass die erste deutsche Übersetzung wieder von der so aktiven Bürgerinitiative um Hans-Ulrich Jakob, dankenswerterweise von ihrer Organisatorin Evi Gaigg, stammt, welche den überragenden Wert dieses Wissenschaftsdokumentes mit ihrer Schweizer Bürgerinitiative als Erste erkannte. Als wissenschaftlicher neuseeländischer Regierungsberater hatte Prof. Cherry die von der ICNIRP vorgeschlagenen Grenzwerte bezüglich des Gesundheitsschutzes der Bevölkerung zu überprüfen, für Neuseeland waren „nur" 200.000 nW/cm^2 vorgesehen, es wurden 2.000 nW/cm^2 akzeptiert. Dagegen hat die SSK für Deutschland im D-Netz 470.000 nW/cm^2 und im E-Netz 950.000 nW/cm^2 zugestimmt und festgelegt.

Dabei hatte die ICNIRP jedoch folgende Gesundheitsgefährdungen völlig ignoriert:

ICNIRP-Unterlassungssünde Nr. 1:

Die ICNIRP klammert bei ihrer Wissenschaftsrecherche bedeutende, akademisch voll akzeptierte Wissenschaftszweige wie die Biometeorologie völlig aus. Dabei wäre gerade dieser Wissenschaftsbereich in der Lage (s.o.), Eckdaten von EMF-Intensitäten zu liefern, die weit unter dem so genannten LOAEL („Lowest Observed Adverse Effect Level") aufzufinden sind. Bei gesundheitsfördernden Hochdrucklagen finden wir z.B. 0,27 pW/cm^2 (0,00027 nW/cm^2), während gesundheitsbelastende Tiefdruckfronten mit 2,7 nW/cm^2 Symptome wie Kopfschmerzen, Müdigkeit, Depression und andere vegetative Störungen auslösen, und dies im zutiefst athermischen Bereich, wie jeder Wetterfühlige bestätigen wird.

Wie ausgeführt, wurde durch Isolationsversuche des Max-Planck-Instituts im Deutschland der 70er Jahre in unterirdischen lichtabgeschirmten Bunkerräumen mittels eines Faraday'schen Käfigs auch die elektromagnetische Hintergrundstrahlung von Versuchspersonen abgehalten. Vom Tagesgeschehen völlig isoliert, „desynchronisierte" dadurch ihr Tag-/Nachtrhythmus mit seinen Aktivitäts- und Schlafphasen völlig. Die subjektive „Tageslänge" dehnte sich durch immer längere Aktivitätsphasen bis auf 36 Stunden aus. Ohne die „Zeitgeberfunktion" der „Schumann-Resonanzen", der lebenswichtigen, aber von ihrer Intensität her ultraschwachen elektromagnetischen Hintergrundstrahlung mit einer Leistungsflussdichte von 0,003 pW/cm^2 (pW = Billionstel Watt/cm^2), an welche das menschliche Gehirn mit seinen Gehirnwellen „ankoppelt", leiern diese Tag-/Nachtrhythmen („zirkadiane Rhythmen") aus wie ein altes Gummiband. Durch ein 10 Hz-EMF-Signal von nur 0,87 nW/cm^2 konnte diese Entgleisung des Tag-/Nacht-

rhythmus wiederhergestellt werden. Unzweifelhaft: ein „biologischer Effekt"
in tiefst athermischen Bereichen.

Zur Erinnerung: Schwankungen der Hintergrundstrahlung von 0,003 pW/
cm^2, wie sie durch Sonneneruptionen hervorgerufen werden, führen über
eine Änderung des Melatoninspiegels zu signifikant vermehrten Notfällen
und Klinikeinweisungen, sei dies nun wegen Herzinfarkt, Schlaganfall,
Hochdruckkrisen, Suizid, Verkehrsunfällen, plötzlichem Kindstod oder anderem mehr. Prof. H. König, ehemaliger Ordinarius für Elektrophysik, konnte
nachweisen, dass bereits minimale Leistungsflussdichten von EMF-ELF-Si-
gnalen in sogenannten „Frequenz- und Dosisfenstern" eindeutig nachweisbar zu Änderungen der menschlichen Reaktionszeit führen.

Wenn man weiter bedenkt, dass

- die moderne Raumfahrt auf den biometeorologischen Forschungen
  insbesondere deutscher Wissenschaftpioniere wie Prof. Schumann, König, Wever und anderen fußt, weil

- ohne die ultraschwache Hintergrundstrahlung der Schumann-Resonanzen die Astronauten krank von ihren Weltraummissionen zurückkamen, und
  nur die

- künstliche Zufuhr dieser minimalen EMF-Impulse einen längeren Aufent-
  halt der Astronauten im Weltraum ohne schwerste körperliche Schäden
  überhaupt erst ermöglicht,

- dann erscheint alleine wegen dieser fundamentalen Anwendung biometeor-
  logischer Erkenntnisse im High-Tech-Bereich der Raumfahrt die generelle Leugnung athermischer biologischer EMF-Effekte durch ICNIRP und
  SSK grotesk und restlos unglaubwürdig.

ICNIRP-Unterlassungssünde Nr. 2:

Liest man die „ICNIRP- Guidelines", Grundlage eines 115-seitigen Werkes
der SSK für ihre Grenzwertgebung, dann erstaunt, dass ICNIRP und SSK
darin ganze 20 (zwanzig) Zeilen dem so wichtigen Kapitel des genetischen
Risikos von Hochfrequenzen auf das Erbgut, also der „Gentoxicität", zukommen lassen! Kaum eine halbe Seite wird demnach dem dadurch vermehrten
individuellen Krebsrisiko als auch dem kollektiven genetischen Risiko der
Nachkommenschaft von 6 Milliarden Menschen auf diesem Planeten zuge-
billigt. Dies Risiko aber drücken wir wie einen Stempel jedem noch ungeborenen Leben im Mutterleib als auch allen späteren Generationen durch unseren Mobilfunk- und Mikrowellenkonsums auf, als kindliche Leukämien,
vermehrte Tod- und Fehlgeburten sowie in Form von Erbkrankheiten!

Derartige Hochfrequenz-bedingte Genschäden aber wurden von skandinavischen Forschern bei Physiotherapeutinnen, die mit medizinischen Kurzwel-
len-Diathermiegeräten während ihrer Schwangerschaft arbeiteten, ausführ-
lich beschrieben, so von Kallen B. u.a.(1982), und das mit statistischer Signifikanz!

Die ICNIRP dagegen stellt unzutreffender Weise „keine Signifikanz" fest! In zwei weiteren diesbezüglichen Erhebungen musste die ICNIRP jedoch ein „erhöhtes Risiko an Fehlgeburten und Geburtsfehlern" einräumen , nämlich in den Arbeiten von Larsen u.a. sowie von Quellet-Hellstrom und Stewart (1993). Trotzdem resümieren ICNIRP und SSK in den letzten 4 dieser 20 Zeilen hinsichtlich dieses schicksalsentscheidenden Aspektes der Erbgut- belastung (der „Gentoxicität") beim Menschen:" Trotz der im Allgemeinen negativen Ergebnisse dieser Studien wird es schwierig sein, ohne weitere epidemiologische Daten über stark exponierte Personen und präzisere Expositionermittlung eindeutige Schlüsse über die Reproduktions- gefährdung zu ziehen".

Das aber bedeutet, dass auf Grund menschenverachtender Grenzwerte noch mehr Totgeburten, kindliche Leukämiefälle und Missbildungen auftreten müssen, bis die „Wissenschaft zu eindeutigeren Schlüssen gelangt"!

Bezüglich der „Auswirkung auf die Fortpflanzung" aber ist zu lesen: „Zwei umfangreiche Studien an Frauen , die mit Mikrowellen-Diathermie behan- delt wurden, um Schmerzen der Gebärmutterkontraktionen während der Wehen zu lindern, erbrachten keine Beweise für nachteilige Auswirkungen auf den Fötus". Gemeint sind damit zwei kurze Arbeiten des belgischen Gy- näkologen Daels 1973, 1976.

Gerade diese beiden Beispiele aber zeigen das in höchsten Maß bedenkliche Wissenschaftsverständnis der ICNIRP (und damit auch der SSK) in ihrem Umgang mit der Wahrheit. Handelt es sich bei diesen kurzen Schriften von Daels von 2 und 4 Seiten nicht um zwei „umfangreiche Studien an Frauen" (Originalton ICNIRP), sondern um zwei kleine beschreibende Erläuterungen einer schmerzstillenden HF-Strahlentherapie bei der Geburt. Ebenso wenig konnte es „nachteilige Wirkung auf den Fötus" geben, weil das Geburtsobjekt nicht ein „Fötus" in einem frühen Schwangerschaftsstadium war, sondern ein ausgereiftes Kind im 9. Monat. Spätere „Auswirkungen" der Bestrahlung auf das Kind wurden weder beschrieben noch untersucht. Trotzdem ver- sucht die ICNIRP den Eindruck zu erwecken, Hochfrequenzbestrahlung von ungeborenen Kindern hätte sich in einem frühen Schwangerschaftsstadium bei Föten in „umfangreichen Studien" als unproblematisch erwiesen! Wie soll man solche Täuschungsmanöver im Umgang mit der Wahrheit deu- ten, noch dazu, wenn die Opfer unsere Kinder sind?

ICNIRP-Unterlassungssünde Nr. 3:

Der sog. LOAEL, der niedrigste Strahlenpegel, der nachweislich Krebs aus- löste, wurde von der ICNIRP und der SSK bei der Grenzwertsetzung völlig ignoriert. Epidemiologische Beobachtungen um Hochfrequenzsender wie etwa den Sutra Tower/San Francisco durch Selvin, Hammet und Edison zeigen, dass bei genauer Auswertung kindlicher und jugendlicher Krebsfälle in den umliegenden Wohngebieten um den Turm eine exakte Dosiswirkungsbeziehung vorliegt. Bei nur 50 nW/cm^2 war ein beinahe zweifaches Krebs-risiko ersichtlich (Selvin u.a., Hammet und Edison, 1997).

Aufgrund dieser Erkenntnisse besteht für den Gesetzgeber die Verpflich-tung, wie bei krebsauslösender Chemikalienexposition die zulässige Dosis des Grenzwertes um das zumindest Zehn- bis Einhundertfache zu senken, um einer tatsächlichen Gesundheitsvorsorge für die Bevölkerung gerecht zu werden. Dementsprechend müsste ein Grenzwert von zumindest 5 bis 0,5 nW/cm^2 vonseiten der Strahlenschutzkommission empfohlen werden, wenn man die Sicherheitsstandards krebsauslösender Chemikalien auch auf die EMF-Hochfrequenzen übertragen würde. Doch auch diese Reduktion würde nicht genügen: Prof. Olle Johansson vom Karolinska-Institut/Stockholm hat von vermehrtem Aufkommen von Melanomen rund um Sendemasten bei bereits 3 nW/cm^2 epidemiologisch berichtet. Die Grenzwerte wären gemäß der von staatlichen Institutionen üblicherweise im Bereich der Umweltchemie praktizierten Richtlinien demnach unter 1 nW/cm^2 auf 0,3nW/cm^2 bis 0,03nW/cm^2 zu senken!

ICNIRP-Unterlassungssünde Nr. 4:

Krasse Fehlinterpretationen zeigen ICNIRP und SSK auch bei der generellen Bewertung des Krebsrisikos. Obwohl der ehemalige Chairman der ICNIRP Dr. M. Repacholi (1997) in seinem vielbeachteten Tierversuch ein 2,4-faches Auftreten bei mobilfunkbestrahlten transgenen Mäusen festgestellt hatte, überging die ICNIRP diese sowie weitere 10 das karzinogene Risiko bewei-sende Tierversuche völlig.

Im Arzneimittelbereich wird der Tierversuch ja zum Nachweis der Unschäd-lichkeit eines Produkts zwingend gefordert. Beim Vorliegen einer Krebs-gefährdung im Tierversuch, wie sie beim Mobilfunk vorliegt, würde das Pro-dukt, etwa ein Medikament, zwingend vom Markt genommen! Nach vorherr-schender wissenschaftlicher Logik in der Medizin wäre alleine durch die Ergebnisse des Dr. Repacholi ein erhebliches Krebsrisiko und eine schwer-wiegende Gesundheitsgefährdung erwiesen. Der nächste Schritt politischer Entscheidungsträger müsste demnach zumindest drastische Grenzwert-senkung sein, da sich ihre unablässig beschworene „Unbedenklichkeit" ja auch im Fall der Tierversuche längst schon ad absurdum führte!

Weiterhin griff die ICNIRP aus einem riesigen internationalen Literaturfundus von weit über hundert kritischen Studien ganze 13 Studien heraus, um diese anschließend unzutreffend zu bewerten und zu kommentieren. So wählt sie als Zeugen der angeblichen Krebsunbedenklichkeit durch Radarstrahlen, also dem Mobilfunk ähnlichen Frequenzen (1-10GHz), die Arbeit von
- Baron und Baraff (1958), die bei einem kleinen Kollektiv durch eine zu kurze Beobachtungszeit von 4-13 Jahren nach der Exposition gekennzeichnet ist, zu kurz, um bei Krebsfällen bereits Signifikanz festzustellen. Diese unbrauch-bare Studie wird jedoch irreführender Weise verwandt, um vermehrtes Auf-treten von Krebs bei Radarexposition in Abrede zu stellen. Dies ist nebenbei eine Position, die heute auch offiziell verlassen wurde, und die Schutz-

behauptung über „fehlenden Nachweis von Gesundheitsgefährdung durch Hochfrequenzen" Lügen straft. (Der Spiegel, 27/2001,SZ 25.4.2001)

In der Folge werden bezüglich Krebsgefährdung durch Hochfrequenzen die Studie von

- Robinette u.a. (1980) zitiert. Zwar zeigt ihre Arbeit durch die Richtigstellungen von Prof. Goldsmith eindeutig signifikante Auswirkungen von Radarstrahlen auf exponierte Soldaten und das Wartungspersonal während des Koreakrieges, trotzdem nimmt die ICNIRP diese Arbeit als Kronzeugen für die Unbedenklichkeit der Radarstrahlen und behauptet, „Auswirkungen auf die Gesundheit wären nicht aufgetreten"!

Ähnliche, den Wahrheitsgehalt auf den Kopf stellende Behauptungen praktiziert die ICNIRP bei der Studie von

- Lilienfeld u.a. 1978, welche ein trauriges Stück kalten Krieges im Zeitraum von 1953 bis 1976 beschreibt, als die US-Botschaft in Moskau durch die Sowjets mit Radar mit einer Durchschnittsstärke von 1000-2000nW/cm² an der Aussenfassade bestrahlt wurde. Das Lilienfeld-Material wurde ebenfalls (siehe oben) von Prof. Goldsmith kritisch gesichtet und zeigte bei 4500 Personen der Botschaftsangehörigen gegenüber einem weniger bestrahlten Vergleichkollektiv von 7500 Angehörigen von Botschaften in anderen Ostblockstaaten ein erschreckend erhöhtes Krebs- und Leukämie-Risiko:

Erwachsenen-Leukämie zeigte sich	2,5-mal häufiger,
Kindliche Leukämie war	3-mal häufiger,
weiblicher Brustkrebs war	4-mal häufiger,
weiblicher Genitalkrebs war	5-mal so häufig,
Hirntumor bei Erwachsenen war	20-mal so häufig!

Obwohl neben vielen anderen Erkrankungen Krebs die häufigste Todesursache war, behauptet die ICNIRP dreist, es hätten sich in der Studie „keine Hinweise für eine erhöhte Mortalität und Morbidität" ergeben. Und nicht genug damit: Ähnlich fahrlässig geht diese so hochgelobte ICNIRP mit der „wissenschaftlichen" Wahrheitsfindung auch mit den übrigen der 13 Studien um, (Siehe dazu die „ICNIRP-Richtlinien-Kritik" von Prof. Dr. Neill Cherry).

- Völlig außer Acht gelassen wurden auch epidemiologische Erhebungen wie in Australien (Hocking), Großbritannien (Dolk), die Hawai- (Maskarinec) sowie die Radio-Vatikan-Studie (Michelozzi) u.a. mit ihrem Nachweis einer erhöhten Erkrankungsrate und Krebssterblichkeit rund um Fernseh- und Rundfunktürme.

ICNIRP- Unterlassungssünde Nr.5

- Nicht berücksichtigt durch die ICNIRP blieben umfangreiche epidemiologische Studien wie die von Prof. Mild/Schweden, der nachwies, dass bei jedem zweiten Handynutzer Symptome vorhanden sind, die man als Mikrowellensyndrom bezeichnet (Prof. Johnson-Liakouris), als da wären Kopfschmerzen, Schlaflosigkeit, Konzentrationsstörung, Gedankenabreißen,

Ohrgeräusche und anderes mehr. Diese Symptome fanden sich ebenfalls dosisabhängig und sind deshalb wissenschaftlich hochsignifikant. Sie fanden sich ferner sowohl bei den analog handytelefonierenden Norwegern als auch den digital telefonierenden Schweden.
- Völlig ignoriert wurden auch die Ergebnisse des international renommierten französischen Forschers Prof. Roger Santini, der bei 530 Anrainern rund um 18 Antennenanlagen nicht nur ähnliche Symptome fand, die auch die Handynutzer aufwiesen (Schlafstörungen, Kopfschmerzen, Gedächtnisverlust, Konzentrationsstörungen, Ohrgeräusche und andere). Der bekannte Salzburger Umweltmediziner Dr. Oberfeld konnte auf einer graphischen Kalkulation nachweisen, dass die Ergebnisse von Prof. Santini genauso wie die von Prof. Mild eine Dosiswirkungsrelation aufwiesen. Die Dosis stand freilich bei dieser Gruppe in Abhängigkeit von der Entfernung des Wohnorts zur Expositionsquelle, sprich zur Antenne. Es zeigte sich, dass sich alle Symptome ab 300 Metern deutlich reduzierten.

Daher resümiert Prof. Dr. Cherry zusammenfassend:
„Ich zeige klar und schlüssig, dass hier eine Voreingenommenheit gegen die Entdeckung und die Anerkennung von schädlichen Wirkungen besteht, die soweit geht, dass die vorhandenen Studien, welche diese Wirkungen beweisen, ignoriert werden, und diejenigen, die man ausgewählt hat, falsch darstellt, falsch interpretiert und falsch gebraucht werden. Die ICNIRP- Bewertung von Wirkungen wurde durchgesehen und als ernsthaft fehlerbehaftet befunden. Sie enthält ein Muster von Voreingenommenheiten, bedeutenden Fehlern, Weglassungen und absichtlichen Verdrehungen."

Mit dieser seiner Kritik an der internationalen Grenzwertsetzung durch den privaten industrienahen Verein der „ICNIRP" im Namen der WHO obsiegte Prof. Cherry vor den höchsten Gerichten Australiens sowie Neuseelands gegenüber dem früheren Chairman der ICNIRP, Dr. Michael Repacholi, der auf Rücknahme solcher Aussagen von Prof. Cherry geklagt hatte. Per Gerichtsbeschluss konnte er fortan, so im Jahr 2000, vor dem Europäischen Parlament, auf die eklatante Gesundheitsgefährdung der Bürger durch Mobilfunk und EMF hinweisen. Dies ähnelt dem Fall des Elektrosmogpioniers W. D. Rose, gegen den T-Mobile wegen mobilfunkkritischer Aussagen mit einer einstweiligen Verfügung und im Anschluss mit einer horrenden Schadenersatzforderung zu Felde zog. In beiden Fällen obsiegte Rose, sowohl vor dem Obersten Gerichtshof in Wien wegen der einstweiligen Verfügung, als auch im Anschluss vollumfänglich im Hauptverfahren vor dem Landgericht Innsbruck.

24.Gentoxizität durch Handy- und Mikrostrahlen, oder: Scherben im Porzellanschrank unseres Erbgutes

Als im Jahr 1953 zwei junge Forscher namens James Watson und Francis Crick den räumlichen Aufbau des in sich verwundenen verschraubten Doppelstranges der DNS, die „doppelsträngige Helixstruktur der DNS" entdeckten, war der Weltöffentlichkeit spontan bewusst, dass man hier dem Urgeheimnis der Schöpfung auf die Schliche gekommen war. Der Nobelpreis für Watson und Crick im Jahr 1962 spiegelte aber nicht nur den Respekt der Öffentlichkeit und eines renommierten Gremiums vor der geistigen Leistung dieser beiden Forscher wider, sondern zeugte auch von der Ehrfurcht, welche die Menschheit gegenüber dieser DNS-Doppelspirale als einer „Blaupause", einer „Kopiermatrix" des Lebens für alle kommenden Geschlechter empfand.

Abb. 53:

Zustand der „identischen Replikation" bei der Zellteilung, einer besonders hochfrequenzgefährdeten Phase während des rasanten Wachstums in der Embryonalzeit und im Kindesalter.

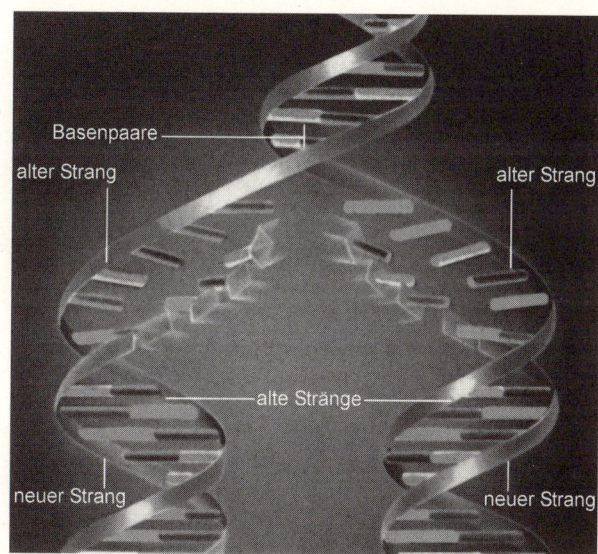

Basenpaare

alter Strang

alter Strang

alte Stränge

neuer Strang

neuer Strang

(mit freundlicher Genehmigung der Bürgerwelle e.V.)

Diesen Respekt freilich gegenüber unserem Erbgut, dessen die Weltöffentlichkeit im Jahre 2003, ein halbes Jahrhundert nach seiner Entdeckung, mit großen Feierlichkeiten gedachte, muss man im Schatten der Mobilfunktechnologie geradezu schmerzhaft vermissen. Betrachten wir z.B. die „Bayerisch-Hessischen Rinderstudie". War diese Studie, veröffentlicht im November 2000, doch gerade mit dem Anspruch angetreten, die Erbgutschädlichkeit von Hochfrequenzen und Mobilfunksignalen in „befelderten landwirtschaftlichen Betrieben" im Vergleich zu nicht belasteten Bauernhöfen zu untersuchen.
Die bayerische Staatregierung sah sich zum Schritt einer wissenschaftlichen epidemiologischen Tierstudie genötigt, nachdem in den Jahren zuvor vielfäl-

tige Clusterbildungen von Totgeburten, Missgeburten, Verwerfungen, Rückgängigkeit von Kälberzahlen, von verminderter Milchleistung sowie von Verhaltensstörungen von Rindern im Viehbestand von mobil- und hochfrequenzbelasteten Bauernhöfen publik geworden war. Zudem war vom Vorsitzenden der Bürgerwelle e.V., Siegfried Zwerenz, eine erschütternde Fall- und Bilddokumentation erbgutveränderter und missgebildeter Kälber an die Öffentlichkeit gelangt, wodurch auch der Slogan „erst die Rinder, dann die Kinder" als Frage und Feststellung durch die Presse lief.

24a. Die Rinder des Bauern Altenweger

Den ersten Startschuss in Süddeutschland in den späten 90er Jahren hatte der um die Gesundheit seiner Familie und seiner Tiere unermüdlich kämpfende Josef Altenweger, Bauer aus Schnaidsee/Oberbayern, gegeben, dessen Hof in unmittelbarer Nähe eines Fernseh- und Rundfunkturmes lag. Nicht nur seine Familie, auch sein Viehbestand erfreuten sich bester Gesundheit. Wegen vorbildlicher Tierhaltung, Pflege und Fütterung, wegen überdurchschnittlicher Milchleistung sowie der Zucht gesunder Kälber war sein Betrieb daher mehrfach mit der Korbiansplakette ausgezeichnet worden. Dies änderte sich aber dramatisch, als im Jahr 1995 der nahegelegene Rundfunk- und Fernsehturm mit Mobilfunkanlagen „aufgerüstet" wurde. Im Frühjahr 1996 zeigte sein Viehbestand folgende früher nicht gekannte Probleme:

- vermehrtes „Verwerfen" (Totgeburten) der trächtigen Kühe, fünf Fälle in 15 Monaten;
- Fruchtbarkeitsstörungen trotz früher sehr guter Fruchtbarkeitslage;
- starkes Abmagern der Kühe und vermehrte Infektionen, z.B. Augenentzündungen;
- Verhaltensauffälligkeiten: mehrere Tiere drückten ihren Kopf in den unteren Brustbereich des Nachbartieres, stets in Richtung weg von der Sendeanlage. Andere zogen beim Stehen immer wieder einen Fuß an, als ob sie Schmerzen hätten, trippelten ohne Unterbrechung bzw. bewegten den Kopf ständig von einer Seite zur anderen.

Interessanterweise wurde bei mehreren Tieren trotz mineralstoffreicher Fütterung ein erniedrigter Calciumwert im Blut festgestellt. Nachdem ursächliche Fütterungsfehler von tierärztlicher Seite ausgeschlossen worden waren, wurden zwei auffällige Tiere in einen 25 Kilometer entfernten, nicht exponierten Gast-Stall gebracht. Schon nach fünf Tagen waren die Verhaltensstörungen der Tiere völlig verschwunden, sie traten jedoch prompt wieder ein, als die Tiere in den exponierten Heimatstall zurückgebracht wurden. Der leitende Veterinärarzt in Traunstein, der Oberregierungsrat Dr. Schmid sah jedenfalls nach gründlicher Prüfung „eindeutige Hinweise darauf, dass die auf dem Anwesen Altenweger gemessenen EMF-Felder in der Lage sind, die beschriebenen Verhaltensänderungen und Stoffwechselstörungen mit zum Teil tödlichem Verlauf zu verursachen." Und weiter schreibt er: „Ein noch eindeutiger Beweis für die Ursächlichkeit der elektromagnetischen Felder könne nur durch ein dauerhaftes Abschalten der Sendeanlage über mindestens zehn Tage erreicht werden." (zusammenfassender Zwischenbericht des Landratsamt Traunstein/Veterinäramt OR Dr. Schmid vom 16. April 1998 vom, 2531.2)

Nebenbei: die Erfüllung seiner Fürsorgepflicht als Beamter gegenüber dem Bürger wurde dem Veterinär schlecht gedankt. War es Zufall? War der Stress zu groß? Jedenfalls landete Dr. Schmid nach einem Verkehrsunfall mit einem Knochenbruch und einem von der bayerischen Staatsregierung verfügten „Maulkorb", also mit nichts geringerem als einem „verbeamteten Sprechverbot" gegenüber Presse und Öffentlichkeit, im Krankenhaus. Der Sitz des Maulkorbs wurde auch nach Klinikentlassung nicht gelockert. Als Dr. Schmid mit Prof. W. Löscher von der Tierärztlichen Fakultät der Universität Hannover die Altenweger'schen Vorfälle und die positiven Ergebnisse des „Umstallungsversuches" im Veterinärjournal des „Praktischen Tierarztes" veröffentlichen wollte, blockte erneut die bayerische Staatsregierung ab. Schließlich war Prof. Löscher gezwungen, ohne den Initiator Dr. Schmid, gemeinsam mit dem Radarexperten Prof. Käs, die Veröffentlichung mit einigen Monaten Verzögerung vorzunehmen.
- Löscher, W. und Käs, G.: „Auffällige Verhaltensstörungen bei Rindern im Bereich von Sendeanlagen", Praktischer Tierarzt 79: 5, Seite 437-444 (1998).

24b. Die Hessisch-Bayerische Rinderstudie

Trotz aller Blockaden, der Bauer Altenweger und der beamtete Tierarzt Dr. Schmid hatten gemeinsam als landwirtschaftlich tätige Bürger einen Stein ins Rollen gebracht. Durch Medienberichte und oben genannte Veröffentlichung meldeten sich immer mehr betroffene Landwirte mit identischen Problemen. Die Bayerische Landesregierung musste wohl oder übel reagieren und beschloss, gemeinsam mit den Betreibern eine „Rinderstudie" in Hessen und in Bayern durchzuführen. Mit den tierepidemiologischen Erhebungen und den Untersuchungen des Tierverhaltens wurden die Tierärztlichen Fakultäten der Universitäten Giessen und München betraut. Die dafür veranschlagten 800.000 DM wurden jeweils zur Hälfte vom Bayerischen Staat und zur anderen Hälfte von der Mobilfunkseite getragen.

Damit aber hatte die Studie einen ähnlichen „Strickfehler" wie die Lilienfeld-Studie, da sie doch von Kreisen mitfinanziert wurde, deren Bedürfnis, das wahre Schadensausmaß an Mensch und Tieren aufzudecken, bezweifelt werden darf. Und auch hier zeigte sich die gleiche Problematik und der ähnliche Wissenschaftskrimi wie bei der Lilienfeldstudie: nur unter größten Schwierigkeiten gelang es dem mit Umweltfragen befassten parteiunabhängigen bayerischen Landtagsabgeordneten Volker Hartenstein, Einsicht in die der Öffentlichkeit nicht zugängliche Originalfassung der Rinderstudie zu erhalten. Seine mit Hilfe von Siegfried Zwerenz und anderen Mitgliedern der Bürgerwelle e.V. durchgeführte Recherche und seine Nachmessungen in exponierten Höfen förderten Fakten zu Tage, die im Januar 2001 der Presse vorgestellt wurden und in mehrfacher Hinsicht als schockierend zu bezeichnen sind:

- hinsichtlich des Ausmaßes von Gesundheits-, Verhaltens- und Erbgutschädigungen;
- hinsichtlich des Ausmaßes der zahlreichen „Einflussnahmen" der Auftraggeber, also des Staates und der Netzbetreiber „mit dem Ziel, abzuschwächen bzw. zu verwässern und unverantwortliche Beschönigung zu betreiben." (Originalton des Landtagsabgeordneten Hartenstein vom 23. Januar 2002)

24c Die Recherche nach Hartenstein und Zwerenz
Frage: Warum wurde eine Erstfassung redigiert?

Auf Grund einer 50%igen Mitbeteiligung der Mobilfunknetzbetreiber an den Kosten der Studie mit 400.000 DM durften diese Einfluss nehmen auf die studienentscheidende

- Auswahl der untersuchten Bauernhöfe und
- auf das Abschlusskommuniqué vom 29. November 2000, das eigentlich allein den Wissenschaftlern hätte vorbehalten sein müssen. Doch so mischten Staat und Wirtschaft mit.

Dabei sind nach Hartenstein folgende Irreführungen zu sehen und zu befürchten: Unqualifizierte und gezielt falsche Auswahl der Höfe: Nach Hartensteins Information wurden 14 Höfe von den Mobilfunkbetreibern bestimmt, nur fünf von unabhängigen Tierärzten. Über den Rest lagen nur vage Informationen vor. Ursprünglich sollten etwa zu gleichen Teilen die Höfe von den Mobilfunkbetreibern, dem Bayerischen Umweltministerium und von den Haustierärzten benannt werden, ein Verfahren, das eher an Schacherei als an Wissenschaft gemahnt. Hartenstein befürchtet, dass Höfe mit zwar hoher, aber nur kurzfristiger GSM-Exposition gewählt wurden, in denen auf Grund kurzer Einwirkungszeit Krankheitserscheinungen noch nicht in dem Ausmaß auftreten konnten wie bei langfristiger Exposition.

Zudem befürchtet und sieht Hartenstein unsachgemäße Einteilung von Höfen in vier Gruppen und dadurch eine Verfälschung der Ergebnisse: Nach Hartenstein hätte sich die Einteilung der exponierten und nichtexponierten Höfe in einem „Zwei-Gruppensystem" angeboten. Die von Dipl. Ing. Dr. Wuschek (IGU München) zusätzliche Unterteilung der Höfe in vier Gruppen entpuppte sich bei der Kalkulation des Gesamtergebnisses als nicht enden wollendes Verwirrspiel. So wurden nach Hartenstein z.B. besonders hochexponierte Höfe (Hof Nummer 32 und 34) durch ein nicht nachvollziehbares Verschiebungsmanöver nicht zu den Gruppen der hochexponierten Höfe gerechnet und finden daher im Gesamtergebnis keine Berücksichtigung. So wurde gerade der Hof vom Bauern Josef Altenweger, der aufgrund sehr hoher GSM- sowie UKW- und TV-Exposition und aufgrund vielfältigster Fehlgeburten, Anomalien und Verhaltensstörungen in seinem Viehbestand erst den Stein einer umfassenden Rinderstudie ins Rollen gebracht hatte, aus der Gesamtbeurteilung ausgegrenzt. Wuschek wörtlich: „Der Verdacht der Schädigung durch Mobilfunk ist auszuschließen." Bei soviel Dreistigkeit erübrigt sich fast jeder Kommentar. Nicht Messtechniker sollten Studieneinteilungen und öffentliche Aussagen vornehmen, diese sollten natürlich ausschließlich den untersuchenden Wissenschaftlern und Tierärzten vorbehalten bleiben.

Das gleiche Spiel lief bei dem Hof mit der zweithöchsten Gesamtexposition aller 38 Höfe (Hof Nummer 34), auf dem ebenfalls zahlreiche Totgeburten in der Rinderherde aufgetreten waren. Auch dieser Hof, so Hartenstein, wurde von Dr. Wuschek in die Gruppe C („keine Zuordnung zur Expositionsgruppe) verbannt, fand so keine Berücksichtigung und verfälschte auf diese Weise erneut in eklatanter Weise das Gesamtergebnis. Die Giessener Wissenschaftler, die sich nach Hartenstein besonders entwürdigende Eingriffe in Erhebung, Verlauf und Niederschrift ihrer wissenschaftlichen Ergebnisse gefallen lassen mussten, stellten hierzu fest: „Die Berücksichtigung der Exposition in Form der Gruppeneinteilung war durch das Ministerium vorgegeben. Die Autoren sind der Auffassung, dass die Auswertung und Einbeziehung der tatsächlich gemessenen Expositionswerte bezüglich GSM und UKW/TV anstelle der Gruppeneinteilung angemessener gewesen wäre."

Die fehlerhafte Zuordnung eines Betriebes (Hof Nummer 9) mit geringster Gesamtimmission wurde durch Wuschek nicht zur nichtexponierten Kontrollgruppe gezählt, sondern aus der Beurteilung in einer Gruppe C gleichsam ausgemustert. Dafür wurde, als hätte Epidemiologie etwas mit Taschenspielertricks zu tun, der höher exponierte Hof Nummer 27 in diese „nichtexponierte" Kontrollgruppe hineingesteckt.

Weiterer Streich von Dr. Wuschek: der Hof Nummer 27, der sich in 200 Metern Entfernung von einem 40 Meter hohem Masten mit mehreren Mobilfunkanlagen befindet und in dessen Rinderherde mehrere Totgeburten (Verwerfungen) aufgetreten waren, wurde zu einer kaum bzw. nichtexponierten Kontrollgruppe gerechnet, mit der fadenscheinigen Ausrede: der Stall, in dem die Totgeburten aufgetreten waren, sei auf seiner Westseite mit einem hohen Erdwall umgeben. Dadurch weist die eine Hälfte des Stalles eine geringe Immission auf, während auf der anderen Seite mit Blickrichtung auf den Masten durch vier Fenster eine ausgesprochen hohe Exposition durch Hartenstein zu messen war. Dr. Wuschek hatte die Messung jedoch nicht an einem repräsentativen Durchschnittsmesspunkt vorgenommen, sondern an einem Punkt im Strahlenschatten des Erdwalls. Auf diese Weise wurde ein hochexponierter Hof mit massiven Zeichen von Genschädigung durch bewusste Mogelmessung an einem Stallfleck im Strahlenschatten des Erdwalls mit geringer Immission zur nichtexponierten Kontrollgruppe gezählt und verfälschte durch die erhöhte Verwerfungsrate der Kontrollgruppe und damit natürlich das Gesamtergebnis.

Einflussnahme der Auftraggeber auf Textpassagen mit kritischem Inhalt:

Beispiel „Micronuclei" = Mikrokerne.

Mikrokerne bestehen (s.o.) aus abgespalteten Genbruchstücken. Letztlich sind sie Zeugnis abgelaufener Genkatastrophen. Ihre Häufigkeit z.B. in Blutzellen spiegelt das Ausmaß chromosomaler Brüche und Genschäden („Aberrationen") wider. Mikrokerne können aber auch in reifen, bekanntlicherweise ja kernlosen roten Blutkörperchen, den „Erythrozyten", auffindbar sein. Ursache: sie tragen noch die Genbruchstücke der zellkernhaltigen Vorläufer der Erythrozyten, nämlich der „Erythroblasten" in sich! Mikrokernhaltige Erythrozyten sind immer als absolutes Warnsignal für die genetische Gesamtbelastung des Körpers zu bewerten.

Wie erwähnt, hatte Hartenstein Einblick in die Originalfassung der Rinderstudie. In ihr hatten die Wissenschaftler der Tierärztlichen Fakultäten der Universitäten München und Giessen ihre von Staat und Betreibern unredigierten Beobachtungen festgehalten. Die bayerische Staatsregierung veröffentlichte jedoch nach Hartenstein eine redigierte Fassung der Rinderstudie: Stand da z.B. bezüglich Mikrokernen in der ursprünglichen Fassung noch der Absatz,

„die Mikronukleifrequenzen der Gruppe A und B (exponierte Höfe) liegen über dem Mittelwert aller Tiere, die (Mikrokernfrequenzen) in der Gruppe C und D (Kontrollgruppen) liegen darunter, in der einfachen Varianzanalyse sind die Unterschiede zwischen den Gruppen signifikant ($P = 0{,}0153$)".
So wurde diese Passage im offiziellen Endbericht schlicht weggelassen.

Beispiel Schwesterchromatidaustausche (SCE)

Bei ihnen handelt es sich um einen pathologischen, gentoxisch-bedingten Austausch bestimmter Segmente in einem Chromosom. SCE-Austausche sind relativ einfach zu ermitteln und dienen der Erfassung des Risikos vererbbarer Schäden für die nachfolgende Generation. Hieß es in der ursprünglichen Fassung:

„hierbei werden in der Varianzanalyse hochabsicherbare Unterschiede zwischen den Probandengruppen A und den Kontrolltieren erkenntlich. Getragen werden diese Ergebnisse durch einige Betriebe, die eine weit über dem Mittelwert liegende SCE-Frequenz aufweisen",
so fehlt im offiziellen Endbericht diese Passage völlig.

Da ein Teil der Höfe durch eine virale Rindererkrankung, die „BVD" (Bovine Virus Disease), befallen war, die ebenfalls erbtoxisch wirkt, hieß es ursprünglich:

„In der statistischen Analyse ergeben sich für den BVD-Effekt auf die SCE-Frequenzen hochsignifikante Einflüsse, ebenfalls ist die Zugehörigkeit zur Expositionsgruppe A von Bedeutung, so dass von Effekten der Befeldungsqualität auf die SCE-Frequenzen ausgegangen werden kann."

Diese klare Aussage wird in der korrigierten Fassung abgeschwächt (Endbericht Seite 148):
„Deswegen kann nicht ausgeschlossen werden, dass es unter GSM-Einfluss zu einer Verstärkung der primär von BVD verursachten Steigerung der SCE-Frequenz kommt."

Beispiel Metaphasenkinetik
Unter „Metaphasenkinetik" versteht man einen Vergleich der Zellteilungsgeschwindigkeit. Diese kann unter dem gentoxischen Einfluss von HF erheblich reduziert sein.
Hieß es in dem ursprünglichen Bericht,

„dass in den Expositionsgruppen eine herabgesetzte Teilungsfähigkeit der Blutlymphozyten zu verzeichnen ist. In der erweiterten statistischen Analyse werden diese Ergebnisse hochsignifikant unterstrichen",

so fehlt dieser Satz im offiziellen Endbericht erneut völlig.

Beispiel Missbildungen
Ist dies der Gipfel der Unverfrorenheit? Wie erwähnt, war Altenwegers Hof das Anwesen mit der höchsten HF-Summenexposition von GSM-Bestrahlung und UKW-/TV-Belastung. Auf seinem Hof wurden vielfältigste Totgeburten und Missbildungen bei Kälbern und Verhaltensauffälligkeiten bei den Rindern vorgefunden.
Und dennoch: Altenwegers Hof wurde trotz der höchsten Gesamtexposition aller 38 Betriebe nicht der hochexponierten Gruppe A zugeordnet, sondern der Nebengruppe B.
Statistisch verglichen wurden jedoch die pathologischen Auffälligkeiten der Rinder der Gruppe A (mit höchster Exposition) und der Höfe der Gruppe B (mit geringster Exposition). Wir erinnern uns an die Korea-Studie: da war eine HF-hochexponierte, schwer erkrankte Gruppe mit einer niedrigbelasteten Gruppe mit nur wenig Erkrankten zusammengelegt worden. Und auch hier der gleiche statistische Taschenspielertrick, welcher das Ergebnis natürlich entscheidend verwässert und die genetische Problematik nach unten manipuliert. Der selbe Prof. Wuschek freilich, der auf so minimierende Weise gemessen und eingeteilt hatte, ließ sich trotzdem in einer Medienmitteilung der VIAG-Europlattform AG und Mobilkom AG in einem Liechtensteiner Volksblatt vom 09. Dezember 2000 zu der Maximalaussage hinreißen: „Der Verdacht der Schädigung durch Mobilfunk ist auszuschließen!" – Nach all dem oben Gesagten erübrigt sich da jeder Kommentar!

Wie grotesk sich diese Aussage ausnimmt, das erläutert der Landwirt, Elektroingenieur und Journalist in einer Person Karl Schweinberger im Beitrag von N. Semmler im zweiten Programm des Bayerischen Rundfunks vom 11. Januar 2001 in der Sendung „Kranke Rinder durch Mobilfunk, Wissenschaftler warnen, Politiker beruhigen". Darin berichtet Schweinberger, dass der Familienbetrieb des Bauern J. Altenweger über zwölf Jahre hindurch jährlich wegen der Produktion besonders hervorragender Milch und vorbildlicher Tierhaltung mit der Korbiansplakette ausgezeichnet worden war. Diese Auszeichnung erhalten nur äußerst wenige Betriebe.

Nun befand sich seit Jahr und Tag in unmittelbarer Nähe des Gehöftes ein Fernsehturm, der aber weder bei Mensch noch Tier zu sonderlichen krankhaften Auffälligkeiten geführt hatte. Als der Turm jedoch mit Mobilfunksendeanlagen aufgerüstet wurde und in weiterer unmittelbarer Nachbarschaft vom Altenweger Hof ein zweiter Mobilfunkturm errichtet wurde, war es mit der friedlichen Koexistenz zwischen Turm und Mensch bzw. zwischen Turm und Tier vorbei. Innerhalb kurzer Zeit kam es zu einer derartig drastischen Häufung von Miss- und Fehlgeburten, von deutlich verminderter Trächtigkeit der Kühe sowie zu Verhaltensstörungen, verminderter Milchleistung und einer Fülle von infektiösen, rheumatischen und allergischen Symptomen, dass sich der Bauer J. Altenweger 1994 über die Presse an die Öffentlichkeit wandte.

Nun ist ja die Missbildungshäufigkeit nicht nur beim Bauern Altenweger beobachtet worden. Auch anderweitig liegen vielfältige Meldungen vor, z.B. durch den Bauern Franz Ölinger (2001), der seit Jahrzehnten Schweinezucht und Schweinemast auf seinem Hof betrieben hatte. Auch hier war nach der Installation einer Mobilfunkantenne in der unmittelbaren Nähe plötzlich alles anders. Krankheitsfälle häuften sich. Der Bauer machte Tabula rasa. Um die Ursache zu finden, tauschte er den gesamten Tierbestand aus, desinfizierte gründlichst die Ställe, ließ die Stallwandungen teilweise sogar neu verputzen, kaufte neue gesunde und geimpfte Tiere und hatte nach wenigen Wochen das gleiche Bild von kranken Schweinen, missgebildeten Ferkeln, Verhaltensstörungen, etc., etc. (Bericht von V. Hartenstein, MdL).

Ein nicht unähnliches Szenario wird von dem Tierforscher und Imker Ferdinand Ruzicka berichtet, der nach Errichtung von Sendemasten bei seinen Bienenvölkern starke Aggressivität und einen erhöhten Schwarmtrieb sogar im Winter bei Frost feststellte, wodurch die Bienen trotz Schnee und Minusgraden ausflogen und neben den Eingängen der Bienenkörbe erfroren aufzufinden sind. Auf diese Weise, so Ruzicka, sei es zum Zusammenbruch vieler Bienenvölker gekommen, ein Umstand, der Obstbauern alles andere als gleichgültig sein kann, da sie auf die Befruchtung der Obstblüten durch die Bienen angewiesen sind. Gleichzeitig berichtet Ruzicka von einem Rückgang der Singvögel. Ornithologen und naturbewusste Bürger klagen, dass sogar der früher so unverwüstliche, in jedem Biergarten und jedem Winkel des Landes heimische Spatz bei uns kaum noch gesichtet würde.

Doch zurück zur Bayerisch-Hessischen Rinderstudie:

- Festzuhalten ist, dass die Missbildungshäufigkeit mit 3,27% aller Geburten weit über der Normalhäufigkeit von 0,2 bis 1% lag. Dies würde demnach das 3,2- bis 16-fache Missgeburtenrisiko unter Exposition beinhalten. In der ursprünglichen Fassung der Studie ist jedenfalls zu lesen, „dass der BVD-Einfluss für das Auftreten von Missbildungen von Bedeutung ist. Weiterhin ist der Einfluss der Gruppenzugehörigkeit also der Mobilfunkexposition erkennbar".

Nun bleibt „Gentoxizität" nicht als wissenschaftlicher Begriff zwischen Umschlagdeckeln schlauer Bücher verborgen. Vielmehr springt sie, klagt sie uns an in Form von Fehlbildungen, Verkrüppelungen, Früh- und Totgeburten, kurz: als das Leiden der nun wirklich Unschuldigsten und Wehrlosesten auf dieser Welt.

Die meisten unserer Mitbürger erreicht die Kunde der Gentoxizität, der erbgutzerstörenden Kraft der Hoch- und der Mobilfunkfrequenzen bestenfalls über Bilder und Filmdokumente. Nur der Bauer und Tierzüchter freilich sieht es hautnah und erleidet es. Trotzdem wäre auch hier die unmittelbare Wirkung immer noch groß genug und würde den familienplanenden jungen Bürgern, den schwangeren Frauen und den werdenden Vätern unübersehbar die Gefahren vor Augen führen, die mit dem Mobilfunk zwangsläufig verbunden sind, wenn diese Realität nur sichtbar werden dürfte.

- Das Bayerische Umweltministerium unter Minister Schnappauf sah das anders. Trotz vielfältigem Fotomaterial entschloss man sich, dieses Bildmaterial von der Veröffentlichung auszuschliessen. Begründung: „Man wolle kein Gruselkabinett!"

Sind sich diese Herrschaften eigentlich im Klaren, dass nur durch Sichtbarmachung dieses erbgutzerstörenden „Gruselkabinetts" sich dieses Horrorszenario für viele jetzt noch unbedarft mobiltelefonierenden schwangeren Frauen sowie für das ungeborene Leben im Mutterleib verhindern ließe? Und dass sie umgekehrt dies „Gruselkabinett" erst schaffen, indem sie diese doch so wahre wichtige Bildinformation unterdrücken?

Doch nicht nur Wuschek gab Entwarnung, sondern auch der bayerische Umweltminister Schnappauf persönlich. Er äußerte sich gegenüber N. Semmler im Bayerischen Rundfunk wie folgt: „Im Ergebnis haben die Forscher keinen Zusammenhang festgestellt zwischen der Strahlung, die von Mobilfunkantennen ausgeht und einem veränderten Verhalten sowie der Gesundheit von Rindern."

Darauf der an der Studie beteiligte Wissenschaftler Dr. Christoph Wenzel: „Die Interpretation ist falsch! Es steht im Prinzip genau das Gegenteil in unserem Bericht. In einer achtstündigen Expertenrunde im November im Bayerischen Umweltministerium haben wir uns auf einen Kernsatz verständigt, nämlich, es darf keine Entwarnung gegeben werden. Wir haben einen Zusammenhang zwischen der Strahlung, die von Mobilfunksendeanlagen ausgeht und dem Verhalten der Tiere gefunden".

Abb. 54 a, b, c:

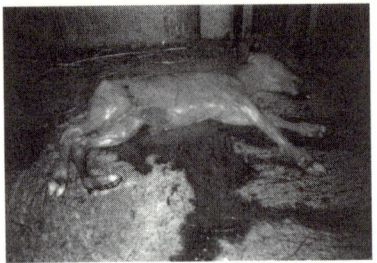 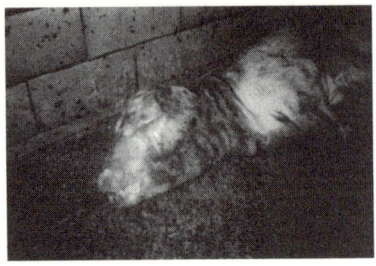

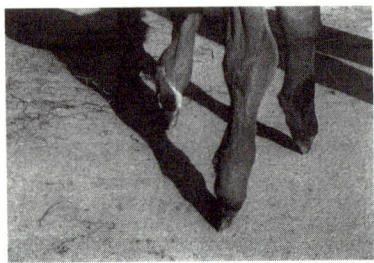

Was soll man da noch sagen? Erst die Rinder, dann die Kinder? Wo, fragt man sich da, bleibt bei den Zeitgenossen eigentlich das „christliche Gewissen"?

Fotos S. Zwerenz, Überlassung mit seiner freundlichen Genehmigung

24d. Was man von „Gentoxizität" schon wusste:

„Vielleicht jedoch," wird mancher Leser hierzu sagen, „muss man offizielle Stellen auch entschuldigen. Vielleicht weiß man von der Gentoxizität von Mikro- und von Handystrahlen noch nicht lang, nicht wahr?" Schön wäre es! Doch leider, leider weit gefehlt. Gestatten wir uns daher einen kurzen wissenschafts-geschichtlichen Rück- und Überblick:
Im Jahre 1994 veröffentlichten drei indische Wissenschaftler der Universität Neu-Delhi Forschungsergebnisse in Sachen Gentoxizität von Hochfrequenzen, die es in sich hatten: die Dres. Sarka S., Ali S. und Bahari J. hatten Mäuse 120 bis 200 Tage täglich 2 Stunden in einem Langzeitversuch der D-Netz- und UMTS-ähnlichen Frequenz von 2,45 GHz und der grenzwertähnlichen Strahlendosis von 1 Million nW/cm^2 ausgesetzt. Die Exposition lief also in einem Bereich (etwa 0,6 W/kg SAR), der im Kommunikationsaufbau von Handys locker erreicht wird. Denn die Grenzwerte gelten ja nur für die Strahlung von Sendemasten. Handys dürfen Werte von maximal 2 W/kg aufweisen, was einer Leistungsflussdichte von mehreren Millionen nW/cm^2 entsprechen würde. Die Ergebnisse waren eindeutig und signifikant: sowohl die ungepulst „analog-" als auch die gepulst „digital"- exponierte Mäusegruppe wies in Hirn und Hoden eindeutige DNA-Veränderungen und Strangbrüche auf!

- Sarka S., Ali S., Bahari, J., 1994: „Effect of low power microwave on the mousegenom: Direct DNA analysis". Mutation res. 320, Seite 141-147, (1994).

So viel war klar, der Tierversuch der indischen Forscher spiegelte modellhaft die Langzeitexposition von Handynutzern auf Hirn und Hoden wider, also auf die sensibelsten Organe, die wie keine anderen Körperorgane das individuelle Schicksal durch Gehirntumore und Genitalkrebs prägen. Die Genveränderungen in den Hoden der Tiere aber zeigen, dass wir zudem mit unserem Mobilfunkkonsum ganz offenkundig auch mit der genetischen Gesundheit der späteren Generationen spielen. Denn Genveränderungen in männlichen und weiblichen Keimzellen sind, werden sie nicht z.B. durch Melatonin repariert, möglicher Ausgangspunkt von Fruchtschäden, Todgeburten, Missbildungen, von Krebs und Leukämie der nachfolgenden Generation.

Das Bedürfnis, mehr darüber zu erfahren, rief im Jahr 1995 ein weiteres Forscherteam auf den Plan, nämlich die US-Professoren Henry Lai und Narendra Singh von der Washington-Universität in Seattle. Für beide war das Forschungsgebiet freilich nicht neu. Beide hatten sich über zell- und verhaltensbiologische Veränderungen unter HF-Einfluss wissenschaftlich längst einen Namen gemacht. Im Gegensatz zu den indischen Forschern wählten sie als Versuchstiere Ratten und beschränkten sich auf die Erbgutveränderungen des Gehirns.

- Lai H., Singh N. P., 1995: „Acute low-intensity microwave exposure increases DNA single-strand breaks in rat brain cells". Biomagnetics, Vol 16, pp 207-219 (1995).

- Lai H., Singh N. P., 1996: „Single- and double-strand DNA breaks in rat cells after acute exposure to radiofrequency electromagnetic radiation". Int. J. Radiation Biology, 69 (4): Seite 513-521.

Die Studien zeigten folgende Ergebnisse:
- Bereits zwei Stunden „Kurzzeitbestrahlung" mit 2,45 GHz und 1 bis 2 Millionen nW/cm^2 (entspricht 0,6 bis 1,2 W/kg SAR) führten zu einer signifikanten Zunahme von Einzel- und Doppelstrangbrüchen im Gehirn.

Interessantes Teilergebnis dabei war, dass sich die Einzel- und Doppelstrangbrüche bei ungepulsten Signalen sofort nach der Bestrahlung nachweisen ließen, während diese bei gepulster Strahlung (mit 500 Hz) erst vier Stunden danach zu beobachten waren.
Ist bei den Genbrüchen durch gepulste Strahlung eher ein indirekter Mechanismus durch die Reduktion der „Reparaturtruppe" Melatonin zu diskutieren, während bei kontinuierlicher HF-Strahlung ein direkter Mechanismus der Gendestruktion am Werk ist? Wie dem auch sei:
die beiden US-Forscher hatten damit die indischen Forschungsergebnisse bei handyüblichen Expositionslevels in Form einer dramatischen Gehirnzellschädigung bestätigt. Denn im Vergleich zu den scheinexponierten Kontrollgruppen wurde bei den bestrahlten Tieren eine 20 bis 30% höhere Anzahl von DNS-Brüchen registriert.
Unabhängig von den Ursachen dieser Genbrüche, die man wohl auch als wichtige Teilursache bei der Hirntumor-Entstehung zu verstehen hat, fühlt man sich an die Gehirnschädigung durch die aufbrechende Blut-Hirn-Schranke, an den Calcium-Ionenmechanismus und die dadurch verminderte Apoptose bei freilich sehr viel niedrigerer Strahlendosis erinnert.

Auch wenn über den exakten Mechanismus der Genbrüche unter HF-Einfluss noch manches ungeklärt sein mag und Lai und Singh generell eher von einer Blockade der DNA-Reparaturmechanismen z.B. durch Melatoninmangel als von einer direkten Erbgutschädigung ausgingen: das vermehrte Gehirnkrebsrisiko aufgrund dieser Tierversuche lag auf der Hand. Und das hatte Folgen. Denn in den USA war die öffentliche Meinung seit 1993 sensibilisiert, als der Witwer David Reynard in der populären Larry King-Show auf CNN den Gebrauch und die Strahlung des Mobiltelefons für den Tod seiner Frau an einem Gehirntumor verantwortlich machte und eine Anzeige wegen fahrlässiger Tötung erstattete. Die Aktien der Mobilfunkbetreiber fielen daraufhin ins Bodenlose und veranlassten die Industrie, sich auf ein fünfjähriges, 25 Millionen Dollar-Forschungsprogramm einzulassen, das zeigen sollte, dass Handys sicher seien. Verantwortlicher Leiter dieses Programms wurde der Umweltwissenschaftler Dr. Georg Carlo, der sich sechs Jahre zuvor beim Dioxinproblem im Bereich der Chlor- und Papierindustrie als industriefreundlich erwiesen hatte. Wegen der vermehrt vorgefundenen Gehirntumore aber wechselte Dr. Carlos die Fronten. Da Dr. Carlos aber „die Hand biss, die ihn fütterte" (so Dr. Slesin, Herausgeber der „Microwave News", 2000), wurde das Programm sofort eingestellt und Dr. Carlos entlassen.

24e. Die Motorola-Gegenstudie

Doch auch der Mobilfunkkonzern Motorola hatte durch die Ergebnisse der indischen und amerikanischen Forschungsgruppe kalte Füße bekommen. Flugs startete er daher eine Gegenoffensive und beauftragte Dr. J. Roti Roti von der Washington University of Saint Louis/Missouri mit einer „Gegenstudie" und erhielt prompt die zweifellos erwarteten Ergebnisse:

Malyapa R. S., Ahern E. W., Straube W. L., Moros E. G., Pickard W. F., Roti Roti J. L., 1997: „Measurement of DNA damage after exposure to 2.450 MZH electromagnetic radiation", Radiation Research 148, Seite 608-617),

So überrascht es nicht, dass die Analyse der Arbeit durch Prof. Singh und Lai schwerwiegende Mängel zu Tage brachte und diese Studie als ein Paradebeispiel für eine sozial- und ethikvergessene „Wissenschaftsmogelei" gelten kann, nach dem Motto: wie sucht man „wissenschaftlich" so, dass man mit Sicherheit nichts findet? Der „Erfindungsreichtum" der Roti-Roti-Gruppe war erstaunlich: So benutzten die Forscher Lai und Singh zur Sichtbarmachung von DNA-Bruchstücken Agarose. In dessen Milieu können sich DNA-Bruchstücke, die in gestreckter Form aufgrund ihrer zarten Struktur nicht sichtbar sind, falten, wodurch sie optisch dichter sind und sichtbar werden.

- Diese Agarose-Technik, mit der auch sehr kleine DNA-Bruchstücke aufgefunden werden können, wird nach Singh in der von Motorola gesponserten Studie nicht verwandt.

Singh und Lai verwandten ebenfalls die Fluoreszenz-Färbemethode YoYo-1, welche die DNA zumindest tausendfach sichtbarer macht, im Gegensatz zur Färbung mit Propidiumjodid. Trotzdem verwandte die Motorola-Studie diese ungleich schlechter färbende, qualitativ minderwertigere Methode. Fazit: viele Genbruchstücke blieben erneut unerkannt!

- Wie Prof. Singh und Lai hervorheben, benötigen Gewebeproben im „Komet-Assay" zur Abklärung von DNA-Bruchstücken eine Stunde in einer Elektrophorese, einem Gleichspannungsfeld in einer Trägersubstanz, um durch die Wanderung der elektrisch geladenen DNS-Bruchstücke zum elektrischen Gegenpol zu einer deutlichen Trennung zu gelangen. Die Motorola-Studie dagegen begnügte sich mit wenigen Minuten des elektrophoretischen Trennverfahrens, was wissenschaftlich letztlich als kunstfehlerhaft und dilettantisch zu bewerten ist. Fazit: Die DNS-Bruchstücke konnten sich im „Komet-Assaybild" der Elktrophorese gar nicht darstellen!

- Weiterhin verwandten Singh und Lai für ihre Gewebeproben das eiweißspaltende Enzym Proteinase K, um die Bruchstücke von Trägerproteinen zu trennen. Da DNA-Bruchstücke in der Regel negativ (-) gepolt sind, bewegen sie sich entsprechend ihrer Größe demnach zum positiven Pol der Elektrophorese, wobei kleinere Stränge zwangsläufig schneller sind als die großen, die sich mit mehr Widerstand durch das Milieu hindurcharbeiten müssen.

Da Proteine (Eiweiße) jedoch häufig eine gegenteilige elektrisch positive (+) Ladung haben, kann es sein, dass negativ (-) geladene kleine DNA-Bruchstücke durch größere positiv (+) geladene Proteinanteile, trotz ihrer negativen Ladung, in die entgegengesetzte Richtung zum Minuspol gezogen werden und somit das Ergebnis völlig verfälscht wird. Die Motorola-Studie verwandte aber keine Proteinase K. Auch deswegen konnte sich das für DNS-Brüche typische „Komet-Bild", bei welchem die kleinen (-) geladenen DNS-Bruchstücke in Form des Kometschweifs zum (+) Pol in der Elektrophorese wandern, in diesem Trennverfahren nicht abbilden.

- Diese Kritikpunkte von Prof. Narendra Singh sind in einem persönlichen Schreiben an Prof. Neil Cherry vom 16. Oktober 1997 ausgeführt. (Briefwechsel im Besitz der Autoren.) Wie Prof. Singh ausführt, gäbe es noch eine Vielzahl weiterer offenkundiger Unterlassungssünden der Motorola-Studie zu berichten. Zugleich bestätigt er Prof. Cherry auf dessen Anfrage, dass diese Aussagen gerichtsfähig wären und „auf solidem Boden" ständen. Dr. Repacholi wollte ja, wie erwähnt, Prof. Cherry mittels Klagen in Australien und Neuseeland zwingen, mobilfunkkritische Ausführungen zurückzunehmen. In beiden Fällen hat jedoch Prof. Cherry gerichtlich obsiegt. Die gerade behandelten Informationen flossen in die Gerichtsverfahren mit ein.

Wenngleich die Genforschungen unter Mikrowelleneinfluss von den Professoren H. Lai und N. Singh die umfangreichsten ihrer Art waren und die Diskussion am nachhaltigsten anregten, forschte zuvor neben der indischen noch eine belgische Forschergruppe um Prof. A. Maes.

- Verschaeve, L., Slaets, D., van Gorp, U., Maes, A., Vanderkom, I., 1994: „Genetische Effekte durch Mobilfunkfrequenzen an den Lymphozyten des peripheren Blutes von Menschen und Ratten in vitro und in vivo" (Bioelectromagnetics Res. Simunic pp. 74-83).

Prof. Maes und Kollegen hatten bereits 1993 bei 2,45 GHz und athermischen Feldstärken eine deutliche Zunahme an Chromosomenschäden und Mikrokernen in den Lymphozyten beobachtet und die Zunahme der Genschäden mit der Dauer der Exposition im Sinne einer Dosiswirkungsrelation beschrieben. Und auch sie waren nicht die Ersten.

Schon 1969 berichteten die polnischen Genetiker Baranski und Czerski sowie der polnische Militärarzt Szmigielski mit ihren Arbeiten von Störungen der Zellteilung und Genbrüchen in den weißen Blutkörperchen von bestrahlten Zellkulturen als auch im Blut von exponierten Menschen und Tieren.

- Baranski S., Czerski P. und Szmigielski S., 1969: „Microwave effects on mitosis in vivo and in vitro" (Can. J. Genet. Cytol. 20., 20, Seite 23-30);

- Baranski S. and Czerski P., 1972: „Effect of microwaves on the reaction of the white blood cell system" (Acta Physiol. Pol. 23, Seite 685-695).

Noch ein Wort zu dem eben zitierte Militärarzt und Wissenschaftler Szmigielski: durch eigene umfangreiche Beobachtungen an radarexponierten

Technikern und Soldaten angeregt, hatte er in eigenen Forschungen bereits in den Jahren 1970/1971 erhebliche Genschäden im „peripheren Blutbild", also im fließenden Blut von radarexponierten Soldaten und Technikern gefunden.

Ein weiteres Zentrum über die Erforschung von Genveränderungen unter HF-Einfluss entwickelte sich Ende der 80er Jahre und Anfang der 90er Jahre an der Universität Zagreb um die kroatische Prof. Vera Garaj-Vrhovac sowie die Dres. Horvat und Corin Z. Zwar erreichen die Expositionswerte der früheren Ostblockarbeiten und auch ihrer eigenen Forschung teilweise den thermischen Bereich (Dr. Neitzke et al., ECOLOG). Doch brachte ihre Forschungsgruppe auch vielfältige bestürzende Genveränderungen im athermischen Bereich bei Intensitäten zu Tage, wie sie beim Kommunikationsaufbau von Handys üblich sind.

- Garaj-Vrhovac V., Fusic A. and Horvat D., 1990: „Comparison of chromosome aberration and micronucleus induction in human lymphocytes after occupational exposure to vinyl chloride monomer and microwave radiation" (Periodicum Biologicum, Vol 92, No 4, pp 411-416.

- Garaj-Vrhovac V., Horvat D. and Koren Z., 1991: „The relationship between colony-forming ability, chromosome aberrations and incidence of microwave in V 790 chinese hamstercells exposed to microwave radiation" (Mutat Res. 263, Seite 143-149).

- Garaj-Vrhovac V. and Fusic A., 1993: „The rate of elimination of chromosomal aberrations after accidental exposure to microwave radiation" (Bioelectrochemistry and Bioenergetics, 30, Seite 319-325).

So stellten Frau Professor Garaj-Vrhovac und Mitarbeiter im Jahr 1999 eine epidemiologische Erhebung unter Arbeitern der Elektroindustrie vor, die beruflich HF-Feldern von 1,25 bis 1,35 GHz bei 10.000 bis 20.000 nW/cm^2 ausgesetzt waren und deren Lymphozyten im peripheren Blutbild signifikant vermehrt Mikrokerne („Micronuclei") aufwiesen.

- Garaj-Vrhovac V. und andere, 1999: „Micronucleus assay and lymphocyte methodic aktivity in risk assessment of occupational exposure to microwave radiation" (Chemosphere 39 (13), Seite 2301-2312).

Die gleiche Forscherin konnte jedoch bereits im Jahre 1992 eine Dosiswirkungsrelation der Häufigkeit von Chromosomenschäden, Mikrokernen und azentrischen Chromosomenabweichungen in der Zelle menschlicher Lymphozytenkulturen in Abhängigkeit von der Leistungsflussdichte „in vitro" (im Reagenzglas) erbringen.

- Garaj-Vrhovac V., Fusic A. and Horvat D., 1992: „The correlation between the frequency of micronuclei an specific aberration in human lymphocytes exposed to microwave radiation in vitro". In: Mutation Research, 281: Seite 181-186.

Wie oben zitiert, haben Wissenschaftler wie Frau Prof. Garaj-Vrhovac und die Dres. Horvat und Corin bereits 1991 nachweisen können, dass in Kulturen von V 790 chinesischen Hamsterfibroblasten, die einer kontinuierlichen Strahlung von 7,7 GHz und einer Leistungsflussdichte von 500.000 nW/cm² für 15, 30 und 60 Minuten ausgesetzt waren, signifikant vermehrt Chromosomenaberrationen, wie „dizentrische" Chromosomen mit zwei Zentren und Ring-Chromosomen, auftraten. Das Erscheinen von Mikrokernen in den bestrahlten Zellen bestätigt ferner, dass in den bestrahlten Zellen strukturelle Chromosomenveränderungen stattgefunden haben. Insofern muss es betroffen machen, wenn die indischen Forscher Sakra, Ali und Bahari bereits im Jahr 1994 forderten, dass eine völlig neue Gefahrenbewertung und Sicherheitsstrategie für die exponierten Menschen eingeschlagen werden müsste – und nichts außer hemmungslosem Mobilfunkausbau in der Zwischenzeit die Antwort war.

Anbei noch eine Anmerkung zu dem Wirkmechanismus und genereller Beurteilung der Gentoxizität von EMF-Frequenzen:
Wie die US-Amerikaner Lai und Singh von der Universität Washington in Seattle, Philipps, J. vom Medical Centre in Lomalinda, CA, die Inder Yog, Raj und Ahuja vom Medical Centre in Hyderabad und die Schwedin Svedenstal W. M., nachweisen konnten, werden DNS-Brüche auch bei niedrigen Frequenzen, also beim europäischen 50 Hz- und amerikanischen 60 Hz-Hausstrom sowie unter Hochspannungsleitungen bei ausreichend langer Expositionszeit beobachtet. Als schädigender Mechanismus kann die Produktion von freien Radikalen durch elektromagnetische Wellen als gesichert gelten. Versuche von Lai und Singh haben gezeigt, dass mit Radikalenfängern (Antioxidantien), wie Melatonin, Vitaminen (z.B. Vitamin E) und anderen, Brüche in der DNA verhindert werden können.
Diese Ergebnisse wurden 1997 in einer EMF- Forschungsübersicht in San Diego vorgestellt. Wie Lai und Singh 1997 ebenfalls im Journal of Pineal Research, 22 pp. 152-162 beschrieben, lassen sich EMF-induzierte Genbrüche auch durch 7-Nitroindazole blockieren. Diese Substanz verhindert die Produktion von Nitritoxiden, einem häufigen freien Radikal, das offenbar aus der Kernsubstanz stammt. Durch den Beschuss der stickstoffhaltigen Zellkernsubstanz mit einem EMF-Signal entsteht offenbar ein Stickoxid als freies Radikal, das seinerseits im Sinne eines lawinenartig steigenden Selbstläuferprozesses weitere DNA-Attacken durchführt und so zu Genbrüchen führt. Wie die Forscher betonen, findet man bei EMF-Exposition von Zellen nicht nur vermehrt DNA-Brüche, sonder auch vermehrt Zelltod. Dies würde verständlich machen, warum EMF-Signale auch eine Rolle bei der Entwicklung neurodegenerativer Erkrankungen, wie etwa Alzheimer, spielen könnten (Microwave News, 1998).

Wie der Herausgeber der Microwave News Dr. Louis Slesin bedauernd bei einer internationalen Konferenz über die „Situierung von Mobilfunksendern" im Juni 2000 in Salzburg mitteilte, ist nach einer jahrzehntelang währenden Blüte athermischer biologisch-medizinischer EMF-Forschung in den USA diesem gesamten Wissenschafts- und Forschungsbereich der Geldhahn zugedreht worden! Weder öffentliche noch private Hände hätten ein Interesse, den hemmungslosen Mobilfunkausbau durch kritische Studien zu behindern. Insofern hat man den Eindruck, dass der Stafettenstab wissenschaftlicher EMF-Forschung jetzt an Europa weitergegeben wurde. Besondere Bedeutung kommt da zum einen der gentoxischen Forschungen an Küken und Hühnerembryonen durch den ungarischen Forschungspionier Prof. Dr. Varga von der Universität Heidelberg zu. Von Bedeutung sind weiterhin die ursprünglichen, nicht zensierten Ergebnisse der Bayerisch-Hessischen Rinderstudie, sowie der jüngsten REFLEX-Studie, die, obwohl bisher nur in ihren Ergebnissen und noch nicht hoch-offiziell veröffentlicht, bereits hohe publizistische Wellen geschlagen hat.

24f. Die REFLEX-Studie

Denn so lief es bisher regelmäßig: wann immer eine Studie veröffentlicht wurde, welche die krankmachende Wirkung von Hochfrequenzen und Mobilfunkstrahlen schlüssig vor Augen führte, meldete sich der Staat in Form des Bundesamtes für Strahlenschutz (BfS) und wiegelte ab. „Es hätte Probleme mit der Dosimetrie der Strahlenmessung gegeben", so etwa die offiziellen Stellen hinsichtlich der Lund-Studie über die Erforschung der Blut-Hirn-Schranke. Oder aber: „Die epidemiologisch erfassten Fallzahlen der Studie sind zu gering." Worauf sich Staat und Mobilfunklobby natürlich fragen lassen müssen, „ob sie noch mehr Tote zählen wollen" (Dr. Carlo). Oder man argumentiert, man könne eine schlüssige beweiskräftige Studie vorerst nur als „Verdacht" auf eine Schädigung verwenden, weil das Ergebnis bisher von keiner anderen Forschungsgruppe überprüft worden sei. Und wurde das Ergebnis dann doch reproduziert, tja: dann erkennt man dieses eben nicht an, so einfach geht das!

Peinlich und schwierig freilich wird es für diese offiziellen „Strahlenschützer", die mehr die Strahlen vor den Bürgern als die Bürger vor den Strahlen schützen, wenn eine Studie wie die REFLEX-Studie erscheint (Risk Evaluation of Potential Environmental Hazards From Low-Energy Electromagnetic Field (EMF) Exposure Using Sensitive in vitro Methods), welche die Reproduktion und Überprüfung krankmachender pathogener Strahleneffekte bereits in sich trägt. Bei der REFLEX-Studie ging es um den möglichen Nachweis der Gentoxizität von Handystrahlen. Zwölf Forschungsgruppen aus sieben EU-Ländern befassten sich im Rahmen des gesamten Forschungsprojektes mit dieser Fragestellung und kamen bei identischen Versuchsanordnungen unabhängig voneinander im Doppelblindversuch auch zum identischen Ergebnis! Dadurch wird es mit dem Argument fehlender Reproduzierbarkeit natürlich eng für dieses Amt, und es bleibt abzuwarten, welche Ausrede es diesmal aus dem Ärmel zieht.

Zum Studiendesign: Unter Koordination von Prof. Franz Adlkofer von der „Verum-Stiftung" wurden von der Technischen Hochschule Zürich für alle an der REFLEX-Studie beteiligten Universitäten identische Expositionskammern konstruiert (Prof. Kuster, Dipl. Ing. Schuderer). Diese Expositionskammern erlauben Doppelblinduntersuchungen, wobei nicht der Untersucher, sondern der Computer bestimmt, in welcher der zwei Kammern die Zellkultur bestrahlt wird und in welcher nicht. Unmittelbar nach der Exposition wurden die Daten für die einzelnen Proben nach Zürich geschickt. Die Ergebnisse wurden dabei ohne Wissen, welche Proben nun bestrahlt wurden und welche nicht, von den Forschern mikroskopisch nach „Mikrokernen" („Micronuclei") und mittels der Elektrophorese durch den „Komet-Assay" auf Strangbrüche und Doppelstrangbrüche der DNS hin untersucht. Eine derartige Blindauswertung, so Prof. Adlkofer, sei wichtig, um jede subjektive Erwartung des Untersuchers von vornherein auszuschalten. Bei den exponierten Zellen wurden menschliche Promyelozyten, eine Vorstufe weißer Blutkörperchen bei der Blutbildung, so genannte HL 60-Zellen, verwandt. Dabei weist eine Zunahme der Micronuclei in den sich teilenden Zellen darauf hin, dass von den DNA-Strängen abgespaltenes Material bei der Zellteilung nicht mehr im neuen Gensatz der neuen Zellen integriert wurde. Vielmehr erscheint dieses kaputte Genmaterial, gleichsam als „Genschrott", jetzt in Form dieser kleinen Extrakerne (siehe Abb. 55).

Abb. 55: zeigt Mikrokerne bestrahlter, sich teilender HL 60-Zellen.

Micronucleus-Test
HL60 Zellen
Micronuclei nach RF-EMF Exposition
1800 MHz, 1,3 W/kg, 24h continuous wave exposure

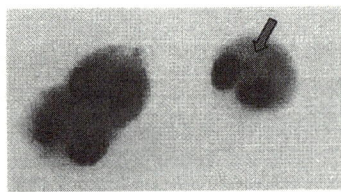 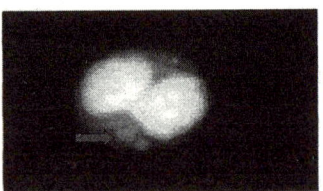

light microscopy (giemsa stain)   immunofluorescence microscopy,
ethidium bromide stain.

Abb. 56 zeigt den Anstieg von Mikrokernen in den bestrahlten menschlichen Promyelozyten (HL 60-Zellen), einer spezifischen Art von weißen Blutkörperchen und Abwehrzellen, in Abhängigkeit vom SAR-Wert. Die Anzahl der Mikrokerne nimmt bei steigenden SAR-Werten dramatisch zu. Das Maximum liegt bei 1,3 W/kg, einem beim Kommunikationsaufbau eines Handys häufig erreichten Strahlenwert am Kopf des Nutzers.

Micronucleus-Anstieg in HL60 Zellen nach RF-EMF Exposition ist abhängig vom SAR-Wert

1800 MHz, continuous wave, 24h

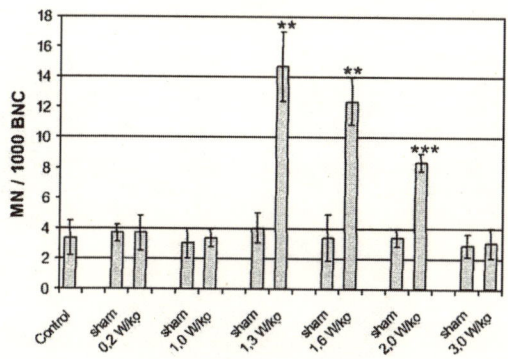

Ab einem SAR-Wert von 1,6 W/kg und bei 2 W/kg ist trotz immer noch signifikanter Zunahme der Mikrokerne ein deutlicher Abfall zu beobachten und bei einer Bestrahlung der Zellen mit 3 W/kg erreicht die Zahl der Micronuclei plötzlich wieder den Ausgangswert der nicht bestrahlten Kontrollgruppe. Offenbar ein Fenstereffekt! Der Grund für dieses paradoxe Verhalten ist bisher nicht bekannt! (Adlkofer)

Was aber tut sich, wenn HL 60-Zellen mit einem SAR-Wert von 1,3 W/kg unterschiedlich lang exponiert werden? Die Anzahl der Mikrokerne steigt von der sechsten bis zur 72sten Stunde kontinuierlich an, wobei (beim gleichen Zellmaterial) das nahezu gleiche Ausmaß an Mikrokernen wie bei ionisierender Röntgenbestrahlung erreicht wird. Eine deutliche Vermehrung von Mikrokernen zeigte sich dabei sowohl bei einer analogen als auch bei einer abwechselnd analog und digital gepulsten Hochfrequenz von 1,8 GHz bei einer SAR von 1,3 W/kg über 24 Stunden.

Um Genbruchstücke weiterhin nachzuweisen, wurde bei der REFLEX-Studie z.B. von Prof. Tauber in Berlin die alkalische Form des Komet-Assay verwandt, eine Entwicklung des amerikanischen Forschers N. Singh, der mit Prof. Lai die Erforschung der Gentoxizität durch Hochfrequenzen bahnbrechend weitergeführt hatte.

Abb. 57 zeigt links das elektrophoretische Bild einer

- *Scheinexposition („Sham").*
  Auf der rechten Seite sehen wir die Elektrophorese der Genbruchstücke durch
- *Röntgenstrahlen mit 0,5 Gy (Gray).*
  Dieses Bild von bestrahltem Genmaterial von „In vitro-Zellen" durch ionisieren-
  de Strahlen (z.B. Röntgenstrahlen) zeigt dabei allergrößte Ähnlichkeit mit dem
  Bild einer
- *24-Stunden-Handybestrahlung von 1.8 GHz.*

Comet-Assay
Ein typisches Bild nach RF-EMF-Exposition von HL60 Zellen

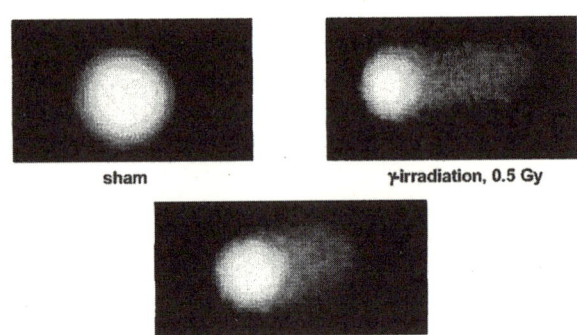

sham   γ-irradiation, 0.5 Gy

RF-EMF, 1800 MHz, SAR 1.3 W/kg, 24h, continuous wave

Wie wir wissen, ist die Bezeichnung dieses „Assay" (= Untersuchung) als „Komet" etwas missverständlich, so sehr auch die optische Ähnlichkeit ins Auge sticht. Bei einem Kometen bildet der solide Kopf die Front des Geschehens, während der Schweif nachgezogen wird. Beim Komet-Assay ist es gerade umgekehrt. Die kleineren DNS-Bruchstücke laufen natürlich schneller zum positiven Pol auf der rechten Seite, während die großen, gesunden Moleküle der unverletzten Genmaterialien weitgehend an ihrem Fleck bleiben. Beim Komet-Assay eilt also der Schweif dem Kometenkopf vorneweg. Das heißt: je länger und prachtvoller dieser Schweif ist, umso mehr kleine DNA-Bruchstücke sind zu verzeichnen, um so massiver ist demnach die Strahlenbedingte DNA-Schädigung verlaufen.

Während der alkalische Komet-Assay Einzel- und Doppelstrangbrüche gemeinsam erfasst, werden beim „neutralen" Komet-Assay ausschließlich Doppel-DNA-Strangbrüche gemessen. Mit dem neutralen Komet-Assay ergibt sich zwar ein ähnlicher Verlauf wie mit dem alkalischen Komet-Assay, doch ist zwangsläufig die alleinige Anzahl der Doppelstrangbrüche geringer als die gemeinsame Anzahl der Doppelstrang- plus der Einzelstrangbrüche. Diese Doppelstrangbrüche aber, wie schon erwähnt, sind von besonderer gentoxischer Relevanz für unsere Gesundheit: während Einzelstrangbrüche auch spontan auftreten und von der Zelle schnell und weitgehend fehlerfrei unter „federführender" Mithilfe des Melatonin repariert werden, sind Doppelstrangbrüche für den Organismus irreparabel.

Hochinteressant an der REFLEX-Studie: die beiden Universitätslabors, die im Rahmen eines umfangreichen Forschungsprogramms speziell oben ausgeführte Untersuchungen unabhängig voneinander an menschlichen Zellkulturen durchführten, kamen unabhängig voneinander zu identischen Resultaten. In Berlin war es Prof. Tauber und sein Team, die Lymphoblasten also spezielle weißen Blutkörperchen der Strahlung exponierten. Und in Wien war es Professor Rüdiger, der mit seinen Mitarbeitern die Strahlenauswirkung auf Fibroblasten, also Bindegewebszellen untersuchte. Beide Forschergruppen konnten die Doppelstrang- und Einzelstrangbrüche unter oben angeführten Versuchsbedingungen feststellen.

Da die REFLEX-Studie mit ihren in vitro-Zelluntersuchungen die gleichen Ergebnisse vorfand wie Lai und Singh, Somar, Ali und Bahari und vor ihnen viele andere Forscher an Versuchstieren „in vivo" und „im Reagenzglas"(in vitro), muss das gentoxische Potential von Handystrahlen durch diese EU-Studie als endgültig erwiesen betrachtet werden. Dass Hochfrequenzen damit auch krebsauslösend, also „karzinogen" sind, versteht sich damit von selbst.

25 Männer – Achtung:
Zeugungsfähigkeit in Gefahr

Welche Gefährdung der Mobilfunk für Millionen Männer darstellt, die ihr Handy jobbedingt im „Stand-by-Modus" am Gürtel tragen oder auch ganz cool in ihrer Hosentasche, diese Problematik rückte im Jahr 2004 Prof. Fejes I. und sein Forscherteam von der Universität Szeged/Ungarn mit einem plakativen Großversuch ins Zentrum wissenschaftlicher Aufmerksamkeit. Ort: die internationale Konferenz der renommierten Europäischen Gesellschaft für Fortpflanzung und Embryologie in Berlin 2004.

13 Monate lang hatten die Forscher ein Kollektiv von 221 Handynutzern und handyabstinenten Männern bezüglich ihres Spermiogramms untersucht. Dabei zeigten die Handynutzer eine um 30% reduzierte Spermienzahl, wobei diese zahlenmäßig reduzierten Spermien zudem auch in ihrer Beweglichkeit verlangsamt waren. Ein derartiger Befund aber kann sich, wie bekannt, bis zur Unfruchtbarkeit auf die männliche Fortpflanzungsfähigkeit auswirken.

Zu einem ähnlichen Ergebnis kam auch der Chefarzt der Urologie des Landeskrankenhauses Oberwart in Österreich, Prof. Davoudi M. sowie Dr. Brössner und Dr. Kuber W.. Sie überraschten die Öffentlichkeit im Herbst 2001 mit einem ebenso simplen wie eindeutigen, jederzeit reproduzierbaren Versuch. 13 Männer im Alter von 29 bis 39 Jahren verhielten sich für einen längeren Zeitraum völlig handyabstinent:

- sie trugen kein Handy bei sich und sie vermieden jedes mobile Telefonat. Nach dieser Zeit wurde bei jedem von Ihnen ein „handyabstinentes" Spermiogramm gewonnen und untersucht, welches als Kontrollprobe für den zweiten Teil des Versuches diente.

- Darauf hin wurden die 13 Männer angehalten, fünf Tage lang so häufig wie möglich mit ihrem Handy zu telefonieren und jeweils sechs Stunden am Tag das Handy am Körper eingeschaltet zu tragen. Die Ergebnisse hätten nicht eindeutiger sein können:

Während die ersten Spermiogramme ohne Handybelastung sich als gänzlich unauffällig erwiesen, war nach Handybelastung die Spermienbeweglichkeit und Spermienaktivität deutlich vermindert.

Bekanntermaßen findet nach dem Verkehr zwischen den Spermien im weiblichen Genitale ein „Wettrennen" statt. Denn nur die schnellsten Spermien erreichen das befruchtungsfähige Ei im Eileiter. Wenn die Spermien in ihrer Geschwindigkeit und Bewegung reduziert sind, können sie den für sie doch sehr langen Weg zum befruchtungsfähigen Ei nicht schaffen und sterben ab, ohne ihr Ziel erreicht zu haben. Die verminderte Beweglichkeit, gepaart mit reduzierter Spermienzahl reicht völlig aus, um einen Mann unfruchtbar zu machen, wobei die Unfruchtbarkeit dann zumeist als Problematik der Frau fehlinterpretiert wird und ohne exakte medizinische Untersuchung zu den kuriosesten partnerschaftlichen Tragikomödien, Trennung inbegriffen, Anlass gibt. Fatal in diesem Zusammenhang, Männer definieren im Allgemeinen ihre Zeugungsfähigkeit, ihre „Potenz" mit ihrer erektiven sexuellen „Verkehrsfähigkeit". Frauen sind im Allgemeinen mobilfunkkritischer, Männer im Allgemeinen mobilfunkgläubiger und beruflich zumeist exponierter. Dass auch sie als Männer zumindest in 50% der Fälle an erfolgloser Familienplanung und partnerschaftlicher Unfruchtbarkeit beteiligt sind, das wird im ärztlichen Aufklärungsgespräch mit Paaren häufig mit groß erstaunten Augen vonseiten der Männer zur Kenntnis genommen.

Noch in einem anderem Aspekt hat die Wissenschaft zum Thema männlicher Fruchtbarkeit bedenkliche Daten aufzuweisen. Prof. Dasdag und Mitarbeiter forschten mit mobilfunkexponierten Mäusen und fanden deutliche strukturelle Veränderungen in den Hoden. Bei einem relativ schwachen SAR von 0,141 W/kg im Sprachmodus kam es bei den bestrahlten Tieren zu Schrumpfungen der Samenkanälchen und zur Verminderung ihres Querdurchmessers. Die Exposition fand über einen Monat täglich dreimal pro Stunde für die Dauer einer ganzen Minute und das zwei Stunden lang, also insgesamt sechs Minuten statt. Gewebsveränderungen und Einengungen der Samenkanälchen traten dabei nur im Sprach- und nicht im Stand-by-Modus auf.

Dasdag S., Ketani M. A., Akdag Z., Ersay R. A., Sar I., Demirtas O. C., Celik M. S.: „Whole body microwave exposure emitted by cellular phones and testicular function of rats"; RES. 27 (3): Seite 219-223 (1999).

Wie krass Mobilfunk in Sachen Fortpflanzungsfähigkeit zu bewerten ist, brachte die chinesische Professorin Frau Huai Chiang von der Universität Hangzhou den Punkt - Frau Professor Huai Chiang ist unter anderem WHO-Beraterin. Auf dem Salzburger Wissenschaftstreffen im Jahr 2000 referierte sie: „Früher haben wir mit diesen Mikrowellen Geburtenkontrolle durchgeführt! Heute telefonieren wir damit!" (zitiert von Maes 2005)

26 In Sachen Fortpflanzungsfähigkeit: die Zeichen stehen auf Sturm

Die Frage, was Gentoxizität von Hochfrequenzen nicht nur für Individuen, sondern auch für künftige Generationen bedeuten könnte, wurde in Griechenland mittels Tierversuchen mit Mäusen beantwortet, Versuche, die man hinsichtlich ihrer Fragestellung als erschütternd bezeichnen muß: · Magras I.N. und Xenos T.D. (1997): „RF radiation-induced changes in the prenatal Development of mice" in: Bioelectromagnetics 18: Seite 455-461 (1997).

Diese Studie ging von der Aristoteles Universität in Thessaloniki aus und kam durch folgenden Umstand zustande: im Jahre 1992 wurde der riesige Antennenpark von Thessaloniki auf einem Bergrücken, 1,5 Kilometer entfernt von der kleinen Ortschaft Chortiatis errichtet. Beinahe 100 kommerzielle Fernseh- und Rundfunksender von Kurz- bis Ultrakurzwelle wurden dort aufgestellt - im Dorf war der Antennenwald unübersehbar! Diese unmittelbare Nachbarschaft zu einer Sendeanlage mit 300 Kilowatt verursachte natürlich Ängste bei den Bewohnern und führte zu dem Forschungsvorhaben. Ziel der Untersuchungen war dabei, herauszufinden, ob die Radio- und Hochfrequenzen einen Einfluss auf die Fortpflanzungsfähigkeit nehmen könnten. Bisher, so die Forscher, hätten „nur widersprüchliche Resultate vorgelegen". Deshalb wählte man einen In Vivo-Versuch mit Mäusestämmen. Die Mäusepopulationen bestanden aus 36 Mäusen, 18 männlichen und 18 weiblichen, jeweils zwei Monate alt und fortpflanzungsfähig. Dabei waren diese Mäuse vital und erfreuten sich vor dem Versuch bester Gesundheit. Zur Abschätzung der Hochfrequenzexpositionen, insbesondere auch für Kinder, wurde eine Mäusepopulation in den dritten Stock einer Grundschule gebracht, in deren Innenräumen ein durchschnittlicher Strahlenpegel von gigantischen, doch „Grenzwert-unterschreitenden" 1.053 nW/cm² gemessen wurde!

Das zweite Gebäude, dessen „biologische Wirksamkeit" auf die Fortpflanzungsfähigkeit der Mäuse untersucht wurde, wies in seinen Innenräumen immer noch massive 168 nW/cm² auf.
Das Versuchsergebnis hätte nicht bedrückender ausfallen können:
Unter der Exposition von 1.053 nW/cm² war nicht nur die Anzahl der Jungtiere auf einen Bruchteil gesunken. Die jungen Mäuse erwiesen sich in der zweiten Generation als derart erbgutgeschädigt, krebskrank und fortpflanzungsunfähig, dass.das gesamte hochexponierte Mäusevölkchen in der dritten Generation ausgestorben war!

Unter der geringeren Exposition von 168 nW/cm² zog sich die Situation etwas länger hin: die Mäusepopulation in der zweiten Generation schien sich hinsichtlich der Zahl ihrer Nachkommenschaft sogar etwas zu erholen. Ab der dritten Generation aber ging es aufgrund der Erbschäden und zunehmenden Fortpflanzungsfähigkeit steil bergab, so dass in der fünften Generation ebenfalls Tod und Aussterben der gesamten Mäusepopulation resultierte.

Nun liegen sowohl 1.053 nW/cm^2 als auch 168 nW/cm^2 weit unterhalb jedes gesetzlichen Grenzwertes. Bei einer 15-Watt-Antenne (Antennengewinn etwa 56) werden 168 nW/cm^2 im Hauptstrahl in 200 Metern Entfernung gemessen, eine 1.000 nW/cm^2 Exposition finden wir etwa 75 Meter entfernt von ihr. Die Ergebnisse dieser griechischen Studie aus dem Jahre 1997 sind in der Lage, uns restlos die Augen über den haarsträubenden Zynismus der Mobilfunkbetreiber zu öffnen:

Denn gerade die Schulkinder und die Jugendlichen bilden den größten, nämlich 60%igen Marktanteil der Branche. Die Handywerbung ist vielfach ganz gezielt auf ihre Gruppe abgestellt. Deswegen werden Antennen zumeist nicht zufällig, sondern bewusst bevorzugt in unmittelbarer Nähe von Schulen (auch Kindergärten) oder sogar auf deren Dächern aufgestellt. Die Untersuchungsergebnisse von Dr. Bornkessel (2003) aus Nordrheinwestfahlen weisen aber auf, dass in Räumen von Gebäuden, auf deren Dächern Sendeanlagen montiert waren, aufgrund der senkrechten Strahlennebenkeule häufig 600 bis 700 nW/cm^2 zu messen sind, die gleiche Intensität wie beim Auftreffen des Hauptstrahls auf dem Boden in 100 Metern Entfernung von einer Sendeanlage. Vergegenwärtigen wir uns die griechischen Untersuchungsergebnisse, dann kann es uns um unsere zunehmend geburtenreduzierte Jugend, aber auch um die Überlebensfähigkeit unseres Volkes aufgrund der sich ansammelnden Gefährdung für die Fortpflanzungsfähigkeit späterer Generationen nur Angst und Bange werden. Sind wir dabei, in einem unfreiwilligem Feldversuch die Richtigkeit dieses griechischen Tierversuches im Sinne einer globalen Tragödie auch am Menschen zu wiederholen? Möglicherweise werden erst kommende Generationen darüber ein Urteil sprechen, zu einem Zeitpunkt, an dem es genetisch zu spät ist.

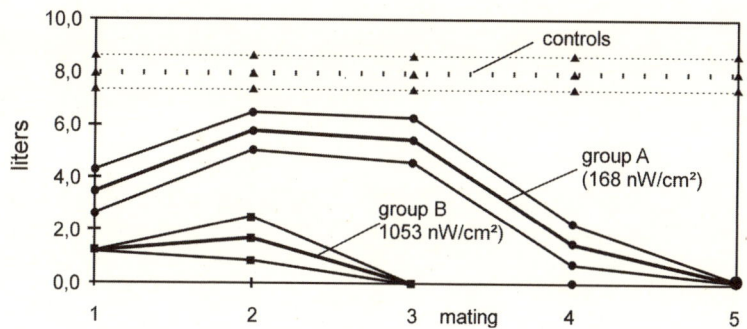

Und ihn vergessen alle: kleiner als eine Maus oder ein Küken, mit einer
außerordentlich hohen Zellteilungsrate und einem 90%igem Wassergehalt
extrem strahlensensibel. Er ist stumm und wehrlos. Und doch liegt vor ihm,
gesund oder missgebildet, noch ein ganzes Leben!

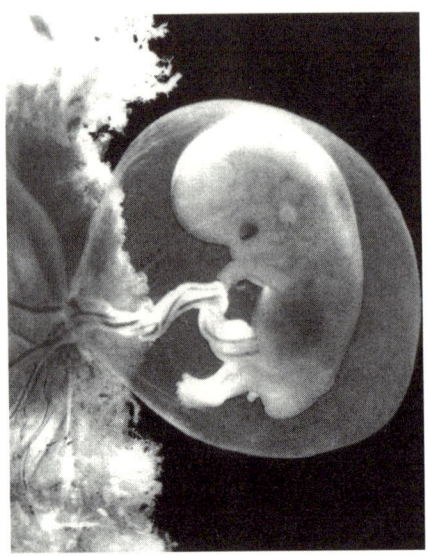

27. Literaturverzeichnis:

Abelin, T. (1999): Sleep disruption and melantonin reduction from exposure to a short wave radio signal. Seminar at Canterbury regional council, New Zealand.

Adlkofer, F. (2000):Sprecher der **REFLEX-Studie**.: Risk evaluation of potential environmental hazards from low energy electromagnetic field exposure. (VERUM-Stiftung, Pettenkoferstraße 33, 80336 München).

Adey, W. R. (1977): Models of membranes of cerebral cells as substrates for information storage. In: Biosystems, Vol. 8, S. 163-178.

Adey, W. R. (1978): Experiment and theory in long range interactions for electromagnetic fields at brain cell surfaces. In: Proceedings Biomagn. effects workshop, Lawrence Berkely Laboratory, Tenforde, Ed. Publ. LBL-7452, S. 53-78.

Adey, W. R. (1980): Frequency and power windowing in tissue interactions with weak electromagnetic fields. In: Proceedings of the IEEE, Vol. 68.

Adey, W. R. (1981): Tissue interactions with nonionizing electromagnetic fields. In: Physiological Reviews Vol. 61(2), S. 435-514.

Adey, W. R. Bawin, S. M. and Lawrence, A. F. (1982): Effects of weak amplitude-modulated microwave fields on calcium efflux from awake cat cerebral cortex. In: Bioelectromagnetics Vol. 3, S. 295-307.

Adey, W. R. (1988): Cell membranes: The electromagnetic environment and cancer promotion. In: Neurochemical Research 13 (7), S. 671-677.

Adey, W. R. (1989): The extracellular space and energetic hierarchies in electrochemical signaling between cells. In: Charge and Field Effects in Biosystems, S. 263-290.

Adey, W. R. (1990): Electromagnetic fields and the essence of living systems. In: Modern Radio Science, S. 1-37.

Adey, W. R. (1991): Signal function of brain electrical rhythms and their modulation by external electromagnetic fields. In: Induced rhythms of the brain, S. 323-351.

Adey, W. R. (1992a): Collective properties of cell membranes. In: Interaction mechanisms of low-level electromagnetic fields in living systems, S. 47-77.

Adey, W. R. (1992b): ELF magnetic fields and promotion of cancer: experimental studies. In: Interaction mechanisms of low-level electromagnetic fields in living systems.

Adey, W. R. (1999): Cell and molecular biology associated with radiation fields of mobile telephones. Current state of the research to mid. 1999.

Adey, W. R. u. a. (1999): Spontaneous and nitrosourea-induced primary tumors in the centr. nerv. system in Fischer 344 rats chron. exposed to 836 MHz modulated microwaves. In: Rad. Res. 152, S. 293-302.

Akdag, M. Z. u. a. (1999): Effect of chronic low-intensitiy microwave radiation on sperm count/morphology and testicular and epididymal tissue of rats. In: Electro-Magnetobiol. 18 (2), S. 133-145.

Alberts, E. N. (1977): Light and electron- microscopic observations on the blood-brain barrier after microwave irradiation. In: Sympos. on Biolog. effects and measurement of RF/Microwaves, S. 294-309.

Alberts. E. N. (1978): Reversibility of microwave induced blood-brain-barrier.

Altamura, G. (1997): Influence of digital and analog cellular telephones on inplanted pacemakers. In: Eur. Heart J. 18 (10), S. 1632-4161.

Altamura, G. u. a. (1997): Influence of digital and analogue cellular telephones on implanted pacemakers In: Eur Heart J 18(10), S. 1632-4161.

Altpeter, E. S. u. a. (1995): Study of health effects of Shortwave Transmitter Station of Schwarzenburg, Berne, Switzerland.

Aubineau P. u. a. (2002): Effects of Two-hour Exposures to 900-MHz GSM Microwaves on Plasma Protein Extravasation in Rat Dura Mater and Brain. 24st Annual BEMS Meeting, Quebec, Canada, June 2002.

Aubineau P. & Töre, F. (2003): Head exposure to 900 MHz microwaves induces plasma protein extravasation in the rat brain and dura mater at non-thermal SAR levels.

Australian Standard (1990): Radiofrequency radiation, Part 1: Maximum exposure levels 100 kHz to 300 GHz.

Aurin, J. (2001): Wirkungen des Mobilfunks 7/8, S. 6-8.

Balcer-Kubiczek, E. K. and Harrison, G. H. (1989): Induction of neoplastic transformation in C3H/10T1/2 cells by 2,45 GHz microwaves. In: Radiat. Res. Vol. 230, S. 153-164.

Balcer-Kubiczek, E. K. and Harrison, G. H. (1991): Neoplastic transformation of C3H/10T ½ cells following exposure to 120 Hz modulated 2,45 GHz microwaves and phorbol ester? tumor promoter. In: Radiation research Vol. 125, S. 65-72.

Balode, Z. (1996): Assessment of radio-frequency electromagnetic radiation by the micro nucleus test in Bovine pheripheral erythrocytes. In: The science of the total environment Vol. 181, S. 81-86.

Baranski, S. / Czerski, P. & Szmigielski, S. (1969): Microwave effects on mitosis in vivo and in vitro. In: Can. J. Genet. Cytol. Vol. 20, S. 23-30.

Baranski, S. & Czerski, P. (1972): Effect of microwaves on the reaction of the white blood cell system. In: Acta Physiol. Pol. Vol. 23, S. 685-695.

Barbaro, V. u. a. (1996): Electromagnetic interference of analog cellular telephones with pacemakers. In: Pacing Clin. Electrophysiol Vol. 19(10), S. 1410-1418.

Bardasano, J. L. / Cos, S. & Picazo, M. L. (1998): Numerical variations in synaptic ribbons of rat pinealocytes under magnetic storm conditions and on calm days. In: Hirnforschung Nr. 30, S. 639-643.

Baris, D. & Armstrong B. (1990): Suicide among electric utility workers in England and Wales. In: Br. J. indust. med. Vol. 47, S. 788-789.

Barron, C.I. & Barraf, A.A. (1958): Medical considerations of exposure to microwaves(radar). In: J. Med. Amer. Assoc. Vol. 168, S. 1194-1199.

Bawin, S. M. & Adey W. R. (2003): Sensitivity of calcium bindings in cerebral tissue to weak electric fields oscillating at low frequency. In: Proc. Natl. Acad. Sci. USA.

Bawin, S. M., / Kaczmarek, L. K. & Adey, W. R. (1975): Effects of modulated VHF fields of the central nervous system. In: Ann N.Y. Acad. Sci. Vol. 247, S. 74-81.

Beall, C. u. a. (1996): Braintumors among electronic industry workers. In: Epidem., Vol. 7(2), S. 125-130.

Begich N., Jeanne Manning (2004) Löcher im Himmel.

Behari, J. / Kunjilwar, K. K. & Pyne, S. (1998): Interaction of low level modulated RF radiation with Na+-K+AT-Phase. In: Bioelectromistry Vol. 47.

Berman, E. & Carter, H. B. (1984): Decreased body weight in foetal rats after irradiation with 2450 MHz (CW) microwaves. In: Health Phys. Vol. 46.

Bernhardt, J.H. / Matthes, R. & Repacholi M.H. (Hrsg.) (1997): Non thermal effects of RF electromagnetic fields. In: Proceedings. International seminar on biological effects on non-thermal pulsed and amplitude modulated RF electromagnetic fields and related health risks.

Bischof, M.(1995): Das Licht in unseren Zellen.

Blackman C. F. u. a. (1979): Induction of calcium ion efflux from brain tissue brain by radio frequency radiation: effects of modulation frequency and field strength. In: Radio science Vol. 14, S. 93-98.

Blackman C. F. u. a. (1980a): Induction of calcium ion efflux from brain tissue by radio frequency radiation: effect of sample number of modulation frequency on the power- density window. In: Bioelectromagnetics Vol. 1, S. 35-43.

Blackman C. F. u. a. (1980b): Calcium-ion efflux from brain tissue: power density versus internal field: intensity dependencis at 50 MHz R.F. radiation. In: Bioelectromagn. Vol. 1, S. 277-283.

Blackman, C. F. u. a. (1988): Influence of electromagnetic fields on the efflux of calcium ions from brain tissue in vitro: three model analysis consistent with the frequency response up to 510 Hz. In: Bioelectromagnetics Vol. 9: S. 215-227.

Blackman, C. F. u. a.: Multiple powerdensity windows and their possible origin. In: Bioelectromagnetics Vol. 10, S. 115-128.

Blackman, C. F. / Benane, S. G. & House, D. E. (1991): The influence of temperature during electric- and magnetic-field induced alteration of calcium ion release from in vitro brain tissue. In: Bioelectromagnetics Vol. 12, S. 173-182.

Bohr, H. & Bohr, J. (2000): Microwaves enhanced kinetics observed in ORD studies of a protein. In: Bioelectromagnetics Vol. 21, S. 68-72.

Bohr H. / Brunak, S. & Bohr, J. (1997): Molecular wring resonances in chain molecules. In: Bioelectromagnetics Vol. 18, S. 187.

Borbely A. A. u. a. (1999): Pulsed high-frequency electromagnetic field affects human sleep an sleep electroencephalogram. In: Neurosci. Lett. Vol. 275(3), S. 207-210.

Bornkessel, C. (2002): Institut für Mobil- und Satellitenfunktechnik GmbH. In: Elektromagnetische Felder in NRW, Untersuchungen der Immissionen durch Mobilfunk-Basisstationen, S. 65.

Bortkiewicz, A. / Gadzicka, E. & Zmyslony, M. (1996): Heart rate variability in workers exposed to medium-frequency electromagnetic fields. In: J. of the Autonomic Nervous System Vol. 59, S. 91-97.

von Braun, G. (1999): So ermittelt man Gesundheitsstörungen durch Mobilfunkbetrieb; Systematische Melatonin-Wechselwirkungen. In: Raum & Zeit Nr. 100, S. 18-25.

Braune, S. u. a. (1998): Resting blood pressure increase during exposure to a radio-frequency electromagnetic field. In: Lancet. Vol. 1858.

Brown-Woodman, P. D. u. a. (1989): Evalutation of reproductive function of female rats exposed to radio frequency fields (27.12 MHz) near a short waves diathermy machine. In: Health Physics Vol. 56 (4), S. 521-525.

Burch u. a. (1998): Nocturnal excretion of urinary Melatonin metabolite among utility workers. In: Scand. J. Work Environ Health Vol. 24(3), S. 183-189.

Burch, J. B. u. a. (1997): Cellular telephone use and excretion of urinary Melatonin metabolite. Abstract of annual review of research biological effects of electric and magnetic feels from the generation, delivery & use of electricity.

Burch, J. B. u. a. (2002): Melatonin metabolite excretion among cellular telephone users. In: Int. J. Radiat. Biolg. Vol. 78 (11), S. 1029-1036.

Burch, J. B. u. a. (1999):Reduced Excretion of a Melatonin metabolite in workers exposed to 60 Hz magnetic fields. In: Am. J. Epidemiol. Vol.150 (1).

Bürgerwelle e. V. (2001-2002): Infopaket. Risiko Mobilfunk. Vorbeugen statt leiden.

BUWAL (= Bundesamt für Umwelt, Wald und Landschaft) (1999): Verbreitete Angst vor neuen Mobilfunkantennen. In: Umweltschutz Nr. 2.

Byus, C. V. u. a. (1988): Increased ornithine decarboxylase activity in cultured cells exposed to low energy modulated microwave fields and phorbol ester tumor promoters. In: Cancer research Vol. 48 (15), S. 4222-4226.

Cantor, K. P. u. a. (1995): Occupational exposures and female breast cancer mortality in the Unites States. In: Journal of Occupational Medicine Vol. 37(3), S. 336-348.

Chen, W. H. (1996): Interference of cellular phones with implanted permanent pacemakers. In: Clin Cariol Vol. 19(11), S. 881-886.

Chazan, B. u. a. (1983): Development of murine embryos and fetuses after irradiation with 2.450 MHz microwaves. In: Problemy Medycyny Wieku Rozwojowego Vol. 12, S. 164-173.

Cherry, N. (1998): Brain tumor and carcinogenetic mechanisms related to radiofrequency and microwave radiation exposure, Vortrag beim Symposium über mögliche biologische und gesundheitliche Auswirkungen von radiofrequenten elektromagnetischen Feldern, Universität Wien, 25.-28. Oktober 1998, Manuskript.

Cherry, N. (1999): ICNIRP-Richtlinien-Kritik Environmental Management and Design Division, Canterbury, New Zealand.

Cherry, N. (2000a): Ein neues Paradigma - Mikrowellen: Der Calcium-Ionen-Mechanismus. Vortrag Kufstein. (Deutsche Übersetzung überreicht durch G.E. Zesar, Mittelstraße 31, 53925 Kall).

Cherry, N. (2000b): EMR reduces melatonin in animals and people. (Environmental Management and Design Divison, **Neil.Cherry@ecan.govt.nz**).

Cherry, N. (2000c): Cell phone radiation poses a serious biological and health risk. (**Neil.Cherry@ecan.govt.nz**, Environmental Management and Design).

Cherry, N. interviewt von **Oellerich, A.** (2000d): WHO betrügt seit Jahren die Öffentlichkeit. In: Raum & Zeit.

Cherry, N. (2003): EMF/EMR reduces Melantonin in animals and people (Human sciences Department P.O.Box 84 Lincoln University Canterbury, New Zealand **neil.cherry@xtra.co.nz**).

Chia, S. E. / Chia, H. P. & Than, J. S.: (2002) Prevalence of headache among handheld cellular telephone users in Singapure: A community study. In: Environmental Health Perspect Vol. 108, S. 1059-1062.

Chou, C.-K.(1992): Longterm, low-level microwave irradiation of rats. In: Bioelectromagnetics Vol. 12, S. 289-298.

Cleary, S. F. / Liu, L. M. & Merchant, R. E. (1990a): In vitro lymphocyte proliferation induced by radiofrequency electromagnetic radiation under isothermal conditions. In: Bioelectromagnetics Vol. 11, S. 47-56.

Cleary, S. F. / Liu, L. M. & Merchant, R. E. (1990b): Glioma proliferation modulated in vitro by isothermal radio-frequency radiation exposure. In: Radiation Research Vol. 121, S. 38-45.

Cleary, S. F. / Cao, G. & Liu, L. M. (1996): Effects of isothermal 2,45 GHz microwaves radiation on the mammalian cell cycle: Comparison with the effects of isothermal 27 MHz radiofrequency radiation exposure. Bioelectrochem. In: Bioenerg. Vol. 39, S. 167-173.

Conti, A. & Maestroni, G. (1995): The clinical neuroimmunotherapeutic role of melatonin in oncology. In: Journal of Pienal Research, S. 103-110.

Coyne, T. N. R. and Belrose, J. S. (1972): The diurnal and seasonal variation of electron densities in the midlatitude D region under quiet conditions. Radi. Science Vol. 7(1), S. 163-174.

Craig, R. A., (1965): The Upperatmosphere: Meteorology and Physics. In: International Geophysics Series Vol. 8 Publ. Academic Press.

Craven, M. & Essex, E. A. (1987): Diurnal, seasonal, and storm-time variability of the total electron content of the atmosphere north of Macquarie Island. In: Australian national Antarctic research Expeditions, Research Note 56.

Czerska E. u. a. (1992): Effects of continuous and pulsed 2.450-MHz radiation on spontaneous lymphoblastoid tranformation to human lymphocytes in vitro. In: Bioelectromag. Vol. 13, S. 247-259.

Daels, J. (1976): Microwave heating of the uterine wall during parturition. In: J. Microwave Power Vol. 11, S. 166-167.

D'Ambrosio, G. u. a. (1995): Genotoxic effects of amplitude-modulated microwaves on human lymphocytes exposed in vitro under controlled conditions. In: Electromagnetobiology Vol. 14, S. 157-164.

Danzer, H. u. a. (1938): UKW in ihren medizinisch-biologischen Anwendungen.

Daniells, C. u. a. (1998): Transgenic nematodes as biomonitors of microwave-induced stress. In: Mutat Res. 399, S. 469-496.

Dasdag, S. (1999): Whole-body microwaves exposure by cellular phones and testicular function of rats. In: Urol. Res. Vol. 27(3), S. 219-223.

Davis, R. L. & Mostofi, F. K. (1993): Cluster of testicular cancer in police officers exposed to hand-held radar. In: Am. J. Indust. Med. Vol. 24, S. 231-233.

De Mattei, M. (1999): Correlation between pulsed electromagnetic fields exposure time and cell proliferation increase in human osteosarcoma cell lines and human normal osteoblast cells in vitro. In: Bioelectromagnetics Vol. 20, S. 177-182.

de Pomerai, D (2000): Non-thermal heat-shock response to microwaves. In: Nature May Vol. 25.

Deroche, M. (1971): Etude des perturbations biologiques chez les techniciens O.E.T.F. dans certains champs electromagnetiques de haute frequence In: Arch. Mal. Prof. Vol. 32, S. 679-683.

de Seze, R. u. a. (1999): Evaluation in humans of the effects of radiocellular telephones an the circadian patterns of melatonin secretion, a chronobiological rhythm marker. In: Journal of Pineal Research Vol. 27(4), S. 237-242.

de Seze, R. u. a. (1998): Radiocellular telephones do not disturb the secretion of antepituitary hormones in humans. In: Bioelectromagnetics Vol. 19(5), S. 271 ff.

Dmoch, A. & Moszczynski, P. (1998): Levels of immunoglobulin and subpopulations of t-lymphocytes and NK cells in men occupationally exposed to microwaves radiation in frequencies of 6-12 GHz. In: Med. Pr. Vol. 49(1), S. 45-49.

Dolk H. u. a. (1997a): At all cancer incidence near radio at televison transmitters in Great Britain. Pt. I. (Sutton cold field transmitter). In: Am. J. Epidemiol. Vol. 145(1), S. 1-9.

Dolk, H. u. a. (1997b): Cancer incidence near radio and televison transmitters in Great Britain Pt. II. (All High power transmitters). In: American J. of Epidemiology Vol. 145(1), S. 10-17.

Dowse, H. B. & Palme, J. D. (1970): Zitiert von S. Lang. In: DTV-Lexikon der Physik, S. 167.

Dutta, S. K. u. a. (1984): Microwave radiation induced calcium ion efflux from human neuroblastoma cells in culture. In: Bioelectromagnetics Vol. 5, S. 71-78.

ECOLOG:. Hennies, K. u. a. (2000) Mobilfunk und Gesundheit (**www.ecolog-institut.de**).

Eger, H. u. a. (2004): Einfluss der räumlichen Nähe von Mobilfunksendeanlagen auf die Krebsinzidenz. Naila-Studie. In: Umwelt - Medizin - Gesellschaft Nr. 17, S. 326-332.

Ehlers, H.-J. (2002): Telekommunikation ohne Elektrosmog. In: Raum & Zeit Nr. 115, S. 99-102.

Eulitz, C. u. a. (1998): Mobile phones modulate response patterns of human brain activity. In:: Neuroreport Vol. 9(14), S. 3229-3232.

Fesenko, E. u. a. (1999): Microwaves and cellular immunity. Effect of whole body microwaves irradiation on tumor necrosis factor produc. in mouse cells. In: Bioelectrochem. Vol. 49(1), S. 29-35.

Fletcher, W. H. u.a. (1986): A modulated-microwave field and tumor promoters similarly enhance the action of alpha-lymphotoxin (ALT). In: Proce. Bioelectromagnetics Soc., 8th Annual Meeting, Madison, Wisconsin, S. 12.

Forman, S. A. (1982): Physiological symptoms and intermittent hypertension following acute microwaves exposure. In: J. of Occup. Med. Vol. 24(11), S. 932-934.

Frei M.R., Jauchem, J. R., Dusch S. J., Merritt J. H., Berger R. E. and Stedham M. A. 1998: Chronic, low-level (1.0 W/kg) exposure of mice prone to mammary cancer to 2.450 MHz microwaves , Radiat. Res. 150 568-570.

Frenzel-Beyme R.: Die Naila-Studie: Kommentare und Stellungnahmen, Umwelt-Medizin- Gesellschaft /18/1/2005, S. 35-44.

Frenzel-Beyme R. u. a. (2000): Experten bei der Anhörung des Ausschusses für Landesentwicklung und Umweltfragen zum Thema: Auswirkungen nicht-ionisierender Strahlen am 5.12.2000.

Freude, G. u. a. (1998a): Effects of microwaves emitted by cellular phones on human slow brainpotentials. In: Bioelectromagnetics Vol. 19, S. 384-387 **(Bundesanstalt für Arbeitsschutz und Arbeitsmedizin, Berlin).**

Freude, G. u. a. (1998b): Effects of microwaves emitted by cellular phones and human slow brain potentials. Bioelectromagnetics 19(6):384-387.

Frey, A. H. / Feld S. R. & Frey B. (1975): Neural function and behavior: defining the relationship in biological effects of nonionizing radiation. In: Ann. N.Y. Acad. Sci. Vol. 247: S. 433-438.

Frey, A. H. (1995): Science and standards: Data analysis reveals significant microwave-induced eye damage in humans. In: J. microwave power, S. 53-56.

Frey, A. H. (1998): Headaches from cellular telephones: are they real and what are the impacts? In: Environ. Health Perspect Vol. 106(3); S. 101-103.

Fritze, K. u. a.(1997b): Effect of global system for mobile communic. microwave exposure on blood-brain permeability in rat. In: Acta Neuropath. Vol. 94, S. 465-470.

Fritze, K. u. a. (1997a): Effect of global system for mobile communication microwave exposure on the genomic response of the rat brain. In: Neuroscience Vol. 81, S. 627-639.

Fröhlich, H., (1968): Long-range coherence and energy storage in biological systems. In: Int. J. Quant. Chem. Vol. 11, S. 641-649.

Gangi, S. & Johansson, O. (2000): A theoretical model based upon mast cells and histamine to explain the recently proclaimed sensitivity to electric and/or magnetic fields in humans. In: Med. Hypotheses Vol. 54, S. 663-671.

Gandhi, O. P. (1980): State of knowledge for electromagnetic absorbed dose in man and animals. In: Proc. IEEE, Vol 68(1), S. 24-32.

Garaj-Vrhovac, V. / Fusic, A. & Horvat, D. (1990): Comparsion on chromosome aberration and micronucleus induction in human lymphocytes after occupational exposure to vinyl chloride monomer and microwave radiation. In: Periodicum Biologorum Vol. 92 (4), S. 411-416.

Garaj-Vrhovac, V. / Fusic, A. / Horvat, D (1992): The correlation between the frequency of micronuclei and specific aberrations in human lymphocytes exposed to microwave radiation in vitro. In: Mutation Research Vol. 281, S. 181-186.

Garaj-Vrhovac, V. & Fusic, A. (1993): The rate of elimination of chromosomal aberrations after accidental exposure to microwave radiation. In: Bioelectrochemistry and Bioenergetics Vol. (30), S. 319-325.

Goldoni, J. (1990): Hematological changes in peripheral blood of workers occupationally exposed to microwave radiation. In: Health Physics Vol. 58(2), S. 205-207.

Goldsmith, J. R., (1995): Epidemiologic evidence of radiofrequency radiation (microwave effects on health in military, broadcasting, and occupational studies. In: Internat. J. of occup. and environ. health.

Goldsmith, J. R. (1995): Where the trail leads. In: Eupius Journal of asian and international bioethics 5.

Goldsmith, J. R. (1997): Epidemiologic evidence relevant to radar (microwave) effects. In: Environmental health perspectives Vol. 105.

Goldsmith, J. R. (1997): TV broadcast towers and cancer: The end of innocence for radiofrequency exposures. American journal of industrial medicine 32: 689-692.

Goldsmith, J. R. (1996): Epidemiological studies of radiofrequency radiation: Status of areas of concern. In: The Sence of the total Environment Vol. 180, S. 3-8.

Gordon, Z. V. (1966): Problems of industrial hygiene and the biological effects of electromagnetic superhigh frequency fields. Moscow Medicina (in Russian) English translation in NASA Rept TT-F-633, 1976.

Goswami, P. C. u. a. (1999): Proto-oncogene m-RNA levels and activities of multiple transcription factors in C3H 10T /2 murine embryonic fibroblasts exposed to 835.62 and 847.74 MHz cellular telephone communication frequency radiation. In: Radiat. Res. 151(3), S. 300-309.

Grad, B. R. & Rozenzwaig, R. (1993): The role of melatonin and serotonin in aging: update. In: Psychoneuroendocrinology Vol. 18 (4), S. 283-295.

Grasberger, Th. & Kotteder, F. (2003): Mobilfunk - Ein Freilandversuch am Menschen.

Grayson, J. K. (1996): Radiation exposure, socioeconomic status and brain tumor risk in the US Air Force: A nested case-control study. In: American J. of Epidemiol. Vol. 143, S. 480-486.

Gregory M. Brown (1994): Light, Melatonin and the Sleep-wake Cycle. In: J. Psychiatr. Neurosci. Vol. 19 (5).

Haider, T. u. a. (1994): Clastogenic effects of radiofrequency radiation on chromosomes of tradescantia. In: Mutation Research Vol. 324, S. 65-68.

Hamburger, S., Logue, J. N., & Sternthal, P. M. (1983): Occupational exposure to non-ionizing radiation and an association with heart disease: an exploratory study. In: Journal of Chronic Diseases, Vol. 36, S. 791-802.

Hammet und Edison (1997): Engineering analysis of radio frequency exoposure conditions with addition of digital TV-Channels. Prepared for Sutra Tower Inc., San Francisco, California, Jan. 3, 1997.

Hanson Mild, K. u. a. (1998): Comparison of symptoms experienced by users of analog an digital mobile phones: a Swedish-Norwegian epidemiological study. In: Arbetslivreport Vol. 23.

Hanson Mild, K. (1999): Use of cellular phones and the risk for brain tumors, a case -control study In International Journal of Oncol. Vol. 15, S. 113-116.

Hardell, L. / Anasman, A. & Hallquist, A. (2000): Case-control study of radiology work, medical x-ray investigations and use of cellular telephones as risk factors. In: J. of General Medicine, www.medscape.com/Medscape/GeneralMedicine/Journal/2000/v02.n03/.

Hardell, L. u. a. (2001): Ionizing radiation cellular telephones and the risk for brain tumors. In: European journal of cancer prevention Vol. 10, S. 523-529.

Hardell L. & Hallquist, A., (2002): Case-control-study of radiology work, medical X-ray investigations. In: J. of General Medicine.

Hardell, L. u. a. (1999a): Use of cellular telephones and the risk for brain tumours: A case-control study. In: Int. J. Oncol Vol. 15(1), S. 113-116.

Hardell, L. u. a. (1999b): Angiosarcoma of the scalp and use of a cordless (portable) telephone. In: Epidemiology Vol. 10(6), S. 785-786.

Hardell, L. u. a. (2000): Case-control study of radiology work, medical excuse, investigations and use of cellular telephone as risk factors for brain hummers. In: Med Gen Med, May 4, 2000, netcape. Department of oncology Orebro medical centre Sweden.

Hayes, R. u. a. (1990): Occupational and risk for testicular cancer: a case-control study. In: International Journal of Epidemiology Vol. 19(4), S. 825-831.

Hecht, K. (2001): Auswirkungen von elektromagnetischen Feldern. Eine Recherche russischer Studienergebnisse 1960-1996. In: Umwelt-Medizin-Gesellschaft Vol. 14 (3), S.222-229.

Heerd, U. (Hrsg.) (1998): Das HAARP-Projekt.

Heller, J. H. & Teixeira-Pinto, A. A. (1959): A new physical method of creating chromosome aberrations. In: Nature Vol. 183 (4665), S. 905-906.

Hennies, K. Neitzke / P. & Voigt, H. (2000): Bewertung des wissenschaftlichen Erkenntnisstandes unter dem Gesichtspunkt des vorsorgenden Gesundheitsschutzes (ECOLOG-Institut, Nieschlagstraße26, 30449 Hannover).

Hentschel u. a. (1999): Einfluss von niederfrequent gepulsten Hochfrequenzen auf den Menschen. In: Schriftenreihe der BAA: Fb. 868.

Hingst, W. (2001): Handy-Fieber.

Hladky A. u. a. (1999): Acute effects of using a mobile phone an CNS functions. Cent. Eur. J. Public Health Vol. 7(4), S. 165-167.

Hocking, B. u. a. (1996): Cancer incidence and mortality in proximity to TV towers. In: Medical Journal of Australia, Vol. 165(2), S. 601-605.

Hocking, B. (1998): Preliminary report: symptoms associated with mobile phone use. In: Occup. Med. Vol. 48(6), S. 357-360.

Hofgartner, F. / Muller, T. & Sigel, H. (1996): Could C- and D-network mobile phones endanger patients with pacemakers? In: Deutsche Med. Wochenschrift Vol. 121(20), S. 646-652 (Article in German).

Horn, L. u. a. (1934): Klin. u. exper. Erfahr. mit der KW-ber. des Gehirns. In: Wiener Klin. W.schr. Vol. 30 (47), S. 936-939.

Huber, R. Graf, T., Cote, K .A., Wittmann L., Gallman, E., Matter, D., Schuderer, J., Kuster, N., Borbely, A. A. and Achermann, P., 2000 Exposure to high-frequency electromagnetic field during waking affects human sleep EEG. In: Neuroreport Vol. 11(15), S. 3321-3325.

Huber, R. u. a. (2002): Electromagnetic fields, such as those from mobile phones, alter regional cerebral blood flow an sleep and waking EEG. In: J. Sleep Res. 2002 Vol. 11, S. 289-295.

Huber, R. u. a. (2003): Radio frequency electromagnetic field exposure in humans: estimation of SAR distribution in the brain, effects on sleep and heart rate. In: Bioelectromagnetics Vol. 24, S. 262-276.

Hutter, H. u. a. (2002): Mobilfunk-Basisstationen, erste Ergebnisse von zwei Feldstudien. In: Umweltmed. Forsch. Prax. Vol. 7(4), S. 213-216.

Hyland, G. J. (2004): How exposure to GSM and Tetra-GSM-base-station radiation can adversely effect humans. In: International institute of Biophysics.

International Commission on Non-Ionizing Radiation Protection (ICNIRP), 1998: Guidelines for limiting exposure to time-varying electric and electromagnetic fields (up to 300 GHz). In: Health Physics. Vol. 74(4), S. 494-522.

Jakob, H.-U. (1993): Schwarzenburg: Krebs auf Kurzwellen? Der Mann, der Bundespräsident Ogi herausfordert. In: Journal Franz Weber, No. 25.

Jakob, H.-U. (1995): Krebs auf Kurzwellen? Die wirkliche Gefahr von Schwarzenburg wird verschwiegen! In: Journal Franz Weber, No. 34.

Jakob, H.-U. (1997a): Kurzwellensender Schwarzenburg. Der Skandal geht weiter! In: Journal Franz Weber, No. 41, S. 3-9 & 30-34.

Jakob, H.-U. (1997b): Ende des Kurzwellen-Wahnsinns in Schwarzenburg! In: Journal Franz Weber, No. 42.

Jakob, H.-U. & Gruppe H.-U. Jakob (2000): Brief an UNO-Generalsekretär Kofi Annan vom 08.08.2000.

Johansen, C. (2001): Cellular telephones and cancer, a nationwide cohort study in Denmark. In: J. Nat. Cancer Inst. Vol. 93(3), S. 203-207.

Johansson, O. & Liu, P.-Y. (1995): Electrosensitivity and screen dermatitis: preliminary observations from on-going studies in the human skin. In Proceedings of the COST 244: Biomedical Effects of Electromagnetics Fields-Workshop on electromagnetic hypersensitivity, edited by Simunic, D., (Brussels/Graz: EU/EC (DGXIII).

Johansson O. u.a. (2001): Cutaneous mast cells are altered in normal healthy volunteers sitting in front of ordinary TVs/PC. Results from open-fields provocation experiments. In: J Cutan Pathol Vol.28, S. 513-519.

Johansson O. (2004): Electrohypersensitivity observations in the human skin of a physical impairment. Vortrag Mobilfunk. Symposium in Olten/Schweiz 2004 (Internat. Kongress der BI Gigaherz).

Johnson-Liakouris, A.G. (1998): Radiofrequenzy (RF) sickness in the Lilienfeld study. An effect of modulated microwaves? In: Arch. Environm. Health Vol. 53, S. 236-238.

Kaczmarek, L. K. & Adey, W. R. (1975): The efflux of $45Ca^{2+}$ and 3H-gamma-aminobutyric acid from cat cerebral cortex. In: Brain Res. Vol. 63, S. 331-342.

Kaczmarek, L. K. & Adey, W. R. (1974): Weak electric gradients change ionic and transmitter fluxes in cortex. In: Brain Res. Vol. 66, S. 537-540.

Karasek, M. u. a. (1998): Chronic exposure to 2,9 mT, 40 Hz magnetic field reduces melatonin concentration in humans. In: J. Pineal Reserch Vol. 25(4), S. 240-244.

Kallen, B. / Malmquist, G. & Moritz, U. (1982): Delivery outcome among physiotherapists in Sweden: is non-ionizing radiation a fetal hazard? In: Archives of Environmental Health Vol. 37, S. 81-84.

Kalnins, T. / Krizbergs, R. & Romancuks, A.: 1996: Measurement of the intensity of electromagnetic radiation from the Skrunda radio location station, Latvia. In: The Science of the Total Environment Vol. 180, S. 51-56.

Katalyse e.V.: Elektrosmog. Gesundheitsrisiken, Grenzwerte, Verbraucherschutz.

Kellenyi, L. u. a. (1999): Effects of mobile GSM radiotelephone exposure on the auditory brainsterm response (ABR). In: Neurobiology Vol. 7, S. 79-81.

Kern, A. (Gesundheitsdirektorin bei der WHO) (2001): Brief an Gruppe H. U. Jakob vom 14.09.2001: ICNIRP ist eine NGO!

Khudnitskii, S. S. / Moshkaraev, E. A. / Fomenko, T. V. (1999): On the evaluation of the influence of cellular phones on their users (Article in Russian). In: Med Tr prom Ecol, No. 9, S. 20-24.

Kirschvink, J. L. (1996): Microwaves absorption by magnetite: a possible mechanism for coupling non-thermal levels of radiation to biological system. In: Bioelectromagnetics Vol. 17, S. 187- 199.

Klein, D. C. / Weller, I. L. (1970): Indole metabolism in the pineal gland: circulation rhythm (n.-acetyltransferase). In: Science Vol. 169, S. 1093-1095.

von Klitzing, L., (1995): Low frequency electromagnetic fields influence EEG of man. In: Physical Media Vol. 11, S. 77-80.

König, H. L. (1959): Atmospherics geringster Frequenzen. In: Z. für angew. Physik Vol. 11(7), S. 264.

König, H. L. (1974a): ELF and VLF signal properties: physical characteristics. In: ELF and VLF electromagnetic field effects.

König, H. L. (1974b): Behavioral changes in human subjects associated with ELF electric fields. In: ELF and VLF electromagnetic field effects.

Koivisto, M. (2000): Effects of 902 MHz electromagnetic field emitted by cellular telephones on response times in humans. Neuroreport 11(2), S. 413-415.

Kolodynski, A. A. & Kolodynska, V. V., 1996: Motor and psychological functions of school children living in the area of the Skrunda Radio Location station of Latvia. In: The Science of total environment Vol. 180, S. 87-93.

Kolomytkin, O. u. a. (1994): Response of brain receptor systems to microwaves energy exposure, S. In: On the nature of electromagnetic fields interactions with biological systems, S. 195-206.

Krause C. u. a. Effects of electromagnetic field emitted by cellular phones on EEG during a memory task. In: Neuroreport 11(4), S. 761-764.

Kunz, D. & Frederic, B. (1999): Melatonin as a therapy in REM Sleep Behavior Disorder. In: Movement Disorders Vol. 14(3).

Kunnen (1994): Resonanzfrequenzen der Inneren Organe. In: Archibo-Biologica (Kastelstraat 15, B-2680 Opoeteren/Belgien).

Kwee, S. & Raskmark, P. (1997): Radiofrequency electromagnetic fields and cell proliferation. Presented at the second world congress for electricity and magnetism in biology and medicine, Bologna, Italy, June.

Lafon-Cazal, M. u. a. 1993: Nitric-oxide, superoxide and peroxinitrite: putative mediators of NMDA-induced cell death in cerebellar granule cells. In: Neurophysiol. Vol. 32, S. 1259-1266.

Lai, E. K. u. a. (1986): In vivo spin-trapping of free radicals generated in brain, spleen, and liver during radiation of mice. In: Arch. Biochem. Biophys. Vol. 244, S. 156-160.

Lai, H. & Singh, N. P., 1995: Acute low-intensity microwave exposure increases DNA singlestrand breaks in rat brain cells. In: Bioelectromagnetics, Vol. 16, S. 207-210, 1995.

Lai, H. & Singh, N. P. (1996): Single- and double-strand DNA breaks in rat brain cells after acute exposure to radiofrequency electromagnetic radiation. In: Int. J. Radiation Biology Vol. 69(4), S. 513-521.

Lai, H. & Singh, N. P. (1997a): Melatonin and N-tert-butyl-a-phenylnitrone block 60 Hz magnetic field-induced DNA single- and double-strands breaks in rat brain cells. In: Journal of Pineal Research Vol. 22, S. 152-162.

Lai, H. & Singh, N. P. (1997b): Melatonin and spin-Trap compound block radiofrequency electromagnetic radiation-induced DNA strands breaks in rat brain cells. In: Bioelectromagnetics Vol. 18, S. 446-454.

Lamble D. u.a. (1999): Cognitive load and detection thresholds in car following situations: safety implications for using mobile(cellular) telephones during driving. In: Accid. Anal. Pre. 31(6), S. 617-623.

Land Salzburg (2000): Internationale Konferenz: Situierung von Mobilfunksendern. Wissenschaft und öffentliche Gesundheit, Tagungsband Juni 2000 (Land Salzburg. Abt. Umweltmedizin, Postfach 527, A-5010 Salzburg).

Larsen, A. I. / Olsen, J. & Svane, O. (1991): Gender-specific reproductive outcome and exposure to high frequency electromagnetic radiation among physiotherapists. In: Scan. J. Work Environ. Health Vol. 17, S. 324-329.

Leach, C. M. & Thorburn, G. D. (1980): A comparison of the inhibitory effects of melatonin and indomethacin on patelet aggregation and tromboxane release. In: Prostaglandins Vol. 20, S. 51-56.

Lebedeva, N. N. (2000): Cellular phone electromagnetic field effects on the bioelectric activity of human brain. In: Crit. Rev Biomed Eng Vol. 28(1-2), S. 323-327.

Lechner, J., (1995): Immunstress durch Zahnmetalle und Elektrosmog. In: Raum & Zeit, No. 74.

Liburdy, R. P. (1992): Calcium signaling in lymphocytes and ELF-fields: Evidence for electric fields metric and a site of interaction involving the calciumion channel. VEBS lett. 301, S. 53-59.

Lilienfeld, A. M. u. a. (1978): Foreign service health status study- evaluation of health status of foreign service and other employees from selected eastern European posts. Final Report (Cont.number 6025-619073) to the US Dept of State, July 31, 1978.

Lin, R. S. u. a. (1985): Report on the relationship between the incidence of brain tumors and occupational electromagnetic exposure. In: Journal of Occupational Medicine Vol. 27, S. 413-419.

Lin-Liu, S. & Adey, W. R. (1982): Low frequency amplitude modulated microwave fields change calcium efflux rates from synaptomes. In: Bioelectromagnetics Vol. 3, S. 309-322.

Liu, L. M. & Cleary, S. F. (1995): Absorbed energy distribution from radiofrequency electromagnetic radiation in a mammalian cell model: effect of membrane bound water. In: Bioelectromagnetics Vol. 16, S. 160-171.

Litovitz, T. A. 1993: The role of coherence time in the effect of microwaves on ornithine decarboxylase activity. In: Bioelectromagnetics Vol. 14 (5), S. 395-403.

Löscher W. & Käs G. (1998): Auffällige Verhaltensstörungen bei Rindern im Bereich von Sendeanlagen. In: Prakt. Tierarzt Vol. 79(5), S. 437-444.

Lotmar, R. u. a. (1969): Dämpfung von Gewebeatmung (CO2) von Mäuseleber durch künstliche Impulsstrahlung. In: Intern. Journ. of Biometere. Vol. 3(3-4),S. 231-238.

Maes, A. (2005): Stress durch Strom und Strahlung. (Institut für Baubiologie + Ökologie).

Maes, A. u. a. (1996): 954 MHz microwaves enhance the mutagenic properties of Mitomycin C. In: Environmental and Molecular MutagenesisVol. 28, S. 26-30.

Maes, A. u. a. (1997): Cytogenetic effects of 935.2-MHz (GSM) microwaves alone and in combination with Mitomycin C. In. Mutat Res 393(1-2), S. 151-156.

Magras I. N. & Xenos Th. D. (1997): RF radiation- induced changes in the prenatal development of mice. In: Bioelectromagnetics. Vol. 18, S. 455-461.

Malyapa R. S. u. a. (1997): Measurement of damage after exposure to 2.450 MHz electromagnetic radiation. In: Radiation Research Vol. 148, S. 608-617.

Mann, K. & Röschke, J. (1996): Effects of pulsed high frequency electromagnetic fields on human sleep. In: Neuropsychobiology 33(1), S. 41-47.

Marinelli, F.: (2000) Zellmembranen und elektromagnetische Felder. In: Oberfeld, G., Tagungsband Land Salzburg.

Marken, M. (2004): Machen Handys und ihre Sender krank?

Maskarinec, G. & Cooper, J. (1993): Investigation of a childhood leukemia cluster near low-frequency radio towers in Hawaii. SER Meeting, Keystone, Colorado, June 16-18, 1993. In: Am. J. Epidemiology Vol. 138, S. 666.

Mayer-Tasch, P.C. & Malunat B. M. (1995): Strom des Lebens, Strom des Todes.

McRee, D.I. (1970): Soviet and Eastern Research on biological effects of microwave radiation. In: Proc. Of the IEEE Vol. 68(1), S. 84-91.

Meastroni, G. u. a. (1988): Role of pienal gland in immunitiy. Melatonin antagonizes the immuno-suppressive effects of acute stress via opiatergic mechanism. In: Immunology Vol. 63, S. 465-469.

Meier, R. (2002): Mobilfunk-Emissionen und Gedächtnisleistungen (Klinik für Kommunikationsstörungen, Universität Mainz, 55101 Mainz).

Michelozzi, P. (1998): Risk of leukemia and residence near radio transmitter in Italy. In: Epidemiology Vol.9, S. 111.

Mild, K. H. u. a. (1998): Comparison of symptoms by users of analogue and digital mobile phones. A Swedish-Norwegian epidemiological study.

Milham, S. (1982): Mortality from leukemia in workers exposed to electric and magnetic fields. In: New England J. of Med. Vol. 307, S. 249-250.

Milham, S. (1985): Mortality in workers exposed to electromagnetic fields. In: Enviro Health Perspectives Vol. 62, S. 297-300.

Milham, S. 1988: Increased mortality in amateur radio operators due to lymphatic and hematopoietic malignancies. In: Am. J. Epidemiology No. 1, S. 50-54.

Milham, S. (1996): Increased incidence of cancer in a cohort of office workers exposed to strong magnetic fields. In: Am. J. Ind. Med. 30(6), S. 702-704.

Mitre, A. P. (1974): Ionospheric effects of solar flares.

Morgan, R. W. (2000): Radiofrequency exposure and mortality from cancer of the brain and lymphatic/hematopoietic systems. In: Epidemiology 11(2), S. 118-127.

Moscovici, B. / Lavyel, A. & Ben Itzhac, D., (1974): Exposure to electromagnetic radiation among workers. In: Family Physician 3(3), S. 121.

Muscat, J. E. u.a. (2000): Handheld cellular telephone use and risk of brain cancer. In: JAMA 2000 Vol. 285, S. 3001-3007.

Muss, C. (2003): Können Dentallegierungen gesundheitsschädlich sein? In: GZM No. 1.

Naegeli, B, u. a. (1996): Intermittent pacemaker dysfunction caused by digital mobile telephones. In: J. Am Coll Cardiol Vol. 27(6), S. 1471-1477.

Navarro, E. A. u. a. (2003): The microwave syndrome: a preliminary study in Spain. Electromagnetic biology and medicine. In: ? Vol. 22(2).

Nawrot, P. S. / McRee, D. I. & Galvin, M. J. (1985): Teratogenic, biochemical and histological studies with mice prenatally exposed 2.45 GHz microwave radiation. In: Radiation Research 102(1), S. 35-45.

Neus-Holzheim, Deutschland & Frey, A. H. (1993): Electromagnetic field interactions with biological systems. In: The FASEB journal wal. Vol 7 . 272-281, (1993).

Nicolet, M. and Aikin, A. C., (1960): The formation of the D region of the ionosphere. In: J. Geophysical research Vol. 65, S. 1469-1483.

Nordenson, I. u. a. (1994): Chromosomal aberrations in human amniotic cells after intermittent exposure to 50 Hz magnetic fields. In: Bioelectromagnetics Vol. 15(4), S. 293-301.

Oberfeld, G. u. a. (?): The microwave syndrom. Further aspects of a spanish study.

Oberfeld, G. & König, C. (2000): Das Salzburger Modell: Eine Vorsorgestrategie bei der Errichtung von Basisstationen. In: Tagungsband Internationale Konferenz Situierung von Mobilfunksendern, Land Salzburg 2000.

Oberfeld, G. (Hrsg.) & Land Salzburg, Landessanitätsdirektion (2000): Tagungsband Internationale Konferenz Situierung von Mobilfunksendern, Land Salzburg 2000.

Occhetta, E. (1999): Implantable cardioverter defibrillators and cellular telephones. Is there any interference?

Oscar, K. J. & Hawkins, T. D. (1997): Microwaves alteration of the blood-brain barrier system of rats. In: Brain Research Vol. 126, S. 281-293.

Penafiel, L. M. u. a. (1997): Role of modulation on the effect of microwaves on ornithine decarboxylase activity in L929 cells. In: Bioelectromagnetics Vol. 18(2), S. 132-141.

Perry, F. S. u. a. (1981): Environmental power-frequency magnetic fields and suicide. In: Health Phys. Vol. 41(2) S. 267-277.

Persson, B. R. / Salford, L. G. & Brun, A. (1997): Blood-brain-barrier permeability in rats exposed to electromagnetic fields used in wireless communication. In: Wireless Network Vol. 3, S. 455-461.

Petersohn, H.-J. (1998/1999): Geldrollenformationen und Verklumpungstendenz von roten Blutkörperchen unter Mobilfunkeinfluss in der Dunkelfeldmikroskopie. Ausstrahlungen im Spiegel TV 1998 und Focus TV 1997.

Phelan, A. M. u. a. (1992): Modifiction of membrane fluiditiy in melanin containing cells by low-level microwave radiation. In: Bioelectromagnetics 13, S. 131-146.

Phillips, J. L. u. a. (1992): Magnetic field-induced changes in specific gene transcription. In: Biochem. Biophys Acta Vol. 1132(2), S. 140-144.

Phillips, J. L. u. a. (1998): DNA damage in molt-4 T-lymphoblastoid cells exposed to cellular telephone radiofrequency fields in vitro. In: Bioelectrochem Bioenerg Vol. 45, S. 103-110.

Pfluger, D. M. & Minder C. E. (1996): Effects of 16,7 Hz magnetic fields on urinary 6-hydroxymelatonin sulfate excretion of Swiss railway workers. In: J Pineal Research Vol. 21(2), S. 91-100.

Poeck, K. (2003): Lehrbuch der Neurologie.

Pollack, H. (1979a): Epidemiologic data on American personnel in the Moscow embassy. In: Bull. N.Y. Acad. Med. Vol. 55(11), S. 1182-1186.

Pollack, H. (1979a): The microwave syndrome. In: Bull. N.Y. Acad. Med. Vol. 55(11): 1240-1243.

Polk, C. (1982): Schumann Resonances. In: CRC Handbook of Atmospherics Vol. 1, S. 111-177.

Popp F. A. (1996): Diagnose und Therapieverfahren im ultrafeinen Bioenergie-Bereich. In: Brüggemann, H. & Bischof, M.: Das Licht in unseren Zellen.

Popp, F. A. u. a. (1979): Electromagnetic Bioinformation.

Popp, F. A. (1980): Licht aus der Zelle; Schwache Lichtstrahlen aus biologischen Systemen; Elektro-Homöopathie unterhalb der Rauschgrenze. In: Diagnose- und Therapieverfahren im ultrafeinen Bioenergie-Bereich.

Poppei, M. & Humboldt Universität Berlin (1993): Biologische Wirkungen elektromagnetischer Felder im Frequenzbereich 0-2 GHz auf den Menschen (UdSSR/GUS).

Prato F. S. (1994): Blood-brain barrier permeability in rats is altered by exposure to magnetic fields associated with magnetic resonance imaging at 1.5T. In: Microscopy Res. Techn. Vol. 27, S. 528-534.

Prausnitz, S. & Susskind, C.: (1962): Effects of chronic microwave irradiation on mice. In: IRE Trans on Biomed. Elecron. Vol. 9, S. 104-108.

Preece, A. W. (1999): Effect of a 915-MHz stimulated mobile phone signal on cognitive function in man, Int. J. Radiat. Biol. Vol. 75(4), S. 447-456.

Pschyrembel Klinisches Wörterbuch (2002) 259.Auflage.

Quellet-Hellstrom, R. & Stewart, W. F.: (1993): Miscarriages among Female Physical Therapists who report using radio- and microwave- frequency electromagnetic radiation. In: American J. of Epidemiology Vol. 138(10), S. 775-786.

Quellet-Hellstrom, R. & Stewart, W. F.: (1995): Miscarriages among Female Physical Therapists who report using radio- and microwave- frequency electromagnetic radiation (Reply) In: American J. of Epidemiology Vol. 141(3), S. 274.

Redelmeier, D. A. & Tibschirani, R. J. (1997): Association between cellular telephone calls and motor-vehicle collisions. In: New England J Medicine Vol. 336(7), S. 453-458.

Reiser, H. / Dimpfel, W. & Schober, F. (1995): The influence of electromagnetic fields on human brain activity. In: Eur. Med. Res., S. 27-32.

Reiter, R. J. (1994): Melatonin suppression by static and extremely low frequency electromagnetic fields: relationship to the reported increased incidence of cancer. Reviews on Environmental Health. Vol. 10(3-4), S. 171-186.

Reiter, R. J. (1995): Oxidative processes and antioxidative defence mechanisms in the aging brain. In: FASEB J. Vol. 9, S. 526-533.

Reiter, R. J. (1996): Functional diversity of the pineal hormone melatonin: It's role as an antioxidant. In: Exp. Clin. Endocrinol. Vol. 104 (1996), S. 10-16.

Reiter & Robinson (1995): Melatonin, your body's nature wonder drug.

Reiter u. a. (1995): A review of the evidence supporting melatonin's role as an antioxidant. In: J. Pineal Res. Vol. 18, S. 1-11.

Repacholi, M.(1997): Lymphomas in Ey-Pim 1 transgenic mice exposed to pulsed 900 MHz electromagnetic fields. In: Radiations Research vol. 147, S. 631-640.

Ritter, M. & Wolski, W. (2005): Gymnasium Spaichingen, betreuender Lehrer Dr. Ziegler: Geldrollenbildung durch Handystrahlen, Abgabe 3.03.2005 (Jugend forscht).

Robinette, C. D. / Silverman, C. & Jablon, S. (1980): Effects upon health of occupational exposure to microwave radiation (radar). In: American Journal of Epidemiology Vol. 112(1), S. 39-53.

Rose W.-D. (1990): Elektrosmog-Elektrostress.

Rosen, L. A. / Barber, I. & Lyle D. B., 1998: A 0.5G, 60 Hz magnetic field suppresses melatonin production in pinealocytes. In: Bioelectromagnetics Vol. 19, S. 123-127.

Robinette, C. D. & Silverman, C. (1977): Cases of death following occupational exposure to microwave radiation 1950-1974.

Runow, K. D. Studie zur Elektrosensibilität im D-Netz-Bereich, H. Oetzel, Institut für Umweltkrankheiten.

Salford, L. G. u. a. (1994): Permeability of the blood-brain-barrier induced by 915 MHz electromagn. radiation, continuous wave and modulated at 8, 16, 50 and 200 Hz.

Salford, L. u. a. (2003): Nerve cell damage in mammalian brain after exposure to microwaves from GSM mobile phones. In: Environmental Health Perspectives.

Sandstrom, M. u. a. (2001): Mobile phone use and subjectiv symptoms experienced by users of analoge and digital mobile phones. In: Occup. Med. Vol. 51, S. 25-35.

Santini, R.: Hearing (06.03.2002) at the request of the senators Jean Louis Lorrain and Daniel Raoul parlamentary office for evaluation of scientivic and technological alternatives.

Santini, R. u. a. (2002): Study of the health of people living in the vicinity of mobile phone base stations. In: Pathol. Biol Vol. 50, S. 369-73.

Santini, R. (1998): Telephones cellulaires danger? In: Marco Pietteur RESURGENCE.

Santini, R. (1999): Cellular telephones and their base stations: risk for health? In: Presse med. 1999 Vol. 28, S. 1884-1886.

Sarkar, S. / Ali, S. & Behari, J. (1994): Effect of low power microwave on the mouse genome: A direct DNA analysis. In: Mutation Research Vol. 320, S. 141-147.

Savitz, D. A. / Loomis, D. P. & Tse, C. K. (1998): Electrical occupations and neurodegenerative disease: analysis of U.S. mortality data. In: Arch Environ Health Vol. 53(1), S. 71-74.

Savitz, D. A. / Checkoway, H. & Loomis, D. P. (1998): Magnetic field exposure and neurodegenerative disease mortality among electric utility workers. In: Epidemiology Vol. 9(4), S. 398-404.

Savitz, D. A. u. a. (1999): Magnetic field exposure and cardiovascular disease mortality among electric utility workers. In: Am. J. Epidemiology Vol. 149(2), S. 135-142.

Scheiner, H.-C. (2000): Mobilfunk-Fluch oder Segen (www.drscheiner-muenchen.de, oder www.partei-aufbruch.de)

Schienle u. a. (1997) In: Int. J. Neurosc. Vol. 90 (1-2), S. 21-36.

Schirmacher, A. (1999): Electromagnetic fields (1.75 GHz) influence the permeability of the blood-brain barrier in cell culture model. Presented at the Twentieth Annual Meeting of the Bioelectromagnetics Society, St. Pete Beach, FL, June.

Schlebusch, K.P. / Scheiner, H-C. & Wendling, P.: (1989) Die Vernichtung der Biologischen Medizin (Heyne Report).

Schlegel, R. E. u. a. (1998): Electromagnetic compatibility study of the in-vitro interaction of wireless phones with cardiac pacemakers. In: Biomed Instrum Technol Vol. 32(6), S. 645-655.

Schliephake, E. (1932): Arbeitsgebiete auf dem Kurzwellengebiet. In: Deut. Med. Woch.schr. Vol. 32, S. 1235-1240.

Schulz, R. (1949): Die biologisch wirksamen Komponenten des Strahlungsklimas. Naturwissensch. 34, S. 238-246.

Schulz, R. (1970): Strahlenklima der Erde.

Schumann, W. O. (1952): Über die strahlungslosen Eigenschwingungen einer leitenden Kugel, die von einer Luftschicht und einer Ionensphärenhülle umgeben ist. In: Z. f. Naturforschung, Bd. 7a, S. 149-154.

Schumann, W. O. & König, H. L. (1954): Atmospherics geringster Frequenzen. In: Naturwiss., No. 41, S. 183-184.

Schumann, W. O. / Rohrer, L. & König, H. L., (1966): Experimentelle Untersuchungen elektromagnetischer Wellen in der Atmosphäre mit 4-40 sec Periodendauer. In: Naturwiss. No. 3, S. 79.

Schwan, H. P. (1969): Interaction of microwave and radiofrequency radiation with biological systems. Proc. Symposium on Biological effects and health implications of microwave radiation, Richmond, VA.

Schwan, H. P. & Foster, K. R. (1980): RF-field interactions with biological systems: electrical properties and biophysical mechanisms. In: Proc. Of the IEEE Vol. 68(1), S. 104-113.

Schwarz, E. (1997): Klinische Aspekte bei elektromagnetisch sensitiven Patienten.(Fachkrankenhaus Nordfriesland, 25821 Bredstedt).

Schwartz, J. L. / House, D. E. & Mealing, A. R. (1990): Exposure of frog hearts to CW or amplitude modulated VHF fields: selective efflux of calcium ions at 16 Hz. In: Bioelectromagnetics Vol. 11, S. 349-358.

Selvin, S. / Schulman, J. & Merrill, D. W. (1992): Distance and risk measures for the analysis of spatial data: a study of childhood cancers. In: Soc. Sci. Med. Vol. 34(7), S. 769-777.

Semm, P. u. a. Deutsche Telekom, Technologiezentrum PO Box 10 00 03, 64276 Darmstadt, Germany University of Frankfurt, Dept. of Zoology, Germany SUNY at Geneseo, Dept. of Biology, USA: Neurale Antworten auf schwache elektromagnetische Felder im Bereich von 900 MHz.

Shandala, M. G. u. a. (1979): Study of non-ionizing microwave radiation effects on the central nervous system and behavior reactions. In: Environmental Health Perspectives Vol. 30, S. 115-121.

Shelton, W. W. Merritt, J. H. (1981): In vitro study of microwave effects on calcium efflux in rat brain tissue. In: Bioelectromagnetics Vol. 2: 161-167.

Sheppard, A. R. / Bawin, S. M. & Adey, W. R. (1979): Models of long-range order in cerebral macromolecules: effect of sub-ELF and modulated VHF and UHF fields. In: Radio Science Vol. 14(6), S. 141-145.

Sobel, E. u. a. (1995): Occupations with exposure to electromagnetic fields: a possible risk factor for Alzheimer's Disease. In: Am J Epidemiol Vol. 142(5), S. 515-524.

Sobel, E. u. a. (1996): Elevated risk of Alzheimer's disease among workers with likely electromagnetic field exposure. In: Neurology Vol. 47(12), S. 1477-1481.

Sodergren L. (2001) Swedish Ass. for the Electrosensitives.

Stang, A. (2001): The possible role of radiofrequency radiation in the development of uveal melanoma. In: Epidemiology Vol. 12(1), S. 7-12.

Stark, K. D. C. u. a. (1997): Absence of chronic effect of exposure to short-wave radio broadcast signal on salivary melatonin concentrations in dairy cattle. In: J Pineal Research 22, S. 171-176.

Strahlenschutzkommission (SSK) (1992): Schutz vor elektromagnetischer Strahlung beim Mobilfunk. In: Bundesanzeiger Nr. 43, 03.März 1992, Veröffentlichungen der Strahlenschutzkommission, Band 24.

Szmigielski, S. (1996) : Cancer morbidity in subject occupationally exposed to high frequency (radiofrequency and microwaves) electromagnetic radiation. In: Sci. total environm. Vol. 180, S. 9-17.

Szmigielski, S. u. a. (1988): Immunological and cancer-related aspects of exposure to low level microwave and radiofrequency fields. In: Modern Bioelectricity, S. 861-925.

Szmigielski, S. u. a. (1998): Alteration of diurnal rhythms of blood pressure and heart rate to workers exposed to radiofrequency electromagnetic fields. In: Blood Press. Monit. Vol. 3(6), S. 323-330.

Takashima S. / Oronal, B. & Schwan, H. P.: (1979) Effects of modulated RF energy on the EEG of mammalian brains. In: Rad. Environ. Biophys., Vol. 16, S. 15-27.

Taskinen, H. / Kyyronen, P. & Hemminki, K. (1990): Effects of ultrasound, shortwaves and physical exertion on pregnancy outcome in physiotherapists. In: J. of Epidemiology and Community Health Vol. 44, S. 196-210.

Thomas, T. L. u. a. (1987): Brain tumor mortality risk among men with electrical and electronic jobs: A case-control study. In: J. Nat. Canc. Inst. Vol. 79(2), S. 233-238.

Tice, R. / Hook, G. & McRee, D. I. (1999): Genetic damage form cellphone radiation. In: Proc. 30th Annual Meeting of the Environmental Mutagen Society, Washington DC, March 1999.

Timchenko, O. I. & Ianchevskaia, N. V. (1995): The cytogenetic action of electromagnetic fields in the short-wave range. In: Psychopharmacology Series No. (7-8), S. 37-9.

Trigano, A. J. u.a. (1999): Electromagnetic interference of external pacemakers by walkie-talkies and digital cellular phones. In: Experimental study Pacing Clin Electrophysiol Vol. 22(4 Pt. 1), S. 588-593.

Tsurita: Biological and morphological effects on the brain after exposure of rats to a 1.439 MHz TDMA Field.

Tynes, T. u. a. (1996): Incidence of breast cancer in Norwegian female radio and telegraph operators. In: Cancer causes Control Vol. 7(2) S. 197-204.

Utteridge, T. D. u. a. (2002): Long-term exposure auf Eμ-Pim 1 transgenic mice to 898,4 MHz microwaves does not increase lymphoma incidence. In: Radiat. ris. Vol 158, S. 357–364.

Vagero, D. u. a. (1984): Cancer morbidity among workers in the telecommunications industry. In: British Journal of Industrial Medicine Vol. 42, S. 191-195.

Valjus, J. u. a. (1993): Analysis of chromosomal aberrations, sister chromatid exchanges and micronuclei among power linesmen with long-term exposure to 50 Hz electromagnetic fields. In: Radiation & Environmental Biophysics Vol. 32(4), S. 325-36.

Varma, M. & Traboulay, E. A. (1977): Comparison of native and microwaves irriadiated DNA. In: Eperientia Vol. 33, S. 1649-1650.

Verschaeve, L. u. a. (1994): In vitro and in vivo genetic effects of microwaves from mobile phone frequencies in human and rat peripheral blood lymphocytes. Proceedings of Cost 244 Meetings on Mobile Communication and Extremely Low Frequency field: Instrumentation and measurement. In: Bioelectromagnetics Research. Ed. D, Simunic, S. 74-83.

Vijayalaxmi, B. Z. u. a. (1995): Melatonin protects human blood lymphocytes from radiation induced damage. In: Mutation Research Vol. 346(1), S. 23-31.

Vijayalaxmi, B. Z. u. a. 1998: Frequency of micronuclei in the peripheral blood and bone marrow of cancer-prone mice chronically exposed to 2450 MHz radiofrequency radiation. In: Radiation Research Vol. 147, S., 495-500.

Violanti, J. M. (1998): Cellular phones und fatal traffic collisions. In: Accid.Anal.Rev. Vol. 30(4), S. 519-524.

Violanti, J. M. & Marshall, J. R. (1996): Cellular phones und traffic accidents: an epidemiological approach. In: Accid. Anal Prev. Vol. 28(2), S. 265-270.

Wang, S. G. (1989): 5-HAT contents change in peripheral blood of workers exposed to microwave and high frequency radiation. In: Chung-Hua Yu Fang I Hsueh Tsa Chih Vol. 23(4), S. 207-210.

Warnke, U. (1997): Der Mensch und die 3. Kraft, elektromagnetische Wechselwirkung zwischen Stress und Therapie. Der archaische Zivilisationsmensch.

Warnke, U. (2004) Ein Jahr Freiburger Appell – Es gibt nach allen vorliegenden wissenschaftlichen Erkenntnissen Hinweise darauf, dass elektromagnetische Felder gesundheitliche Beeinträchtigungen hervorrufen – Eine Entgegnung Umwelt-Medizin-Gesellschaft /17/ 1/ 2004.

Webb, S. M. & Pulg-Domingo, M. (1995): Role of Melatonin in health and disease. In: Clinical endocrinology Vol. 42, S. 221-234.

Wever, R. (1967): Über die Beeinflussung der zirkadianen Periodik des Menschen durch schwache elektromagnetische Felder. In: Zeitschrift für vergleichende Physiologie Vol 56, S. 111-128.

Wever, R.(1968): Einfluss schwacher elektromagnetischer Felder auf die zirkadiane Periodik des Menschen. In: Naturwissenschaften. Vol. 55, S. 29-33.

Wever, R. (1969): Untersuchungen zur zirkadianen Periodik des Menschen mit besonderer Berücksichtigung des Einflusses schwacher elektrischer Wechselfelder. Bundesminst. f. wiss. Forschung. Forschungsber., W 69-21, 212.

Wever, R. (1970): The effects of electric fields on the circadian rhythmicity in men. In: Life Sci. Space Res. Vol. 8: 177-187.

Wever, R., (1973): Human circadian rhythms under the influence of weak electric fields and the different aspects of these studies. In: Int. J. Biometeor. Vol. 17(3), S. 227-232.

Wever, R. (1974): ELF-effects on human circadian rhythms. In ELF and VLF Electromagnetic Field Effects, S. 101-144.

Wever, R. (1977): Effects of low level, low frequency fields on human circadian rhythms. In: Neurosci. Res. Prog. Bull. Vol. 17, S. 39-45.

Wever, R. (1976): Effects of weak electric 10 Hz fields on separated vegetative rhythms involved in the human circadian multi-oscillator systems. In: Research of biological effects of electric environmental factors. Arch. Met. Geoph.. Biokl. Ser. B Vol. 24, S. 109-126.

van Wijngaarden, E. 2000: Exposure to electromagnetic fields and suicide among electric utility workers: a nested case-control study. In: Occupat. a.Environ Med. Vol. 57 S., 258-263.

William Rea, (1991): Journal of Bioelectricity Vol. 10(1&2) 241-256.

Wilson, B. W. u. a. (1990): Evidence of an effect of ELF electromagnetic fields on human pineal gland function. In: J Pineal research Vol. 9 4), S. 259-269.

Wolf, R. & Wolf, D.: Netanya-Studie – Vermehrtes Auftreten von Krebs in der Nähe von Mobilfunkstationen.

Wood, A. W. u. a.: (1998): Changes in human plasma melatonin profiles response to 50 Hz magnetic field exposure J In: Pineal Research 25 (2) 116-127.

Youbicier-Simo, B. J. / Lebecq, J. C. & Bastide, M., (1998): Mortality of chicken embryos exposed to EMFs from mobile phones. Presented at the Twentieth Annual Meeting of the Bioelectromagnetics Society, St. Pete Beach, FL, June.

Zwamborn u. a. (2003): TNO-Report: Effects of global communication system radio-frequency fields on well being and cognitive functions of human subjects with and without subjective complaints.

Zyss, T. / Dobrowolski, J. W. & Krawczyk, K. (1997): Neurologic disturbances, depression and anxiety disorders in the population living in the vicinity of overhead high-voltage transmission line 400 kV. An epidemiological pilot study. In: Med. Pr. Vol. 48(5), S. 495-505.

28. Anhang:

Was tun bei Strahlenbelastung?
Kurzer Aufriss über Diagnostik, Therapie und Selbsthilfemethoden

Zunächst zwei generelle Vorbemerkungen: Sogenannte „Entstörungs-Chips", z.B. auf Handys geklebt oder am Körper getragen, sind aus unserer Sicht wegen Unwirksamkeit und vermehrter Gefährdung des jetzt noch sorgloseren Handy-Gebrauchs strickt abzulehnen. -

Zum anderen: Dass bei aller Notwendigkeit und Bereitschaft des Bürgers zu vermehrter Eigenverantwortung bei allen ernsthaften Gesundheitsbeschwerden vor jeder Selbsthilfemaßnahme in jedem Falle eine vorherige gründliche schulmedizinische Diagnostik durchzuführen ist, das sollte einleuchten, das versteht sich von selbst.

Doch nun zum Thema: Auch wenn ein ausführlicher Streifzug durch die diagnostisch/therapeutischen naturheilkundlichen sowie schulmedizinischen Verfahren als auch durch die derzeitigen Selbsthilfetechniken die Seitenzahl eines eigenen schlanken Buches beanspruchen würde und detaillierte Aussagen daher einer späteren Veröffentlichungen vorzubehalten sind, soll die Thematik der „Hilfe und Selbsthilfe vor HF-Elektrosmog" doch wenigstens kurz angerissen werden:

1. Der beste Schutz vor Hochfrequenzen und Handy-Strahlen ist deren Abwesenheit.
Persönliche Aktivitäten der Bürger und Bürgerinnen im Bereich der Bürgerinitiativen, der Bürgerwelle e.V., des „Aufbruch für Bürgerrechte, Freiheit und Gesundheit" („AUFBRUCH"), oder anderen mobilfunkkritischen Institutionen sind u.E. daher Gebot der Stunde. Der Bürger muss, will er seine Freiheit und Gesundheit, seine Individualität und sein Streben nach Glück, also seine höchsten Persönlichkeits- und Rechtsgüter auch im Staat von morgen erhalten wissen, wieder ein „zoon Politicon", ein politisches Wesen werden. Politische Aktivitäten des Bürgers in Form sich vernetzender Institutionen auf lokaler, landes- und bundespolitischer Ebene sind dringender angezeigt denn je und keineswegs erfolglos. Viele Sendemasten wurden durch das engagierte Miteinander von Bürgern und Lokalpolitikern, von Bürgerinitiativen mit den Bürgermeistern und Gemeinderäten erreicht. Zudem fördern diese Aktivitäten das „Prinzip Hoffnung", auf welche jede erfolgreiche politische Aktion und jeder demokratische Aufbruch zu einer wirklichen „Volksherrschaft" dringend angewiesen ist.

2. Generell sollte bei jeder Hochfrequenzbelastung, etwa durch eine Antennenanlage näher als 400 bis 500 Meter in der Stadt und bei freier Sicht auf den Sender auf dem Land, ein Messtechniker zu Rate gezogen werden. Mit einem Frequenzspektrum-Analysegerät („Spektrumanalyzer") können die unterschiedlichen Frequenzen von Rundfunk, Fernsehen, Mobilfunk, UMTS und bei entsprechender Ausstattung auch von Radar sowohl qualitativ als auch quantitativ erfasst werden. Da „heiße Punkte" (hot spots) mit „kalten Bereichen" innerhalb kürzester Distanz im Raum wechseln können, ist vor jeder Spektrumanalyzer- Ausmessung eine überschlägige vorherige Bewertung mit einem für jeden Gesundheitsbewussten unabdingbaren Suchgerät unbedingt notwendig.

3. Abschirmungen können durchaus hilfreich sein. Nur vergesse man die Erdung nicht. Zudem können sich falsch angebrachte Abschirmmaterialien durch Reflexion und „eingefangene heiße Punkte" (=Summationspunkte) leider auch kontraproduktiv verhalten. Fachmännisch angebrachte Abschirmmaterialien (Vorhänge, Tapeten, moskitonetzähnliche Baldachine um den ganzen Schlafplatz herum etc.) können ungemein wohltuend wirken. Sie dienen jedoch nur der Minimierung der Strahlenbelastung, insbesondere der elektrischen Komponente der EMF, nicht des „magnetischen Anteils", und sind kein Ersatz für EMF- freies Wohnen.

Über die Absorptions- und Abdämpfwirkung z.B. von mineralischen oder biologischen Baustoffen oder auch von metallbeschichtetem Glas siehe die entsprechende Fachliteratur („Reduzierung hochfrequenter Strahlung-Baustoffe und Abschirmmaterialien" von Dr. D. Moldau Iphofen, Telefon 09323/870810) , z.B. das unverzichtbare Standardwerk „Stress durch Strom und Strahlung" von Wolfgang Maes, 2005 (Neuss, Telefon 02131/43741)und andere Werke.
Da der direkte Sichtkontakt auf einen Sender in nicht allzu weiter Entfernung stets mit relativ hohen Innenraumimmissionswerten verbunden ist, sind bei Eigenheimen Fenster mit metallbeschichtetem Glas inklusive eines z.B. Aluminiumrahmens ein wichtiges Abschirmmoment. Dabei aber nie vergessen: die elektrische Komponente einer elektromagnetischen Welle lässt sich durch metallische Gitternetzstrukturen abschirmen, Magnetfelder haben eine stärkere Durchdringungskraft. Ein gewisser „Magnetosmog" geht, wenngleich abgeschwächt, auch von den die elektrische Aufladungen ableitenden Abschirmmaterialien aus, „wabert" gleichsam, noch eine gewisse Distanz in den Raum hinein. Deshalb auch bei „abgeschirmten Räumen" die Messung des „Magnetsmogs" nie vergessen!

4. Individuelle Maßnahmen:
Vor die Therapie haben die Götter bekanntermaßen die Diagnose gestellt und in dieser Hinsicht wird es schulmedizinisch schwierig. Zwar ist Elektrohypersensitivität durch Tests an Probanden (z.B. TNO-Studie, NEMESIS- Studie und andere) heute wissenschaftlich nachgewiesen. Zudem konnte Prof. Olle Johansson vom Karolinska- Institut/Schweden ein vermehrtes Aufkommen von allergiespezifischen „Mastzellen" dicht unter der Hautoberfläche bei Elektro-Allergikern in Biopsieproben von Hautgewebe aufzeigen. Doch der alleinige schulmedizinische Ansatz gestaltet sich schwierig.
In dieser Hinsicht bietet das geniale deutsche Verfahren der „Elektroakupunktur nach Dr. Voll", kurz EAV genannt, eine unschätzbare Hilfe. Über die Reflexpunkte vor allem an Händen und Füßen, welche die inneren Orga-

ne in ihrem energetischen sowie ihrem Gesundheits- und Krankheitszustand widerspiegeln, können mit einem hochsensiblen Hautwiderstandsmessgerät in einem umfassenden, zumeist computergestützten Untersuchungsverfahren auf unblutige Weise exakte qualitative Hinweise über den Gesundheits- und Krankheitszustand sowie die Toxinbelastung der inneren Organe gewonnen werden.

Elektrosensible, die besonders unter Elektrosmog leiden, sind häufig gesundheitlich bzw. toxisch vorbelastet, sei dies durch eine frühere schwere Erkrankung oder eine Schwermetallvergiftung (Cadmium, Arsen, Blei, Quecksilber), wobei zumeist Amalgamfüllungen, gar nicht selten aber auch unverträgliche Edelmetallwerkstücke aus Zahngold oder Gold, eine fatale Rolle spielen. Interessanterweise sind Elektrosensible häufig aufgrund ihres Vermeidungsverhaltens weniger hochfrequenzbelastet als „nicht fühlige" Bürger, deren Gesundheit natürlich durch Hochfrequenzen genauso beeinträchtigt wird. In solchen Fällen bietet die Elektroakupunktur nach Voll eine ideale diagnostische Hilfe. Mit ihr kann man analysieren, ob erschöpfte Patienten hoch- oder niederfrequent oder durch beide Elektrosmogarten belastet sind; ob sie durch Zahn- oder Kieferstörfelder, oder z.B. durch chronische Mandelstörfelder bzw. Infekttoxine beeinträchtigt werden; ob sie chemische Intoxikationen erlitten, Stressüberfrachtung vorliegt, psychische Belastungen gegeben sind und vieles anderes mehr.
Da unter HF-Belastung Homöopathika häufig nicht die prompte Wirkung zeitigen, welche gut gewählten Mitteln in der Regel zukommt, empfiehlt sich eine zwei- bis dreimalige Gabe des Homöopathikums „Phosphor LM 18" (z.B. als Globuli) als Reaktionsmittel. Durch seine Regulierungshilfe können auch andere Homöopathika wieder besser wirken, da durch diese „weiche" Phosphor-Hochpotenz HF-bedingte Regulationsstarren aufgelöst werden können. Die Londoner „Nelson Apotheke" stellt zudem sogenannte „Mobile Phones-Globuli" als C30 bzw. C200 her, sie sind in Deutschland jedoch schwierig erhältlich und zumeist durch Phosphor LM 18 voll zu ersetzen.

Als „Reaktionsmittel" bei niederfrequentem Elektrosmog bzw. sogenannten „geopathogenen Feldern" (ionisierende Höhenstrahlen, die durch unterirdische Grenzflächen hervorgerufen und induziert werden) hat sich die zwei- bis dreimalige Gabe pro Woche von Silicea D60 bzw. D100 bewährt. Dies dient aber nur dem Aufbrechen der „Therapieresistenz" gegenüber homöopathischen und allopathischen Medikamenten. Keinesfalls ist dies als Ersatz für eine Expositions-Ausschaltung bzw. - Minimierung oder gar als „Entstörung" zu verstehen!

Noch ein Wort zur „Selbsthilfe" durch Vitamine:
Da Nieder- und besonders Hochfrequenzen im Körper freie Radikale produzieren, sind wir heute mehr denn je auf die Zufuhr von Vitaminen angewiesen, die unter anderem als „Radikalenfänger" und als „Antioxidantien" wirksam sind. Da unsere heute übliche agrarindustrielle Landwirtschaft zumeist nur erheblich vitaminverarmtes Obst- und Gemüse produziert, spricht heute

alles für eine hochdosierte Vitaminsubstitution. Die offiziellen Empfehlungen erweisen sich dabei regelmäßig als wesentlich zu viel tief gegriffen. Auch eine großzügigere Melatonin- Substitution (z.B. 3 mg eine Stunde vor dem Schlafengehen) in Deutschland nur über Rezept in Apotheken mit Bestellung aus den USA erhältlich, könnten einen wichtigen zeitlich begrenzten immunstimulativen Schutz vor vermehrter Krebsbelastung darstellen.

In Anbetracht Elektrostress und Elektrosensibilität, wissenschaftlich ja nachgewiesen, mit allergischen Erscheinungen einhergehen (Histaminausschüttung etc.), müssen sowohl Elektrosmogbelastete als auch Elektrosensitive gründlich „störfeldsaniert" werden. 70% aller Körperstörfelder liegen dabei erfahrungsgemäß im Kopfbereich in Form von Zahnherden (tote Zähne, eingelagerte „impaktierte" oder nur halb durchgebrochene Weisheitszähne mit Zahnfleischtaschen, tote und wurzelgefüllte Zähne, etc.). Aber auch Füllungen aus Amalgam, Palladium, häufig unverträglichen Plastikmaterialien oder Kronen, Inlays und Brücken aus gelegentlich leider ebenfalls unverträglichen Zahngoldarbeiten können erheblichste Störfeldwirkung entfalten. Störfeldwirkung kann natürlich auch von chronischen Mandelentzündungen und Kieferhöhlenentzündungen ausgehen, wobei gesagt werden muss, dass durch Mobilfunkeinfluss nicht nur vermehrt Schwermetalle aus Amalgamfüllungen abgesondert werden, sondern durch die Abwehrkraftsenkung (Melatoninreduktion) auch vermehrt Mandelentzündungen und grippale Infekte zu beklagen sind. Dass Calciumtabletten und Mineralien antiallergisch wirken (ihre Notwendigkeit kann ebenfalls am besten mittels der EAV- Austestung festgestellt werden) versteht sich von selbst.
Hervorragende Hilfestellung gegen Mobilfunkfolgekrankheiten, wie Allergien liefert zudem die Akupunktur. Insbesondere die geniale französische Ohrakupunktur nach Dr. Nogier hat sich heute einen völlig gleichberechtigten Platz neben der traditionellen chinesischen Akupunktur errungen und dies nicht zuletzt durch den Umstand, dass sich am Ohr der Körper mit all seinen Organen und deren pathologischen Störungen wie auf einer kleinen Radarscheibe in Form von Reflexpunkten widerspiegelt. Durch ein spezielles Pulstastverfahren (RAC = Reflex Auriculo Cardiac = Ohr-Herz-Reflex) geht auf diese Weise jeder Ohrakupunktur zunächst eine Ohrakupunkturdiagnostik voraus.
Weitere diagnostisch/therapeutische Hilfe für den erschöpften, am Mikrowellen- Syndrom leidenden Zeitgenossen sind natürlich Sauerstoffverfahren, Ozontherapie, HOT sowie ein Elektroakupunkturabkömmling, die Mora-Bicom-Therapie u.a., die vielfach mit großem Nutzen als Zusatzverfahren zur EAV und den anderen geschilderten naturheilkundlichen als auch schulmedizinischen Methoden zur Anwendung kommen. Und nicht zuletzt kann auch die erholsame immunfördernde Wirkung von autogenem Training (AT) Tiefenentspannung und „Selbstheilungsmeditation", von „Psychoneuro-immunologie", dem „Alphatraining" und ähnlichen Verfahren, die ja bereits auch in der klinischen Krebstherapie schon vielfach breite Anwendung erfahren, gar nicht stark genug betont werden. Diese Verfahren stellen eine außerordentlich hilfreiche, unschlagbar billige Gesundheits- und Lebenshilfe dar.

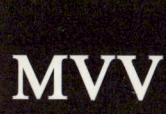
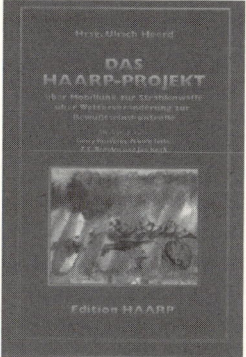
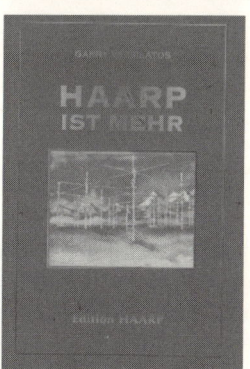
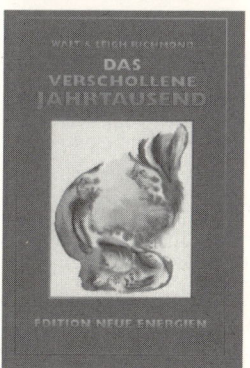

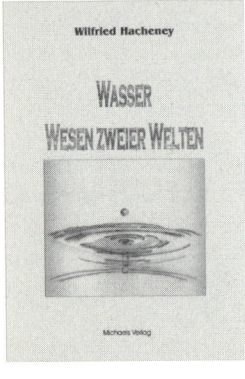

Wilfried Hacheney
Wasser – Wesen zweier Welten
EUR 24,90 ISBN: 978-3-89539-802-5 (Hardcover)
Neben Erfahrungen aus der Levitationsforschung schildert der Autor insbesondere die Verbindung von Mensch und Wasser. Hier kommen nahezu 50 Jahre Wasserforschung von W. Hacheney zum Ausdruck. U.a. werden hier die Aussagen von Rudolf Steiner, daß der Mensch eine Wassersäule ist, für den Leser begreifbar. Auch der Ausspruch des Buddhas, daß es für den Menschen nur ein einziges Heilmittel gibt – nämlich das Wasser – wird in diesem Werk erörtert.

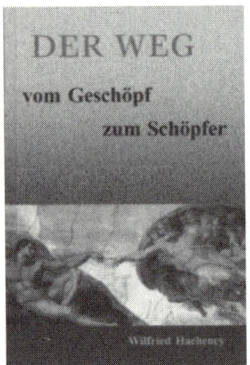

Wilfried Hacheney
Der Weg
265 Seiten EUR 24,90 ISBN: 978-3-89539-801-8 (Hardcover)
Der geniale Wissenschaftler Wilfried Hacheney stellt in diesem Werk seine wissenschaftlichen Erkenntnisse in einen geistig-spirituellen Zusammenhang. Neben Grundlegendem zur Levitationsphysik zeichnet uns W. Hacheney in einem geschichtlichen Rückblick den wahren Weg des Menschen auf: ein Weg, der voller Spannung ist.

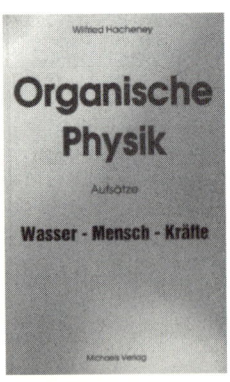

Wilfried Hacheney
Organische Physik – Aufsätze
EUR 9,90 ISBN 978-3-89539-803-2 (Paperback)
Hier wurde eine kompakte Form für die Matrix3000-Aufsätze von W. Hacheney gefunden. Der Leser findet mit diesem Buch einen grundlegenden und verständlichen Einblick und Überblick in die Bereiche der Organischen Physik und Levitation. Die Vorgänge im Lebendigen werden mit dieser Lektüre anschaubar gemacht.

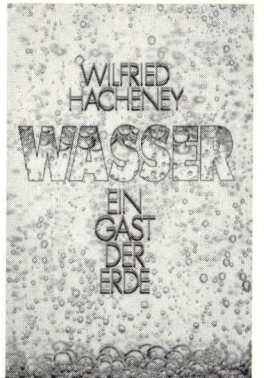
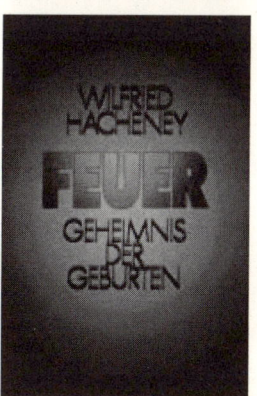
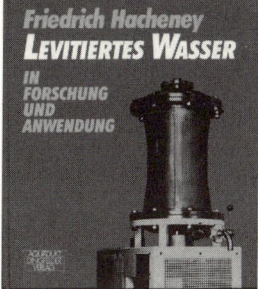

Michaels Verlag & Vertrieb GmbH
Ammergauer Str. 80 - 86971 Peiting, Tel.: 08861-59018
MVV Fax: 08861-67091, e-mail: mvv@michaelsverlag.de
Internet: www.michaelsverlag.de

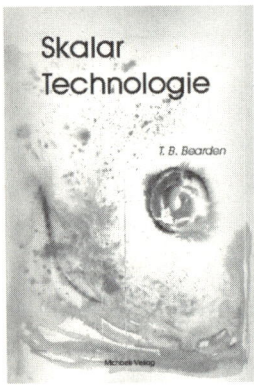

T.B. Bearden

Skalartechnologie

ca. 300 Seiten, EUR ca. 34,90 ISBN: 978-3-89539-250-4
(Hardcover)

Bearden ist einer der führenden Wissenschaftler im Forschungsbereich bezüglich Gravitationswellen und Skalarwellen. Bearden will mit diesem Buch Inhalte vermitteln, die zum Verständnis der heutigen Welt von Nöten sind. Strahlenwaffen sind keine Utopie mehr. Mit dem Wissen von T. E. Bearden wird verständlich, daß die von Strahlenwaffen erzeugten Schwingungen verheerende Auswirkungen haben können: z.B. können sie Menschen lähmen, Adern und Gefäße durch Zerplatzen zerstören etc. Es mutet schier unglaublich an, daß Menschen wie Steaks in der Mikrowelle erhitzt werden können oder lebendigen Organismen jegliche Wärme entzogen werden kann. Bearden nennt in seiner Veröffentlichung erschütternde Fakten.

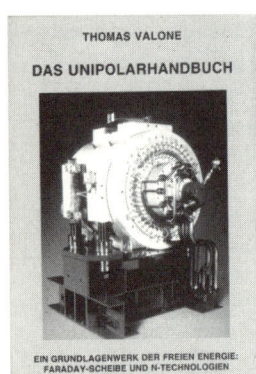

Thomas Valone

Unipolarhandbuch

294 Seiten, EUR 29,90 ISBN: 978-3-89539-295-5
(Hardcover)

Valone ist im Who's Who wie auch in anderen biographischen Werken gelistet. Er fungiert derzeit als Präsident des Integrity Research Institute. Fragen zur Energieversorgung sind brennender denn je, und wirkliche Lösungsansätze hören dabei nicht bei „Alternativen Energien" auf. Wesentlich weitreichendere Antworten kommen dazu aus dem Bereich der Antigravitation und der Freien Energie. Der US-amerikanische Wissenschaftler Thomas Valone – einer der weltweit führenden Forscher auf diesem Wissenschaftsgebiet – stellt mit dem vorliegenden Buch seine revolutionären Forschungsergebnisse vor. Seit Valone 1980 auf einen Generator von Bruce LePalma stieß, arbeitete er sich tiefer und tiefer in die Materie ein.

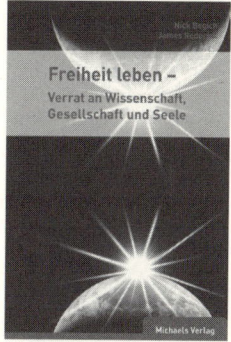

Nick Begich/James Roderick
Freiheit leben - Verrat an Wissenschaft, Gesellschaft und Seele
ISBN: 978-3-89539-382-2, Euro 26,80

Es gibt ein Kapitel über neue Unterwassersonare, die vom Militär der Vereinigten Staaten für den Einsatz geplant sind, obwohl man inzwischen erkannt hat, dass es Risiken für das Leben in den Ozeanen gibt.

In einem zweiten Abschnitt werden Mobiltelefone und ihre Risiken für Menschen erörtert, da wir uns auf dem Weg in eine neue und drahtlose Welt befinden.

Der dritte Teil befasst sich mit weiteren Informationssystemen und damit verwandten Technologien.

Der vierte Abschnitt umfasst schließlich eine Diskussion über die Auslöschung unserer persönlichen Privatsphäre aufgrund der neuen Technologie.

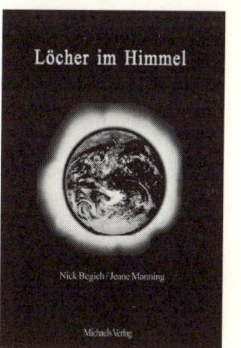

Nick Begich/Jeane Manning
Löcher im Himmel
ISBN: 978-3-89539-380-8, Euro 23,90

Dieses Buch handelt von der Aufdeckung der geheimen militärischen Versuchsanlage HAARP, einem Ionosphärenheizer in Alaska, der auch als Strahlenwaffe eingesetzt werden kann. Die Autoren weisen anhand von Patenten und internen Dokumenten des US Militärs nach, dass HAARP eine neue Dimension des Ökokrieges eröffnet und eine wichtige Grundlagentechnologie im Rahmen der „Revolution in Militärischen Angelegenheiten" des US Militärs darstellt.

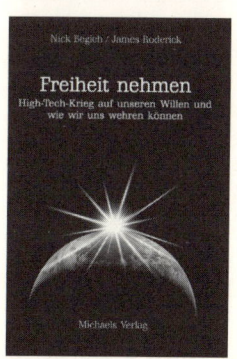

Nick Begich / James Roderick
Freiheit nehmen - High-Tech-Krieg auf unseren Willen und wie wir uns wehren können
ca. 430 Seiten, ISBN: 978-3-89539-381-5, Euro 26,80

Es geht um Technologie und ihre Auswirkungen auf die Menschheit, um die Grundlagen für Freiheit, Menschenwürde, individuelle Selbstverantwortung und Selbstbestimmung. Die vorhandenen Materialien sind für alle schockierend. Wir stehen technologischen Fortschritten gegenüber, die das Schicksal der Menschheit im neuen Jahrtausend völlig verwandeln können. Das Buch beschäftigt sich mit einer Reihe von brisanten Themen, zu denen ausführliche Quellentexte aus Regierungsdokumenten, Forschungsberichten und Reportagen bedeutender Medien angeführt werden.

MVV

Michaels Verlag & Vertrieb GmbH
Ammergauer Str. 80 - 86971 Peiting, Tel.: 08861-59018
Fax: 08861-67091, e-mail: mvv@michaelsverlag.de
Internet: www.michaelsverlag.de

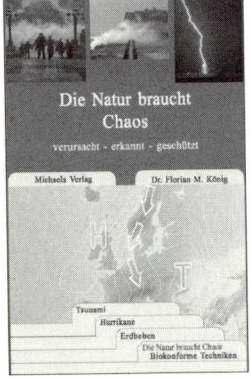

Dr. Florian M.König

Die Natur braucht Chaos - verursacht - erkannt - geschützt

224 Seiten, Hardcover, ISBN: 978-3-89539-712-7, Euro 23,90

Die Natur und ihre überraschenden Eigenschaften beschäftigt den Menschen seit seiner Existenz. Was in ihr vorging, wurde früher oftmals als mystisch verstanden. Bis heute konnte man viele seinerzeit als übersinnlich interpretierte Effekte in Modelle wandeln und nunmehr beschreiben bzw. nachbauen. Die nun möglich gewordenen Wettermanipulationen können in gewaltige Katastrophen enden. Mit dem rechtzeitigen Erkennen der Ursachen und der Entstehung von Naturereignissen, kann der Mensch sich aber auch schützen. Die Erkenntnis, daß die Natur oftmals die besseren Lösungen vorgibt und der Mensch sich daran orientiert, ist Grundlage dieses Buches.

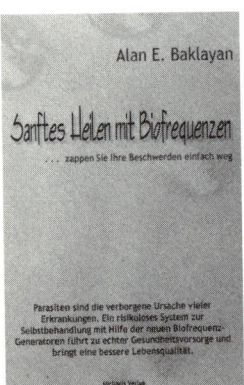

Alan E.Baklayan

Sanftes Heilen mit Biofrequenzen

ISBN: 978-3-89539-177-4, Euro ca. 19,80 (Hardcover)

Zappen- sanftes Heilen mit Biofrequenzen.

Immer mehr Menschen fühlen sich für ihre Gesundheit selbst verantwortlich und wollen möglichst lang gesund leben.Dieses Buch informiert über die interessanten, fast revolutionären Möglichkeiten moderner und eigenverantwortlicher Gesundheitsvorsorge kompetent und in leicht verständlicher Weise aus der Sicht eines erfahrenen Biofrequenz-Therapeuten.

Das hier vorgestellte neue Gesundheits-Selbsthilfe-System der Eigenbehandlung mit dem Zapper der neuen Generation eröffnet weitere Dimensionen gesundheitlichen Wohlbefindens. Nicht nur alltägliche Erkältungen und Grippe, sondern auch Diabetes, Gicht und rheumatische Beschwerden können durch diese Methode erfolgreich beeinflusst werden.

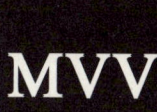
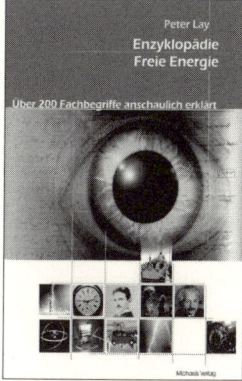
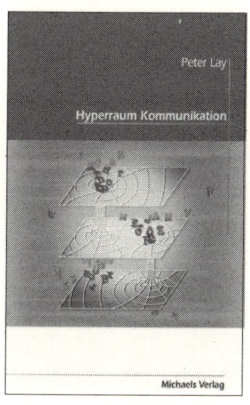

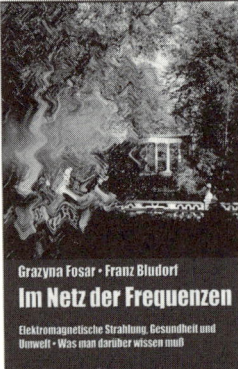

Grazyna Fosar / Franz Bludorf
Im Netz der Frequenzen
ISBN: 978-3-89539-237-5, Euro 18,80

Frequenzen beherrschen unsere Welt. Tagtäglich telefoniert er mit dem Handy, während er sein mikrowellengekochtes Essen zu sich nimmt. Er lehnt Kernkraft ab, fürchtet sich vor Mobilfunkmasten und hofft, dass das Ganze zumindest ihm dennoch nicht schaden wird.Das Frequenz-Zeitalter entlässt seine Kinder, und die Kinder haben viele Namen: Gesundheitliche Nebenwirkungen, Nachweismöglichkeiten, Grenzwerte, Entstörung, Neutralisierung, Schutz.
· Welche Frequenzen wirken auf uns, und wie kann man sie unterscheiden? · Wie kann man sich helfen?

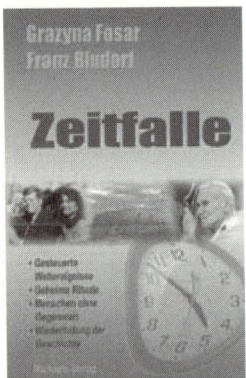

Grazyna Fosar / Franz Bludorf
Fehler in der Matrix
304 Seiten, SBN: 978-3-89539-386-0, EUR 24,80

Wir stecken in einer Zeitfalle - als Individuen über unsere DNA, als Menschheit über den Code der Weltgeschichte:
- Gesteujerte Weltereignisse, Wiederholungen und Zeitschleifen.
- Ein keltisches Ritual verfolgt den Kennedy-Clan. Neue Expertise über die Ereignisse von Dallas.
- Alle 20 Jahre starb ein US-Präsident im Amt. Seltsame Kongruenzen und altes Indianerwissen.
Der beste Weg, die Zukunft zu erkennen, ist, sie zu gestalten!

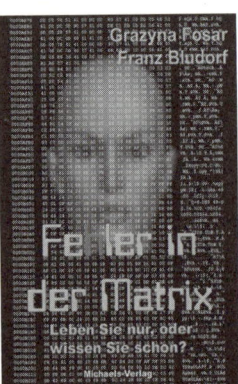

Grazyna Fosar / Franz Bludorf
Fehler in der Matrix
304 Seiten, SBN: 978-3-89539-236-8, EUR 24,80

Die Matrix ist allgegenwärtig. Die Realität, die wir erleben, ist ein Produkt der Matrix.
In´ihrem aufsehenerregenden neuen Sachbuch konfrontieren die Autoren ihre Leser mit verblüffenden Fakten. Der Bogen ist weit gespannt - von neuesten Erkenntnissen in Kosmologie und atomphysik über die umstrittenen Forschungen in den Bereichen Genetik, Klonen und Nanotechnologie bis hin zur Chaosforschung, die endgültig den wahren Charakter der Matrix enthüllt.

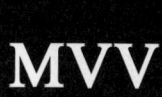
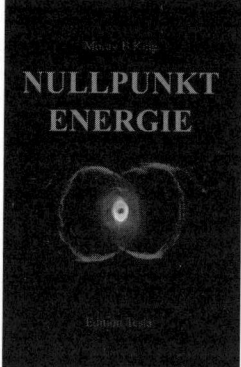
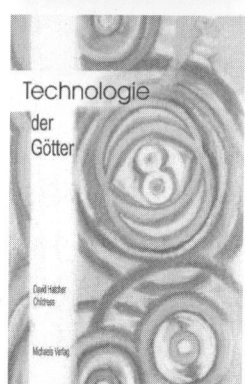
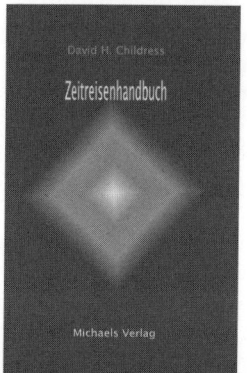

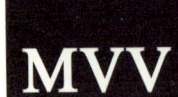
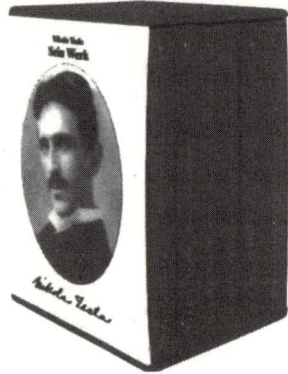

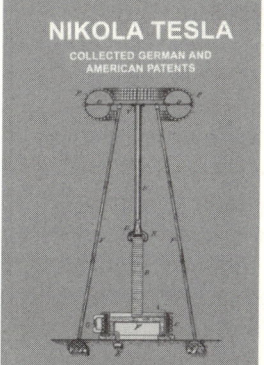

Nikola Tesla
TESLA-PATENTE
Hardcover, 816 Seiten
dt./engl. Sprache, EUR 76,90 ISBN: 978-3-89539-246-7
Dieses Werk komplettiert das Gesamtwerk Nikola Teslas.
Auf über 800 Seiten werden alle deutschen und US-
Patentschriften Teslas veröffentlicht.

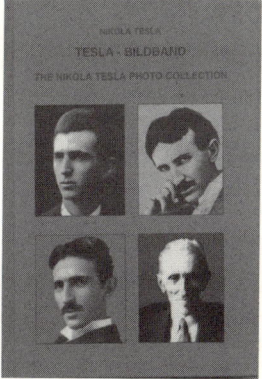

Nikola Tesla
Der Bildband
EUR 29,90 ISBN: 978-3-89539-239-9
Mit Nikola Teslas Bildband veröffentlicht die Editon
Tesla einen weiteren Schatz. Nach der Gesamtausgabe
aller verfügbaren original Tesla-Texte (inzwischen auch
in englisch) und sämtlichen deutschen und amerikanischen Patenten nun das zweisprachige Werk (englisch /
deutsch) von über 100 bisher meist unveröffentlichten
Fotos aus dem Leben und der Arbeit des Genies.

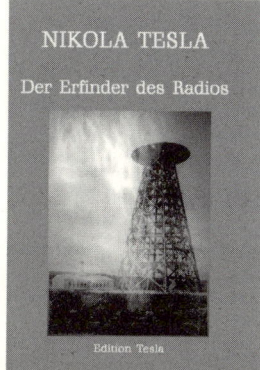

Nikola Tesla
Der Erfinder des Radios
ca. 224 Seiten,
ISBN : 978-3-89539-230-6 Euro 21,90

Bei einem Gerichtsverfahren zwischen Marconi
Company und Atlantic Communication Company (Nikola
Tesla) im Jahre 1915 wurde einwandfrei festgestellt: der
alleinige Erfinder des Radios und aller dazugehörenden
Patente ist nicht Marconi sondern Nikola Tesla. Das
Interview stellt aber ein einmaliges geschichtliches
Dokument dar, das nicht hoch genug bewertet werden
kann.

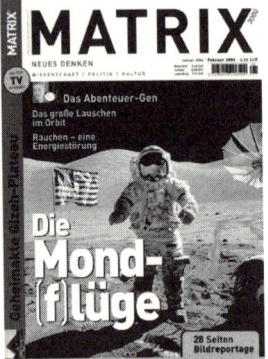

Die Zeitschrift für neue Wege in Wissenschaft,
Medizin und Spiritualität:

MATRIX3000

Einzelheft: EUR 6,50 - Abo (6 Ausg.): EUR 39,00

Eine verbindende Brücke

... zwischen Wissenschaft, Spiritualität, Politik und Kultur zu bauen und den Horizont für neue Erkenntnisse zu öffnen, ist das erklärte Ziel der Zeitschrift Matrix3000. Themen- und Autorenauswahl zeigen das breite Spektrum, das seit 1999 behandelt wurde.

Neue Wissenschaft

Levitationsforschung, Antigravitation, morphische Felder, Flanagan-Forschung, Phänomene, Nanometrie, Tesla, Haarp, Mobilfunk, Freie Energie...

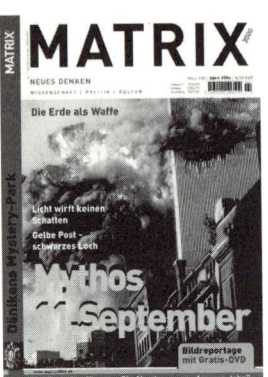

Therapie und Gesundheit

Radionik, Germanium, Ecotherapie, Familienaufstellungen, Impfen und homöop. Alternativen, Klangtherapie, micraVision, Megamin, Ritalin ...

Macht und Schatten

Bewußtseinskontrolle, Zinswirtschaft, Strahlencocktail à la Handy, Strahlenopfer in Deutschland, Berliner "Glücks"frequenzen...

Kulturelle Wurzeln

germanische Edda, Mayaforschung und Atlantissuche, Keltenschanzen, Kaspar Hauser, Schamanismus, Hermes Trismegistos...

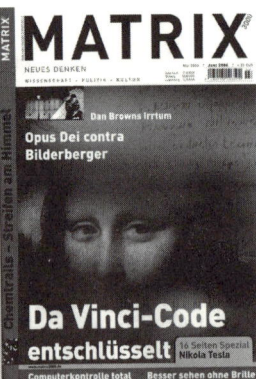

Bewußtsein und Spiritualität

Meditationen zum Tarot und christliche Hermetik, Hl. Geometrie, organisches Handeln, Sphären der Obertonmusik, Geomantie...

Mehr zu Themen und Autoren finden Sie im Internet: **www.matrix3000.de**